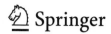

# 复发性呼吸道乳头状瘤病
## Recurrent Respiratory Papillomatosis

主　编　Paolo Campisi

主　译　于振坤

副主译　胡慧英　鲁媛媛

译　者（以姓氏笔画为序）

于振坤（南京医科大学附属明基医院）

赵　腾（南京医科大学附属明基医院）

胡慧英（南京医科大学附属明基医院）

姜寰宇（南京医科大学附属明基医院）

徐丽娜（南京医科大学第四附属医院）

黄栋栋（南京同仁医院）

鲁媛媛（南京医科大学附属明基医院）

秘　书

姜寰宇（南京医科大学附属明基医院）

人民卫生出版社

·北　京·

## 图书在版编目（CIP）数据

复发性呼吸道乳头状瘤病 /（加）保罗·坎皮西
（Paolo Campisi）主编；于振坤主译 . —北京：人民
卫生出版社，2022.9
　　ISBN 978-7-117-33489-1

　　Ⅰ.①复… 　Ⅱ.①保… ②于… 　Ⅲ.①呼吸系统疾病
– 肿瘤 – 诊疗 　Ⅳ.①R734

中国版本图书馆 CIP 数据核字（2022）第 156483 号

| 人卫智网 | www.ipmph.com | 医学教育、学术、考试、健康， |
| | | 购书智慧智能综合服务平台 |
| 人卫官网 | www.pmph.com | 人卫官方资讯发布平台 |

图字：01-2018-2409 号

复发性呼吸道乳头状瘤病
Fufaxing Huxidao Rutouzhuangliubing

主　　译：于振坤
出版发行：人民卫生出版社（中继线 010-59780011）
地　　址：北京市朝阳区潘家园南里 19 号
邮　　编：100021
E - mail：pmph @ pmph.com
购书热线：010-59787592　010-59787584　010-65264830
印　　刷：北京盛通印刷股份有限公司
经　　销：新华书店
开　　本：889×1194　1/32　印张：7　字数：188 千字
版　　次：2022 年 9 月第 1 版
印　　次：2022 年 10 月第 1 次印刷
标准书号：ISBN 978-7-117-33489-1
定　　价：89.00 元

打击盗版举报电话：010-59787491　E-mail：WQ @ pmph.com
质量问题联系电话：010-59787234　E-mail：zhiliang @ pmph.com
数字融合服务电话：4001118166　　E-mail：zengzhi @ pmph.com

谨将此书献给罹患复发性呼吸道乳头状瘤病而坚定生存着的所有患者，包括儿童和成人。让我们齐心协力，为该病的预防及获得新的有效的治疗方案而努力！

# 主译简介

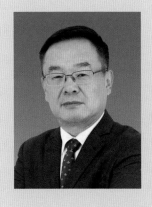

**于振坤**

南京医科大学附属明基医院　院长

耳鼻咽喉头颈外科　主任

南京医科大学　教授　博士研究生导师

东南大学医学院　教授　博士研究生导师

社会兼职：中国非公医疗机构协会副会长

江苏省医师协会耳鼻咽喉科分会副会长

江苏省医学会耳鼻咽喉科分会常委、头颈学组组长

江苏省医院协会副会长

江苏省"双创团队""领军人才"

江苏省有突出贡献的中青年专家

学术情况：发表论文 200 余篇，SCI 收录 21 篇，编写专著 16 部。学术奖励、专利及课题 30 余项。担任《中华耳鼻咽喉头颈外科杂志》《中华解剖与临床杂志》《中国耳鼻咽喉头颈外科杂志》《临床耳鼻咽喉头颈外科杂志》《临床误诊误治》等 10 种期刊编委。

# 译者前言

复发性呼吸道乳头状瘤病是一临床难题。尽管其发病率低但严重威胁患者的生存和生活质量，其临床特点是反复复发，需反复手术。作为一名耳鼻咽喉科医生，在遇到这些患者的时候常常感到手足无措。手术—复发—再手术—再复发……患者及家属也因此受尽折磨。

耳鼻咽喉科医生对人乳头状瘤的基础研究生疏，从事基础研究的科学家对临床问题也陌生。有些临床问题还没有很好地统一认识，甚至被错误地理解。比如，一个左侧声门区喉乳头状瘤患者经过治疗后该亚解剖区域没有再生长，而出现在其他部位，对于患者来讲是疾病的复发，但对于临床医生来讲有着不同的临床意义；定期随访发现小的乳头状瘤复发是尽快手术还是等到患者呼吸困难再进行处理？喉乳头状瘤出现呼吸困难时施行的手术应该称其为喉阻塞手术（以缓解气道阻塞为主要目的）还是称其为喉乳头状瘤手术？人乳头状病毒（HPV）首先感染鳞状上皮基底细胞（干细胞），那么上气道假复层纤毛柱状上皮是如何感染的？局部复发的原因和机制又是什么？增强宿主免疫力有效吗？HPV疫苗是否可以有效预防？中药治疗能否发挥作用？基础问题、临床问题如何系统地进行归纳学习，怎样真正地把临床专家和基础科学家联系在一起？我们读完这本书会发现，真正全面系统地掌握这个疾病的流行病学、诊断、治疗以及疫苗预防这些知识不是件容易的事，但却是可以帮助我们进一步认识和解决这个疾病的基础问题。

非常高兴有机会把这本书翻译成中文，介绍给我国耳鼻咽喉科的同道及从事该领域研究的科学家们，读完这本书，您会发现对该疾病的认知会有一个比较全面的提升。

感谢我团队的年轻人为本书翻译所付出的努力，同时我也看到他们通过翻译本书后对这一疾病的理解和认识的提高，从而推动了对该病的治疗！希望您也有同样的收获！

**于振坤**

南京医科大学附属明基医院　主任医师、院长

南京医科大学　教授、博士研究生导师

东南大学医学院　教授、博士研究生导师

2022 年 8 月于江苏南京

# 原著前言

Paolo Campisi 医生是位值得信赖的好友和同事，能为《复发性呼吸道乳头状瘤病》这本书作序，我感到非常高兴与荣幸。

作为一名退休的儿童耳鼻咽喉科 - 头颈外科医生，我直接接触过许多该类疾病的患儿。在我作为高级专科住院实习医生的培训中以及之后 30 多年的职业生涯里，我目睹了该病对患儿带来的痛苦、对其父母和家庭带来的折磨，以及对他们生活质量的严重影响。在我从业早年，这些患儿缺乏有效的治疗选择，包括我自己在内的所有临床工作者以及研究人员，都感到非常沮丧。坦率地说，当时我们设备条件较差，在各方面还比较欠缺。我们目的很纯粹，就是来减轻患者的痛苦，我们想做得更好些，现在看我们做到了。

治疗上由先前的通过直接喉镜下的乳头状瘤的减瘤技术被现在新的显微外科技术、动力设备和激光技术所替代，目的就是让患者有更好的嗓音。

对这一疾病的新认识，包括它的流行病学、病原体以及人乳头状瘤病毒和癌症的关系，引起了无论是成人还是儿科研究领域的许多研究机构的新兴趣。研究热点也由原来的干扰素转移到了西多福韦的新治疗方案和试验。这些治疗的新成果充满了希望也存在着争议，疗效和安全性成首要问题。疫苗技术不仅提供了另一种治疗方案，而且在疾病预防方面占有重要作用。对该疾病流行病学和传播途径更好地了解，使外科医生能够更好地向患者和家属告知和建议。对治疗进行优化，可以更好地预测预后。父母的内疚则被知识和治疗结果的乐观所取代。

复发性乳头状瘤病是一个范例，它展示出一个可以感染儿童和成人的单一的疾病如何激发和促进社会、临床和公共卫生领域等多学科的合作。在可预见的未来,寻找更好的治疗方法并最终治愈复发性乳头状瘤病患者的迫切需求将继续推动这项合作。

我祝贺 Paolo 和他的团队,他们在该领域中都是真正的专家,他们把知识整合起来制定一个最好的指南来治疗复发性乳头状瘤病。谢谢大家!

加拿大　多伦多　加拿大皇家外科医师学会

**Vito Forte 医生**

# 原著编者

Meghan Lambie

Scott V. Bratman

Paolo Campisi

Vidisha Singh

Elissa Meites

Adam Klein

Julie Ahn

Simon R.A. Best

David E. Tunkel

Talía Malagón

Eduardo L. Franco

Neil K. Chadha

R.Jun Lin

Clark A. Rosen

Sarah N. Bowe

Christopher J. Hartnick

Griffin D. Santarelli

Craig S. Derkay

Eleanor P. Kiell

Steven E. Sobol

# 目录

# 第一章
# 人乳头状瘤病毒的基本生物学特征

Meghan Lambie，Scott V. Bratman

## 第一节　概述

乳头状瘤病毒(papilloma virus)是一种无包膜的双链 DNA 病毒，可以感染多种不同物种，包括鸟类、牛和人类。人乳头状瘤病毒(human papilloma virus，HPV)在全球范围内分布，地理位置对感染流行的影响很小(De Villiers et al.，2004；Forman et al.，2012)。HPV 主要引起黏膜或皮肤的细胞异常增生。感染黏膜组织的 HPV 是许多良性肿瘤的病因，例如尖锐湿疣(生殖器疣)和复发性呼吸道乳头状瘤病(recurrent respiratory papillomatosis，RRP)，而感染皮肤组织的 HPV 是皮肤疣(寻常疣)的病因。尤其是在发现 HPV 是宫颈癌的致病因素(zur Hausen 1976，1996)后，HPV 引起了人们的广泛关注。HPV 也被证明参与了一些头颈肿瘤还有阴茎、阴道、外阴以及肛门部位肿瘤的发生(Forman et al.，2012)。

迄今已经测序出超过 170 种不同的 HPV 类型(de Villiers，2013)，这个数字随着测序方法的改进而在逐年上升。但是很难确定在特定时间内被感染的人群的确切数量，因为在大多数情况下病毒是处于潜伏状态，或者没有出现任何临床症状。80% 以上的性活跃期的女性在任何时候都可能有生殖器 HPV 潜在的感染，而男性也被认为存在类似的情况(Antonsson et al.，2000；Donne et al.，2010；Doorbar et al.，2015)。评估 HPV 感染率的一个挑战是，被 HPV 感染的组织内不是所有细胞都含有 HPV 基因组,需要大面积取样才能完全地做出阴性诊断(Donne et al.,2010)。

　　HPV 普遍流行而有症状的群体相对较少,这让人相信 HPV 通常是共生体而不是致病的病原体(Antonsson et al.,2000)。尽管如此,HPV 感染还是会导致人类许多疾病。这一对人类健康有深远影响的病原体促使了疫苗的发展,这有可能显著降低 HPV 感染和 HPV 相关疾病的发病率(Dochez et al.,2014)。目前已批准多种 HPV 疫苗上市使用,并被越来越多的国家纳入基础疫苗接种计划。

　　但有几个因素将直接限制 HPV 疫苗的预防作用,在未来很长一段时间 HPV 相关疾病将持续流行。首先,尽管 HPV 是最常见的导致人类疾病的病毒,但现有的疫苗只能针对一小部分接种过该疫苗的人提供保护。其次,大多数与 HPV 相关的疾病从最初的感染到发生病变之间都有很长的潜伏期(从几年到几十年不等)。第三,由于人们对于性传播疾病的疫苗的接种存在耻辱感,有些群体减少了 HPV 疫苗的接种。最后,这些疫苗的专利成本很高,意味着目前还是富裕的发达国家获益最高(Moody et al.,2010;Dochez et al.,2014)。因此,对 HPV 相关疾病的管理和治疗的知识需求将在未来数年里继续存在。

## 第二节　人乳头状瘤病毒的基因组分型

　　HPV 有导致侵袭性恶性肿瘤的风险因素的类型(Donne et al.,2010;Doorbar et al.,2015)。其中更有可能导致恶性肿瘤的类型,被称为高危型(Fernandes,2013)。高危型 HPV(最常见的是 HPV16、HPV18 型)已被确定为是 99% 的宫颈癌的致病因素(Walboomers et al.,1999)。RRP 最常见的病因是两种低危型 HPV,分别是 HPV6、HPV11 型,这两种也与良性疣和其他增殖性病变有关(Donne et al.,2010;Fernandes,2013)。在低危型 HPV 中恶性肿瘤罕见,低危型 HPV 只导致一小部分宫颈感染或 RRP(Donne et al.,2010)。

## 一、HPV 的基因组

HPV 是一类小型的无包膜病毒,其基因组约 8 000 对碱基对,包含在一个封闭的双链环状 DNA 上(Fernandes,2013;Doorbar et al.,2015)。在基因组中有 8 个开放阅读框,分成三个区域:

**早期区域**(E)包括 6 个开放阅读框,分别编码 E1、E2、E4、E5、E6 和 E7 蛋白。E1 和 E2 调节病毒转录的表达。E4 控制病毒释放和病毒基因组复制。E5、E6 和 E7 促进宿主细胞分裂,有时会导致向肿瘤转化(Tsakogiannis et al.,2012;Fernandes,2013)。总的来说,这些蛋白负责病毒在受感染的人类细胞内的生存。

**晚期区域**(L)编码了两种组蛋白样衣壳蛋白 L1 和 L2,为 HPV(Kajitani et al.,2012)提供结构。病毒的主要衣壳蛋白为 L1,次要衣壳蛋白 L2 加入 L1 的五聚体以稳定结构。

**长期控制区域**(LCR)是一个非编码区,负责调控病毒基因的转录,包括致癌基因 *E6* 和 *E7*。这是一个大约 1kb 的长结合位点,包含正、反转录调控因子。

特定基因及其功能见表 1-1。HPV 的基因组尽管含有很少的基因模板,但包含几种可能的剪接位点,显示了复杂的基因表达程序。主要功能区域在 LCR,是由细胞和病毒转录因子控制的,也受宿主细胞内病毒基因组序列的甲基化影响(Kajitani et al.,2012)。

## 二、HPV 分类法

*L1* 开放阅读框是 HPV 病毒基因组中最保守的区域,因此被用来定义乳头状瘤病毒类型。不同的 HPV 类型的特征是,在 *L1* 开放阅读框内,核苷酸序列与最接近的类型有 10% 以上的不同(De Villiers et al.,2004)。在 *E1*、*E2* 和 *L2* 开放阅读框中也存在大量的序列相似性,其中 *E4*、*E5*、*E6* 和 *E7* 开放阅读框的基因保守程度较低(De Villiers et al.,2004)。

表 1-1　HPV 基因功能一览表

| 病毒基因 | 病毒生命周期 | 转化和肿瘤发生 | 免疫调节 |
|---|---|---|---|
| *E1* | DNA 解螺旋酶活性。调节病毒基因转录 | | |
| *E2* | 调节早期基因启动子 | 病毒基因组整合导致的基因敲除，可引起 *E6/E7* 表达异常 | |
| *E4* | 控制病毒释放和基因复制 | 与病毒基因扩增有关 | |
| *E5* | 刺激生长因子有丝分裂信号，包括 EGFR | 参与抑制凋亡与触发分化 | 干扰组织相容性复合体 MHC-1 的抗原递呈作用 |
| *E6* | 病毒癌基因，灭活 *p53*，调节许多细胞成分 | 重要。防止 *E7* 激活触发的细胞周期抑制和凋亡 | 抑制包括干扰素在内的细胞因子 |
| *E7* | 病毒癌基因，灭活 *Rb*。调节许多其他细胞成分 | 重要。触发再进入细胞周期和继续细胞分裂 | 抑制包括干扰素在内的细胞因子 |
| *L1* | 主要衣壳蛋白 | | HPV 疫苗的靶点 |
| *L2* | 次要衣壳蛋白 | | |

　　HPV 各型按基因分为五大属：Alpha（α），Beta（β），Gamma（γ），Mu（μ），Nu（ν）（图 1-1）。同一属的成员在 *L1* 开放阅读框中的核苷酸序列识别率大于 60%，并且整个基因组中有超过 45% 的同源性（De Villiers et al.，2004）。在 HPV 的每个基因属有种或群的分组。在相同的种中，HPV 各型的核苷酸序列必须有 60%~70% 的同源性（De Villiers et al.，2004）。如上所述，HPV 不同型别至少有超过 10% 的不同的核苷酸序列，另外可能存在亚型，亚型之间要有 2%~5% 不同的核苷酸序列（例如 HPV6c 和 HPV6d）（Donne et al.，2010）。

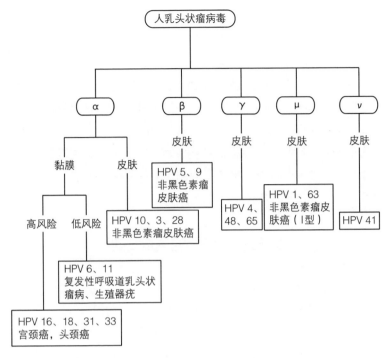

图 1-1 HPV 分型发展史

第一级显示 HPV 的基因属,我们研究的大多数的 HPV 类型存在于 α 属或 β 属。HPV 类型可以是感染黏膜的或皮肤的,感染黏膜的 HPV 基于潜在的恶变可能,进一步细分为高危型和低危型。典型的 HPV 类型以及与这些类型相关的最常见的恶性病变显示在每个子类别下面。

HPV 类型的遗传相似性并不一定表明其功能相似。例如,RRP 的主要影响因素 HPV6 和 HPV1,就具有相同的病理学和相同的系统分型。相比之下,HPV2 和 HPV4 在基因上是不相关的,但两者都导致了相似的皮肤乳头状瘤(De Villiers et al.,2004)。

除了上述的由基因决定的分型特征,HPV 还有嗜黏膜或皮肤鳞状上皮细胞的特征。所有 HPV 都感染复层鳞状上皮组织。大多数 HPV 所致的症状性疾病都是由定植于鳞状上皮细胞的分型导致的,包括引起肛门生殖器和口咽癌的高危型 HPV,以及导致尖锐湿疣和

RRP 的低危型 HPV（Fernandes，2013）。另外一些 HPV 类型如 HPV2 和 HPV4 可感染角质化的皮肤表面，引起皮肤病变，被认为是非黑素瘤皮肤癌的危险因素（Weissenborn et al.，2005）。大多数感染黏膜的 HPV 是 α 属，大多数感染皮肤的 HPV 是 β 属，这之间会存在一些重叠。与这些类型相比，人们对 γ、μ 和 ν 属中的 HPV 了解相对较少，因为这些属的 HPV 导致的感染大多是无症状的（Tommasino，2014）。这些疾病状态的差异可能与病毒传播和传染的变异，以及人体免疫识别和清除的差异有关（Doorbar et al.，2015）。在图 1-1 中强调了 HPV 类型以及与其相关的常见的恶性肿瘤。

## 第三节　病毒的生命周期

HPV 感染复层鳞状上皮组织，其生命周期与这些组织内细胞分化的生物学特性密切相关。HPV 感染的主要制约因素，虽然大多数证据指向了组织特异性的转录因子，而不是细胞表面受体（Doorbar et al.，2015)，但这种特殊的趋向性的原因还不完全清楚。病毒一旦进入上皮细胞，就开始了一种非裂解的良好的生命周期，这在一定程度上解释了为什么 HPV 普遍存在而症状相对罕见。免疫清除和公认的病毒致癌基因的作用，区分了引起潜在的良性乳头状瘤的暂时性感染，和可以进展到侵袭性恶性肿瘤的化生性病变的感染。

### 一、HPV 进入细胞

HPV 在感染部位首先感染复层鳞状上皮的基底层细胞（Moody et al.，2010；Groves et al.，2015）。HPV 病毒颗粒有类似于二十面体的衣壳，由晚期区域蛋白 L1 和 L2（Doorbar et al.，2012）组成。这些蛋白能与硫酸肝素蛋白多糖相互作用，同时也可能有层粘连蛋白或整合素 α6 的作用，促进病毒颗粒进入细胞内（Giroglou et al.，2001）。病毒通过上皮内的微创伤进入上皮层并进行复制。在伤口愈合过程中，随着上皮细胞分裂增殖，病毒包涵体进入细胞核（Groves et al.，2015）。

低危型 HPV 特别依赖细胞修复过程中所产生的信号，来进行病毒附加体维护、基因表达和持续感染（Doorbar et al.，2012）。相反，高危型 HPV 能促进细胞增殖，其可能参与促进病毒进入细胞和持续感染的机制（Doorbar et al.，2012；Doorbar et al.，2015）。

HPV DNA 解衣壳、脱衣壳后，利用细胞器进入细胞核（Kajitani et al.，2012），到达细胞核后，病毒就存在于包涵体中（Groves et al.，2015）。

## 二、HPV 的维持和基因组扩增

HPV 进入细胞核内后，早期基因开始转录。大多数早期基因（不包括 *E4*）诱导细胞增殖，导致包含病毒基因组的细胞增多（Fernandes，2013）。此时，病毒蛋白和遗传物质的表达非常低，使病毒得以逃避人体免疫监视（Doorbar et al.，2015）。HPV 病毒基因组不编码聚合酶或其他 DNA 复制必需的组件，完全依赖于宿主蛋白进行病毒 DNA 合成。唯一的例外是 E1 蛋白，它的功能类似于人类 DNA 解旋酶（Moody et al.，2010；Satsuka et al.，2015）。病毒的 E1 和 E2 蛋白在复制的起始部位结合，这个部位可以补充复制需要的细胞聚合酶和其他细胞蛋白（Moody et al.，2010；Kajitani et al.，2012）。

许多病毒暂时感染可能会影响到上皮细胞，这些上皮细胞随后脱落，或被免疫系统清除。持续感染被认为是 HPV 感染上皮细胞基底层中的干细胞所致（Doorba et al.，2012）。这些干细胞具有自我更新的能力，并使复层鳞状上皮细胞产生分化细胞。HPV 通过感染基底层的干细胞，可以在干细胞内长期存留，并传递到分化的子代细胞。

由于基底细胞在复层鳞状上皮内产生分化细胞，HPV 游离体可以在两代细胞间保持不变。病毒基因组的复制与细胞分裂相结合，确保足够的遗传物质，从母代传到子代细胞。在分化的子代细胞内，维持 E1、E2、E6、E7 的表达不变，增加 E4 的表达。E4 蛋白促进病毒基因组加速复制（Fernandes，2013）。同时，E6 和 E7 共同作用以确保细胞周期进入 S 期。在病毒基因扩增过程中，子代细胞在复层鳞状上皮中逐渐向上移，如图 1-2 所示（Fernandes，2013）。

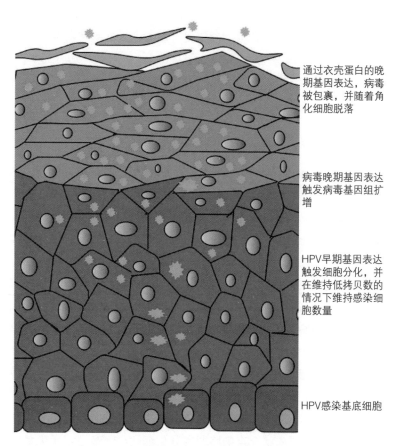

通过衣壳蛋白的晚
期基因表达,病毒
被包裹,并随着角
化细胞脱落

病毒晚期基因表达
触发病毒基因组扩
增

HPV早期基因表达
触发细胞分化,并
在维持低拷贝数的
情况下维持感染细
胞数量

HPV感染基底细胞

**图 1-2    病毒生命周期和扩增过程的可视化**

HPV 病毒最初通过上皮的微创伤进入并感染基底细胞。伤口修复促进细胞
复制,而 HPV 能够进一步诱导细胞分裂,导致该区域内受感染细胞数量增加。
在此过程中,病毒基因组拷贝数保持在一个相对较低的水平,以逃避人体免
疫监视。当受感染的细胞分化并到达上皮细胞的上层时,病毒基因复制被触
发,病毒基因组拷贝数显著增加。病毒晚期基因表达导致细胞产生功能性病
毒颗粒,这些病毒颗粒被上皮角质层细胞释放,并可以感染新的宿主。

当到达上皮细胞的表层时,晚期启动子被激活(Doorbar,2005)。这导致病毒衣壳蛋白(晚期蛋白 L1 和 L2)的表达,以及参与 DNA 复制的病毒基因的上调,但不改变维持宿主细胞增殖作用所需的 E6 和 E7 的活性(Doorbar,2005)。因此,每个细胞的病毒基因拷贝数从 50~200 增加到几千(Fernandes,2013;Doorbar et al.,2015)。在细胞分化的终末期,E2 介导下 E6 和 E7 下调,细胞在终末分化后退出细胞周期(Fernandes,2013)。

### E6、E7 的具体活性

E6 和 E7 蛋白从单一 mRNA 转录而来。E2 通过与 LCR 的结合来抑制转录从而抑制 E6 和 E7 的表达(Bernard et al.,1989)。E6 和 E7 蛋白对病毒生命周期的影响主要是抑制 $G_1/S$ 细胞周期检查点。这就导致了细胞向 S 期的转变,否则就无法分裂(Doorbar et al.,2012),这使得病毒基因组复制、扩增,最终被包裹并释放。因此,细胞增殖是被感染细胞的 $G_1/S$ 检查点的释放所产生的次要效应。

E6 和 E7 蛋白主要与 p53 和 Rb 相互作用。受 E6 和 E7 蛋白影响的关键下游细胞进程如图 1-3 所示。高危型和低危型 HPV 之间的表型差异与结合和失活发生的效率有关。高危型和低危型 HPV 蛋白作用的主要区别概述如下:

E7 蛋白在结构上与腺病毒 E1A 蛋白相似,且与腺病毒的 3- 域结构相同。正是这种相似性导致了视网膜母细胞瘤(retinoblastoma,Rb)肿瘤抑制因子是 E7 蛋白的靶点(Dyson et al.,1989;Klingelhutz et al.,2012)。E7(以及 E1A)的第二个保守域包含一个 LXCXE 基序,它直接与 Rb 及其两个相关蛋白 p107 和 p130 相互作用(Oh et al.,2004)。Rb 是调节细胞周期的关键基因。Rb 对 E2F 家族蛋白负调控,导致其在细胞周期 $G_0$ 期和 $G_1$ 期失活。在正常情况下,E2F 转录因子是 $G_1$ 期退出和进展到 S 期的调控因子(Mclaughlin-Drubin et al.,2009)。在 E2F 家族蛋白活化后,发生细胞周期蛋白 A 和 E 的转录,导致 CDK2 的表达及细胞进入 S 期(图 1-3)(Tommasino,2014)。高危型的 E7 蛋白具有更强的与 Rb 结合的结合力(White et al.,1994)。E7 与 Rb 的

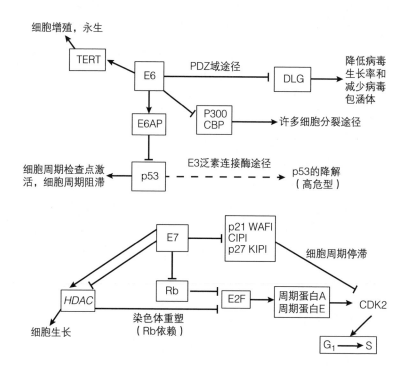

**图1-3  HPV E6 和 E7 蛋白的重要细胞信号通路**

E6 和 E7 蛋白分别抑制肿瘤抑制蛋白 p53 和 pRb。E6 蛋白与 E6 相关蛋白
(E6-associated protein,E6AP)通过 E3 泛素化连接酶在高危型 HPV 中降解
p53。这种关联也见于低危型 HPV,但不会导致 p53 的降解,而是功能的丧
失。p53 失活会导致细胞周期检查点 $G_1$/S 的缺失。E6 通过 PDZ 域,能够抑
制 DLG 和相关蛋白,阻止复合物发挥其功能:抑制病毒生长速率和清除病毒
包涵体。E6 可以与其他蛋白质相互作用,促进细胞增殖,防止细胞衰老。E7
蛋白抑制 Rb,在正常细胞条件下 Rb 阻止细胞从 $G_1$ 期到 S 期转化进入细胞
周期。Rb 激活,E2F 被抑制,阻止了周期蛋白 A/E 和 CDK2 的激活。E7 也被
证明可以抑制其他最终导致 CDK2 失活的蛋白质。最后,E7 与 HDAC 蛋白
结合,通过重塑异常染色体促进细胞生长。

结合导致了其在低危型 HPV 中受到抑制,在高危型 HPV 中受到蛋白体酶的降解(Klingelhutz et al.,2012)。E7 也被证明可以直接与 CDK 抑制剂 p21WAFI,CIPI 和 p27KIPI 结合,抵消其对细胞周期的抑制作用(Moody et al.,2010;Tommasino,2014)。最后,E7 蛋白通过改变宿主细胞的染色质结构而导致 Rb 抑制。具体来讲,E7 拮抗 Rb 依赖性组蛋白脱乙酰酶(histone deacetylase,HDAC)调控 *E2F* 调节基因。此外,E7 与 HDAC 之间的 Rb 非依赖性相互作用已被证实可以促进细胞增殖(Brehm et al.,1999)。

E7 功能诱导的细胞周期反常,导致 $G_1$/S 细胞周期检查点蛋白 p53 的水平升高,从而导致细胞周期停滞(Moody et al.,2010)。高危型和低危型 HPV 的 E6 蛋白都能抑制 p53 的功能,以减少细胞周期的停滞。但只有高危型的 E6 能够刺激 p53 的泛素化和降解(Klingelhutz et al.,2012)。特别是高危型的 E6 蛋白与 E6 相关蛋白(E6AP)相互作用,形成能与 p53 的 DNA 结合域相结合的复合物,并通过 E3 泛素连接酶导致 p53 的降解(图 1-3)(Scheffner et al.,1993)。虽然低危型 HPV 的 E6 蛋白也可以与 E6AP 形成复合物,但并不会刺激泛素化,提示低危型 HPV 更可能与 p53 抑制机制的替代机制相关。E6 和 E6AP 复合物的泛素化的靶点尚不清楚(Brimer et al.,2007)。无论是高危型还是低危型 HPV,E6 蛋白本身也可以与 p53 结合,从而抑制其功能(Lechner et al.,1994),这被认为是低危型 HPV 抑制 p53 活性的主要机制(Moody et al.,2010)。

E6 还能抑制 p300 和 CREB 结合蛋白(CREB-binding protein,CBP)的活性,这些蛋白是与细胞分化和增殖相关的许多转录通路的共激活因子(Patel et al.,1999;Moody et al.,2010)。p300/CBP 信号的下游转录靶点之一是 p53 本身。高危型和低危型 HPV 的 E6 蛋白都可以结合 p300/CBP,然而,低危型 HPV6 的 E6 的抑制率仅为高危型 HPV16 的 50%(Patel et al.,1999)。

在高危型 HPV 中,E6 蛋白促进细胞周期延续和进展的另一种机制是通过抑制和降解肿瘤抑制因子 DLG。高危型 HPV 的 E6 蛋白含有位于蛋白 C 端的 PDZ 结合基序（PDM），这有利于与 DLG 内的 PDZ 域结合（Doorbar et al.，2015）。这种结合导致了 DLG 的降解和细胞生长速率的增加（Pim et al.，2000；Pim et al.，2010）。阻断 HPV16 中 E6 与 DLG 之间的相互作用，可以降低细胞生长速率，导致病毒包涵体的丢失（Brimer et al.，2007；Nicolaides et al.，2011）。虽然低危型 HPV 的 E6 蛋白对维持病毒包涵体也至关重要（Oh et al.，2004），但与高危型 HPV E6 蛋白不同的是低危型不能诱导 DLG 的降解（Brimer et al.，2007）。

E6 蛋白也被证明与端粒酶相互作用，从而导致 TERT 转录的增加，这使得细胞维持无限增殖和永生化，这只见于高危型 HPV（Klingelhutz et al.，2012；Tommasino，2014）。目前已发现许多 E6 蛋白的作用靶点，然而它们确切的细胞功能还是未知的（Tommasino，2014）。

## 三、病毒的合成与释放

当基底子代细胞到达复层上皮表层时就到了分化终末期，病毒基因组的包裹被触发（Kajitani et al.，2012；Doorbar et al.，2015），选择性 RNA 剪接促进早期基因转换到晚期基因（Kajitani et al.，2012），衣壳蛋白 L1 和 L2 表达并转运到细胞核中，发生衣壳组装。L2 通过与宿主蛋白 DAXX 结合被引入细胞核。PML 体先吸引高水平的 L2 蛋白来充当支架，促进病毒衣壳的组装，L1 随后被引入到这些位点。L1 足以用于病毒衣壳的组装，但是在 L2 的存在下这个过程会更有效（Doorbar，2005）。在上皮表层，死亡的角质细胞失去了线粒体氧化磷酸化能力从而降低了病毒环境整体的 pH 值，导致在 L1 蛋白之间形成可以稳定衣壳结构的二硫键（Buck et al.，2005；Doorbar et al.，2015）。当角质细胞与成熟的病毒包涵体一起脱落时病毒成熟（Bryan et al.，2001），包装好的病毒颗粒释放到环境中可以存活 1 周余，直到感染新宿主（Roden et al.，1997）。

## 第四节 人乳头状瘤病毒的发病机制

大多数感染的 HPV 会在 6~12 个月内被机体清除而不是持续存在(Tommasino,2014)。然而 HPV 是许多对人体健康有重要影响的疾病的致病因素,因此了解从病毒感染到疾病形成过程中的众多因素是必要的。

### 一、HPV 在 RRP 中的作用

复发性呼吸道乳头状瘤病(recurrent respiratory papillomatosis,RRP)是一种主要影响儿童的罕见疾病。RRP 的特点是上气道黏膜表面病变的周期性生长。HPV 是致病的病原体,可以在 91%~100% 的病变中检测到(Draganov et al.,2006),检测方法的不同可以导致 HPV 检测结果的差异,现在的检测方法可以认为所有的 RRP 病例都是由 HPV 感染引起的。

有趣的是,RRP 中检测到的 HPV 基因组拷贝数为 $10^2$~$10^7$ 拷贝数/μg,明显高于宫颈癌、口咽癌和喉癌中检测到的(Donne et al.,2010)。此外,在整个疾病过程中可以见到拷贝数的巨大变化(Major et al.,2005)。HPV DNA 拷贝数的增加被认为与 RRP 的严重程度有关(Major et al.,2008)。

尽管 HPV 病毒普遍存在,但 RRP 仍然是一种罕见的疾病。这一差异的原因尚不清楚,也没有明确的生物标志物来预测儿童 RRP 发病率。人体的免疫状态被认为是发生 RRP 的主要原因,因为免疫缺陷患者(如器官移植和艾滋病患者)往往会有其他更严重的 HPV 相关疾病(Doorbar,2005;Stern et al.,2007)。同样,儿童机体免疫功能可能影响 RRP 的进展。一项针对 20 例幼年型 RRP 患者的前瞻性研究中,将疾病的严重程度与患者每隔 6 个月进行检查的免疫学指标进行比较(Stern et al.,2007),结果显示与对照组相比,RRP 患者 $CD4^+$ T 细胞与细胞毒性 $CD8^+$ T 细胞的比值降低(Stern et al.,2007)。其他研究

发现,RRP 患者的免疫功能(先天性和获得性免疫)与对照组也不相同(Bonagura et al.,2010;Lucs et al.,2015)。尽管如此,迄今尚未发现单一宿主免疫因素能够完全解释 RRP 的病因或严重程度。

## 二、由 E6 和 E7 蛋白导致的肿瘤形成过程

HPV 相关肿瘤的发生很大程度上是因为 E6 和 E7 蛋白对肿瘤抑制蛋白 p53、Rb 的破坏。低危型 HPV 的 E6 和 E7 蛋白可以导致复层鳞状上皮细胞异常增殖,导致疣、RRP 和其他良性乳头状瘤疾病。在低危型 HPV 感染的组织中恶性肿瘤并不常见。例如,在 RRP 中 3%~6% 的病例(<1% 的幼年型病例)发展成恶性肿瘤(Donne et al.,2010)。由于 p53 和 Rb 对肿瘤的高抑制力,高危型 HPV 的 E6 和 E7 蛋白向侵袭性恶性肿瘤发展恶化风险更大。

E6 和 E7 蛋白在肿瘤转化中的作用可以用其促癌方式来说明。Hanahan 和 Weinberg 在 2000 年第一次予以描述(Hanahan,2000),并在 2011 年进行了详解(Hanahan et al.,2011)。这一特征性描述构建了一个合理框架来理解 E6 和 E7 蛋白导致肿瘤转化的过程。E6 和 E7 蛋白通路包含几个特征性标志,包括:

- 维持增殖信号
- 逃避生长抑制
- 抵抗细胞死亡
- 无限复制
- 激活侵袭和转移
- 解除对细胞能量的限制

除对 p53 和 Rb 的抑制途径之外,E6 和 E7 还可以通过其他机制促进癌症发生。例如,高危型 HPV 的 E6 蛋白通过抑制细胞间的接触,使细胞极性丧失(Pim et al.,2000;Pim et al.,2010)。高危型 HPV 的 E7 蛋白可以解除细胞能量限制(Mclaughlin-Drubin et al.,2009)。HPV 感染的细胞的 E7 表达引起细胞能量代谢发生变化,从线粒体呼吸和氧消耗转移到无氧糖酵解(McLaughlin-Drubin et al.,2009)。

### 三、其他肿瘤转化机制

E6 和 E7 蛋白的表达是 HPV 感染组织向肿瘤转化的重要组成部分。尽管如此,*E6* 和 *E7* 在没有"二次突变"的情况下,不足以引起侵袭性恶性肿瘤。支持这个理论的是,高危型 HPV 的 E6 和 E7 表达能够使人的角质细胞在培养液中永生化(Brehm et al.,1999),但当细胞被注射到小鼠体内,还必须激活其他癌基因才可以引起肿瘤发生(McLaughlin-Drubin et al.,2009)。

许多过程有利于二次突变的积累,从而促进侵袭性恶性肿瘤的发生。①在复制细胞过程中,随机突变的被动积累在复制细胞中比未被感染的静止细胞中更容易发生;②可以破坏外来病毒 DNA 的先天性抗病毒蛋白 APOBEC 蛋白的突变,也可能导致宿主致癌基因的激活和肿瘤抑制物的间接损伤(Rebhandl et al.,2015);③病毒基因组整合通过多种机制导致致癌基因的激活或肿瘤抑制因子的失活;④HPV 感染细胞,导致细胞对染色体不稳定产生的非整倍体和重新排列的染色体产生耐受(Duensing et al.,2002),导致 *p53* 基因抑制(White et al.,1994)。因此,多个过程会导致基因突变和基因组不稳定性的增加,最终会破坏正常细胞和组织的内稳态。

HPV 将病毒基因组整合到宿主 DNA 中,虽然不是必然发生的,但这有助于侵袭性恶性肿瘤的发展(Moody et al.,2010;Tommasino,2014)。如上所述,被病毒整合激活或破坏的宿主基因可以直接驱动肿瘤发生。此外,病毒基因组线性化 *E2* 基因的破坏导致 *E6* 和 *E7* 表达升高。病毒与宿主基因组的整合经常发生在 *E2* 位点,因此破坏了基因功能(Donne et al.,2010)。然而,最近的高通量测序研究显示,除了 *E2* 之外宫颈癌的病毒基因整合也可能发生在其他位点(Hu et al.,2015),因此这种机制对于侵袭性恶性肿瘤的发展可能不是必需的。

尽管 HPV 诱发肿瘤有各种机制,正如前面所提到的即使是高危型的 HPV 感染也只有一小部分会导致癌变。病毒的持久感染是肿瘤转化的关键因素(Moody et al.,2010;Doorbar et al.,2012)。病毒急性感染可以被人体免疫清除,消除了转化的风险(Tommasino,2014),然而,那些自身免疫系统无法清除病毒的个体将面临危险。因为持续感染使不受限制的细胞分裂可以继续。

## 四、人体自身免疫介导的清除作用

HPV 能够逃避人体免疫识别和清除作用,这对 HPV 感染和持续存在于上皮组织至关重要。HPV 的几个内在特性使其能够对抗人体免疫检测。首先,病毒感染不会导致细胞死亡或病毒裂解。其次,整个病毒生命周期发生在完整的上皮细胞内,病毒不进入血液。最后,病毒复制不会引发炎症反应(Doorbar et al.,2015)。此外,还有许多分子机制使得 HPV 可以避开人体适应性免疫和先天性免疫。

### (一) HPV 逃避人体适应性免疫的机制

HPV 在受感染的角质层细胞中积极阻断抗原表达。HPV 相关的肿瘤都有主要组织相容性复合体(major histocompatibility complex,MHC)- I 的丢失,而这是 T 细胞抗原识别所必需的(Kanodia et al.,2007)。E5、E6 和 E7 都有助于降低感染细胞表面的 MHC- I 的表达(Kanodia et al.,2007)。此外,许多病毒多肽在成分上与人多肽相似,因此病毒都选择了自身耐受的内源性机制来使免疫识别最小化(Kanodia et al.,2007)。

### (二) HPV 逃避人体先天性免疫的机制

在正常情况下,角化细胞表达病原体识别受体(pathogen recognition receptors,PRRs),它能识别特定的病原体相关分子(pathogen-associated molecular patterns,PAMPs)(Stanley,2012;Zhou et al.,2013)。角质形成细胞中 PRRs 通过两类受体识别病毒:toll 样受体(TLR 家族)和核苷酸结合域(NLR 家族),后者富含亮氨酸重复序列的 PRRs。(Stanley,2012)。

TLR 是通过 I 型干扰素(type I interferon,IFN)信号激活,从而触发抗病毒反应(Zhou et al.,2013)。在 HPV 感染的细胞中,E7 阻断了 I 型 IFN 信号的抗病毒作用(Stanley,2012)。另外,E6 抑制 I 型 IFN mRNAs 的转录（Stanley，2012；Doorbar et al.，2015）以及由 I 型干扰素激活的下游的 JAK-STAT 号转导（Stanley，2012；Doorbar et al.，2015）。

NLR 反应通常在细胞损伤和应激时由角质形成细胞引发。NLR 产生下游信号触发白细胞介素 1（interleukin 1，IL-1）分泌（Stanley，2012）。而 IL-1 分泌对皮肤或黏膜的抗原提呈细胞的激活至关重要。E6 和 E7 均抑制 NLR 激活时的 IL-1 反应（Stanley，2012）。

# 第五节　结论

HPV 家族在核苷酸序列中显示出惊人的多样性，但不同类型 HPV 感染人体组织并导致疾病的方式有很多共同点。尽管 HPV 是由一小而简单的基因组构成，由 HPV 感染引起的基因微扰反应可以激活许多癌症典型特征。病毒因子可在受感染细胞和鳞状上皮组织中促进正常的稳态进程，从而持续感染，逃避宿主免疫检测，并激活肿瘤通路。

## 参考文献

Antonsson A, Forslund O, Ekberg H, et al. The ubiquity and impressive genomic diversity of human skin papillomaviruses suggest a commensalic nature of these viruses. J Virol. 2000;74:11636–41. doi:10.1128/JVI.74.24.11636-11641.2000.

Bernard BA, Bailly C, Lenoir MC, et al. The human papillomavirus type 18 (HPV18) E2 gene product is a repressor of the HPV18 regulatory region in human keratinocytes. J Virol. 1989; 63:4317–24.

Bonagura VR, Hatam LJ, Rosenthal DW, et al. Recurrent Respiratory Papillomatosis: A Complex Defect in Immune Responsiveness to Human Papillomavirus-6 and -11. J Pediatr. 2010;48:1–6. doi:10.1097/MPG.0b013e3181a15ae8.Screening.

Brehm A, Nielsen SJ, Miska EA, et al. The E7 oncoprotein associates with Mi2 and histone deacetylase activity to promote cell growth. EMBO J. 1999;18:2449–58. doi:10.1093/emboj/18.9.2449.

Brimer N, Lyons C, Vande Pol SB. Association of E6AP (UBE3A) with human papillomavirus type 11 E6 protein. Virology. 2007;358:303–10. doi:10.1016/j.virol.2006.08.038.

Bryan JT, Brown DR. Transmission of human papillomavirus type 11 infection by desquamated cornified cells. Virology. 2001;281:35–42. doi:10.1006/viro.2000.0777.

Buck CB, Thompson CD, Pang Y-YS, et al. Maturation of papillomavirus capsids. J Virol. 2005;79:2839–46. doi:10.1128/JVI.79.5.2839-2846.2005.

de Villiers EM. Cross-roads in the classification of papillomaviruses. Virology. 2013;445:2–10.

De Villiers EM, Fauquet C, Broker TR, et al. Classification of papillomaviruses. Virology. 2004;324:17–27.

Dochez C, Bogers JJ, Verhelst R, Rees H. HPV vaccines to prevent cervical cancer and genital warts: An update. Vaccine. 2014;32:1595–601. doi:10.1016/j.vaccine.2013.10.081.

Donne AJ, Hampson L, Homer JJ, Hampson IN. The role of HPV type in Recurrent Respiratory Papillomatosis. Int J Pediatr Otorhinolaryngol. 2010;74:7–14.

Doorbar J. The papillomavirus life cycle. J Clin Virol. 2005;32:7–15.

Doorbar J, Quint W, Banks L, et al. The biology and life-cycle of human papillomaviruses. Vaccine. 2012;30:19–32.

Doorbar J, Egawa N, Griffin H, et al. Human papillomavirus molecular biology and disease association. Rev Med Virol. 2015;25(Suppl 1):2–23. doi:10.1002/rmv.1822.

Draganov P, Todorov S, Todorov I, et al. Identification of HPV DNA in patients with juvenile-onset recurrent respiratory papillomatosis using SYBR?? Green real-time PCR. Int J Pediatr Otorhinolaryngol. 2006;70:469–73.

Duensing S, Münger K. The human papillomavirus type 16 E6 and E7 oncoproteins independently induce numerical and structural chromosome instability. Cancer Res. 2002;62:7075–82.

Dyson N, Howley PM, Münger K, Harlow E. The human papilloma virus-16 E7 oncoprotein is able to bind to the retinoblastoma gene product. Science. 1989;243:934–7. doi:10.1126/science.2537532.

Fernandes J. Biology and natural history of human papillomavirus infection. Open Access J. 2013;5:1–12. doi:10.2147/OAJCT.S37741.

Forman D, de Martel C, Lacey CJ, et al. Global burden of human papillomavirus and related diseases. Vaccine. 2012;30(Suppl 5):F12–23. doi:10.1016/j.vaccine.2012.07.055.

Giroglou T, Florin L, Schäfer F, et al. Human papillomavirus infection requires cell surface heparan sulfate. J Virol. 2001;75:1565–70. doi:10.1128/JVI.75.3.1565-1570.2001.

Groves IJ, Coleman N. Pathogenesis of human papillomavirus-associated mucosal disease. J Pathol. 2015;235:527–38. doi:10.1002/path.4496.

Hanahan D. The Hallmarks of Cancer. Cell. 2000;100:57–70. doi:10.1016/S0092-8674(00)81683-9.

Hanahan D, Weinberg RA. Hallmarks of cancer: the next generation. Cell. 2011;144:646–74. doi:10.1016/j.cell.2011.02.013.

zur Hausen H. Condylomata acuminata and human genital cancer. Cancer Res. 1976;36:794.

zur Hausen H. Papillomavirus infections — a major cause of human cancers. Biochim Biophys Acta - Rev Cancer. 1996;1288:F55–78. doi:10.1016/0304-419X(96)00020-0.

Hu Z, Zhu D, Wang W, et al. Genome-wide profiling of HPV integration in cervical cancer identifies clustered genomic hot spots and a potential microhomology-mediated integration mechanism. Nat Genet. 2015;47:158–63. doi:10.1038/ng.3178.

Kajitani N, Satsuka A, Kawate A, Sakai H. Productive lifecycle of human papillomaviruses that depends upon squamous epithelial differentiation. Front Microbiol. 2012;3:00152. doi:10.3389/fmicb.2012.00152.

Kanodia S, Fahey LM, Kast WM. Mechanisms used by human papillomaviruses to escape the host immune response. Curr Cancer Drug Targets. 2007;7:79–89. doi:10.2174/156800907780006869.

Klingelhutz AJ, Roman A. Cellular transformation by human papillomaviruses: Lessons learned by comparing high- and low-risk viruses. Virology. 2012;424:77–98.

Lechner MS, Laimins LA. Inhibition of p53 DNA binding by human papillomavirus E6 proteins. J Virol. 1994;68:4262–73.

Lucs A, DeVoti J, Hatam L, et al. Immune Dysregulation in patients persistently infected with human papillomaviruses 6 and 11. J Clin Med. 2015;4:375–88. doi:10.3390/jcm4030375.

Major T, Szarka K, Sziklai I, et al. The characteristics of human papillomavirus DNA in head and neck cancers and papillomas. J Clin Pathol. 2005;58:51–5. doi:10.1136/jcp.2004.016634.

Major T, Sziklai I, Czegledy J, et al. Follow-up of HPV DNA copy number in cidofovir therapy of recurrent respiratory papillomatosis. Anticancer Res. 2008;28:2169–74.

McLaughlin-Drubin ME, Munger K. The human papillomavirus E7 oncoprotein. Virology. 2009;384:335–44.

Moody CA, Laimins LA. Human papillomavirus oncoproteins: pathways to transformation. Nat

Rev Cancer. 2010;10:550–60. doi:10.1038/nrc2886.

Nicolaides L, Davy C, Raj K, et al. Stabilization of HPV16 E6 protein by PDZ proteins, and potential implications for genome maintenance. Virology. 2011;414:137–45. doi:10.1016/j. virol.2011.03.017.

Oh ST, Longworth MS, Laimins LA. Roles of the E6 and E7 proteins in the life cycle of low-risk human papillomavirus type 11. J Virol. 2004;78:2620–6. doi:10.1128/JVI.78.5.2620.

Patel D, Huang SM, Baglia LA, McCance DJ. The E6 protein of human papillomavirus type 16 binds to and inhibits co-activation by CBP and p300. EMBO J. 1999;18:5061–72. doi:10.1093/ emboj/18.18.5061.

Pim D, Banks L. Interaction of viral oncoproteins with cellular target molecules: Infection with high-risk vs low-risk human papillomaviruses. APMIS. 2010;118:471–93.

Pim D, Thomas M, Javier R, et al. HPV E6 targeted degradation of the discs large protein: evidence for the involvement of a novel ubiquitin ligase. Oncogene. 2000;19:719–25. doi:10.1038/ sj.onc.1203374.

Rebhandl S, Huemer M, Greil R, Geisberger R. AID/APOBEC deaminases and cancer. Oncoscience. 2015;2:320–33. doi:10.18632/oncoscience.155.

Roden RB, Lowy DR, Schiller JT. Papillomavirus is resistant to desiccation. J Infect Dis. 1997;176:1076–9. doi:10.1086/516515.

Satsuka A, Mehta K, Laimins L. p38MAPK and MK2 pathways are important for the differentiation-dependent human papillomavirus life cycle. J Virol. 2015;89:1919–24. doi:10.1128/JVI.02712-14.

Scheffner M, Huibregtse JM, Vierstra RD, Howley PM. The HPV-16 E6 and E6-AP complex functions as a ubiquitin-protein ligase in the ubiquitination of p53. Cell. 1993;75:495–505. doi:10.1016/0092-8674(93)90384-3.

Stanley MA. Epithelial cell responses to infection with human papillomavirus. Clin Microbiol Rev. 2012;25:215–22.

Stern Y, Felipovich A, Cotton RT, Segal K. Immunocompetency in children with recurrent respiratory papillomatosis : prospective study. Ann Otol Rhinol Laryngol. 2007;116:169–71.

Tommasino M. The human papillomavirus family and its role in carcinogenesis. Semin Cancer Biol. 2014;26:13–21.

Tsakogiannis D, Ruether IGA, Kyriakopoulou Z, et al. Molecular and phylogenetic analysis of the HPV 16 E4 gene in cervical lesions from women in Greece. Arch Virol. 2012;157:1729–39. doi:10.1007/s00705-012-1356-1.

Walboomers JMM, Jacobs MV, Manos MM, et al. Human papillomavirus is a necessary cause of invasive cervical cancer worldwide. J Pathol. 1999;189:12–9. doi:10.1002/ (SICI)1096-9896(199909)189:1<12::AID-PATH431>3.0.CO;2-F.

Weissenborn SJ, Nindl I, Purdie K, et al. Human papillomavirus-DNA loads in actinic keratoses exceed those in non-melanoma skin cancers. J Invest Dermatol. 2005;125:93–7. doi:10.1111/j.0022-202X.2005.23733.x.

White AE, Livanos EM, Tlsty TD. Differential disruption of genomic integrity and cell cycle regulation in normal human fibroblasts by the HPV oncoproteins. Genes Dev. 1994;8:666–77.

Zhou Q, Zhu K, Cheng H. Toll-like receptors in human papillomavirus infection. Arch Immunol Ther Exp. 2013;61:203–15.

# 第二章
# 复发性呼吸道乳头状瘤病的流行病学

Paolo Campisi

## 缩写

澳大利亚儿科监测单位（Australian Paediatric Surveillance Unit，APSU）

疾病控制与预防中心（Centers for Disease Control and Prevention，CDC）

人类白细胞抗原（human leukocyte antigen，HLA）

人乳头状瘤病毒（human papilloma virus，HPV）

国际疾病分类（International Classification of Diseases，ICD）

幼年型复发性呼吸道乳头状瘤病（juvenile-onset recurrent respiratory papillomatosis，JORRP）

杀伤细胞免疫球蛋白样受体（killer-cell immunoglobulin-like receptors，KIR）

阳性预测值（positive predictive value，PPV）

复发性呼吸道乳头状瘤病（recurrent respiratory papillomatosis，RRP）

## 第一节　流行病学：全球观点

对于一些罕见的疾病，比如幼年型复发性呼吸道乳头状瘤病（JORRP），了解其疾病的流行病学是很重要的。这只能通过结合多中心经验来实现，而个人机构经验通常是有限的。必须协同努力，以确定该疾病对医疗系统造成的临床和经济负担，从而指导公共卫生举措,如疫苗接种。对于患者而言,了解疾病,对于患者和家庭咨询、制订新的主要及辅助治疗计划、早期发现或缓解严重并发症如乳头状瘤的下呼吸道传播和扩散以及恶性转变,都是很重要的。

　　为了更好地了解幼年型复发性呼吸道乳头状瘤病,几个卫生保健中心共同建成了区域或全国的数据库和注册中心。这些努力的结果已经被北美、欧洲、澳大利亚和非洲的卫生保健中心所报道(表2-1)。

表 2-1　幼年型复发性呼吸道乳头状瘤病全球发病率分布情况

| 国家 | 城市 | 发病率 | 患病率 |
| --- | --- | --- | --- |
| 加拿大 | | 0.24/100 000 | 1.11/100 000 |
| 美国 | | 0.4/100 000~4.3/100 000 | |
| | 西雅图 | 0.36/100 000 | 1.69/100 000 |
| | 亚特兰大 | 1.11/100 000 | 2.59/100 000 |
| 挪威 | | 0.17/100 000 | |
| 丹麦 | 哥本哈根 | 0.6/100 000 | |
| | 菲英 | 0.48/100 000 | |
| 莱索托 | | 0.49/100 000 | 1.04/100 000 |
| 南非 | 自由州省 | 1.34/100 000 | 3.88/100 000 |
| 澳大利亚 | | 0.8/100 000 | |

## 一、非洲

　　南非自由州省和莱索托已经报道了 JORRP 的发病率和患病率,莱索托是 1 个仅有 190 万人口的小国家,其国土完全被南非环绕(Seedat,2014 年)。南非自由州省有 275 万人,其和莱索托的所有 JORRP 都被同一个转诊中心管理。该报道对 2011 年 1 月至 2013 年 12 月所有 15 岁以下患者进行了回顾性分析。南非和莱索托统计局计算出 0~14 岁儿童的发病率和患病率。

3 年期间,自由州省有 31 例 JORRP 新发病例,其平均年发病率为 1.34/100 000,其年发病率在 0.52/100 000~2.36/100 000 间波动。每年的平均患病率为 3.88/100 000(范围为 3.10/100 000~4.73/100 000)。确诊的中位数年龄为 4.3 岁,男女比例为 1∶1.21。

相比之下,莱索托只有 10 例 JORRP 新发病例,这表明其年发病率为 0.49/100 000,其患病率为 1.04/100 000。诊断的中位年龄略小,为 3.8 岁,男女比例是 4∶1,已除外统计中人口相对较少区域的可变性。此外,由于自由州省和莱索托偏远地区患者不易获得医疗保健以及其高贫困率,其发病率和患病率可能被低估。虽然没有具体研究,但与欧洲、澳大利亚和北美相比,与艾滋病合并感染的高发可能是非洲报告的发病率和患病率更高的原因。

加纳和尼日利亚的学术转诊中心也报道了该疾病的评估结果。2012 年,Baidoo 和 Kitcher 回顾了加纳阿克拉大学科勒布教学医院耳鼻咽喉科的记录(Baidoo et al.,2012)。在过去的 10 年里,69 名 RRP 患者接受了治疗。患者的平均年龄为 8.5 岁(范围为 2~54 岁)。48 名患者(70%)是 10 岁及以下的儿童。其中高达 14.5% 的患者接受气管切开。作者认为避免气管切开可以减少乳头状瘤远端气道的传播。然而,在偏远贫困农村无法获得好的医疗保健,因此对于这些地区的患者,气管切开术是不可避免的。

尼日利亚的两项研究中也发现患者很大比例为儿童患者。在尼日利亚的伊巴丹,74.4% 的患者是儿童(Nwaorgu et al.,2004)。在尼日利亚的埃努古,对 54 例 RRP 患者进行了 11 年的回顾,结果显示51.8% 的患者是儿童(Mgbor et al.,2005)。来自南非、莱索托、加纳和尼日利亚的流行病学数据证实,RRP 具有显著的儿童发病倾向。

## 二、澳大利亚

Novakovic 和 Brotherton 率先评估了澳大利亚 JORRP 的发病率和患病率。在最近发表的一项研究中,Novakovic 和其同事们对新南威尔士州的 3 所高等儿科医院中的儿童 RRP 病例做了回顾性研究

（Novakovic et al.,2016）。使用 ICD-10 编码和 RRP 相关程序代码从医院记录中识别该类疾病。随后，国立医院通过当地流行病学数据来估计本国该类疾病的患病率。

新南威尔士州的 3 所儿科医院回顾发现了 30 例 JORRP，它们的中位年龄为 36 个月。女性所占比例略高（57%）。使用 ICD-10 编码来识别病例，发现高达 98.1% 的阳性预测值。假设阳性预测值在全国范围内是一致的，那么当地数据就可以被应用于全国医院。这项研究显示在 2000—2013 年间，该国 15 岁以下儿童的发病率为 0.8/100 000。发病的高峰年龄在 5~9 岁，其发病率为 1.1/100 000。

本研究设计的局限性包括医院间需有一致的 ICD-10 编码阳性预测值、专科医院 RRP 治疗区域分布，及私立医院的本地数据缺失。

澳大利亚已建立了一个 APSU，这促进了国家对儿童罕见疾病，包括 JORRP 的积极监测（Deverell et al.,2014）。APSU 对案例定义标准化，同时每个月将报告卡分发给 1 400 名执业儿科医师和儿童保健专家。在过去的 20 年里，应答率保持在 90% 左右。2013 年 APSU 研究显示，2012 年有 6 例确诊病例和 1 例可疑病例，2013 年 1 例确诊病例和 2 例可疑病例。数据显示，JORRP 的发病率有所下降。该报告结构有其局限性，但也能证明 JORRP 的疫苗接种是有用的。

## 三、欧洲

包括丹麦、挪威、英国和法国在内的欧洲国家也做了 JORRP 流行病学数据研究。北欧国家可靠数据已报道，但其他欧洲国家做得还很有限。

1988 年，Bomholt 诊断并分析了 4 年间哥本哈根地区 23 名接受治疗的 RRP 患者（Bomholt,1988）。尽管患者的年龄范围是 3~67 岁（中位数年龄为 18 岁），但所有患者均在儿童时期出现了 RRP。1980—1983 年间，在 30 万 0~14 岁的儿童中有 7 例 JORRP 新发案例，这显示其儿童的发病率为 0.6/100 000。

在 1990 年 Lindeberg 和 Elbrønd 计算出另一个丹麦亚群的 JORRP

发病率（Lindeberg et al.，1990）。他们计算了住在 Funen 或日德兰的在 1965—1984 年之间首次发现 RRP 的患者的发病率。这个地区的人口大约是 280 万人。他们将 20 岁及其以下的都归为"少年"。他们观察到 20 岁以下的 JORRP 患者的发病率为 0.36/100 000。15 岁以下儿童的 JORRP 发病率为 0.48/100 000。

Omland 和他的同事研究了人口总数为 370 万的挪威两个地区的幼年型和成人型 RRP 的发病率（Omland et al.，2012）。所有患者均在三家医院接受治疗。通过 ICD-10 编码、程序编码和电子病理学档案来识别患者。通过这种方式找出了在 1987—2009 年间接受治疗过的 115 名患者，其中 22 名患者少年时就已患有该病。JORRP 被定义为青春期前发病。JORRP 每年的总发病率为 0.17/100 000。被确诊的中位年龄为 4 岁，男女比例为 3∶1。在整个研究期间，其发病率并没有统计学差异。

其他的欧洲国家还没有关于 JORRP 发病率和患病率的报道。在英国，流行病学数据仅限于在克里斯蒂医院和曼彻斯特皇家医院接受过治疗的病例的回顾性分析（Hartley et al.，1994）。该研究分析了 1974—1992 年间 59 例 RRP 病例。59 名患者中有 20 名是在小于 16 岁时就已发病的。研究显示，HPV11 在较小的患者中更常见，有 7 位出现远端呼吸道疾病的患者均为儿童。在另一项英国研究中，调查了英国儿科耳鼻咽喉协会的顾问成员对 RRP 患者的管理情况（Tasca et al.，2006）。尽管信息检测到 103 名患者，但并没有依据患者年龄进行数据分解。这项研究意识到需要建立一个集中的国家数据库，可以向其报告病例。

2009 年在法国里昂，以 Froehlich 为首的小组提出需要建立一个欧洲多中心的数据库（Carvalho et al.，2009）。该小组发表了一项研究，是对三级护理教学医院中 RRP 病例的回顾性分析，并制订了一份标准调查问卷。在 2005 年 1 月—2007 年 7 月间有 72 名患者的资料进入到 RRP 数据库中，其中 24 人在 12 岁之前就已被确诊 RRP。接受第一次治疗的平均年龄是 5 岁，其中女性略多。这是第一批法国及欧洲的 RRP 患者数据,但该小组未进一步更新其研究。

## 四、北美州

美国(以及世界范围内)第一次对 JORRP 的发病率和患病率的研究来自 1976 年由 Strong 及其同事进行的一项调查研究(Strong et al.,1979)。在美国,这项调查研究被分发给了 4 200 名耳鼻咽喉科执业医师。其中 51% 的医师接受了这项任务,发现了 1 500 名新病例,而其中 56% 是 16 岁及以下的少年。作者估计 JORRP 的年发病率为 0.4/100 000。这一数据与之后北欧国家和加拿大的发病率惊人地相似。

1995 年,Derkay 在美国对耳鼻咽喉科医师倡议了第二次全国性调查研究(Derkay,1995)。通过美国耳鼻咽喉头颈外科学会提供的随机邮件列表,对美国儿科耳鼻咽喉科学学会(American Society of Pediatric Otolaryngology,ASPO)成员、美国支气管 - 食管协会(American Broncho-Esophagological Association,ABEA)以及 1 000 位在美国执业的有专科医师资格的耳鼻咽喉科医师进行调查,完成了一份长达 3 页的调查报告。

超过 1 300 份调查被寄出,其中有 315 份被退回。最高的应答率来自于 ASPO 成员(81%)和全职科研的医师(77%)。该调查发现了在过去的 12 个月间 2 354 例新发病例。根据美国人口普查数据,14 岁及以下儿童的 JORRP 发病率为 4.3/100 000。估计这个发病率比之前美国和其他卫生辖区报道的高出近 10 倍。ASPO 成员和单纯从事研究的学者们的高应答率可能令统计的全国的发病率出现了偏差。调查还发现了 5 970 例活动性病例(在前面的 3 年里),在 12 个月的时间内接受了 16 597 次外科手术,其手术费用估计为 1.09 亿美元。在31% 的儿童中发生了喉外传播,13 名儿童发展成鳞状细胞癌,14% 行气管切开术。意料之外的是,在这么多的患者中,只有 4 组兄弟姐妹。

2000 年 Armstrong 和他的同事报道了美国两个人口数量相似城市的 JORRP 的发病率(Armstrong et al.,2000)。作者招募了亚特兰大的 24 个县和西雅图的 8 个县区共 240 名医生参加了该研究。医生要找出所有在 1996 年接受过治疗的 18 岁以下 JORRP 患者。研究发现了亚特兰大 9 例新发 JORRP 病例和西雅图 3 例新发 JORRP 病例。利用 1990 年美国人口普查数据,作者计算出了亚特兰大的 JORRP 发病率为 1.11/100 000,而西雅图的发病率为 0.36/100 000。亚特兰大和西雅图的患病率分别为 2.59/100 000 和 1.69/100 000。研究表明,如果在较小的范围内进行研究,可能会在发病率和患病率方面存在地域差异。

在美国提出了一种新的方法来估计 JORRP 的发病率和患病率,利用商业和社会保险儿童的医疗索赔保险数据库。Marisco 和他的同事们首次大规模评估来源不同地域及社会经济多样化人们间流行病学差异(Marisco et al.,2014)。通过使用预定义的算法从两个数据库中获取研究群体。在 2006 年 0~17 岁的儿童至少有持续的 90 天健康保险计划(2006 年出生者则为 30 天)。ICD 代码和程序代码用于识别潜在的病例,然后通过图表验证协议计算出基于索赔算法的阳性预测值(PPV)。2006 年经 PPV 调整的 JORRP 总发病率为:商业保险中为 0.51/100 000,社会保险为 1.03/100 000。无论是在商业保险还是社会保险,其发病高峰年龄均在 0~4 岁。2006 年,经 PPV 调整的 JORRP 患病率为:商业保险中为 1.45/100 000,社会保险为 2.93/100 000。发病率和患病率的阳性预测值分别是 34% 和 52%。尽管如此,通过计算参加商业保险和社会保险的儿童的发病率和患病率的差异表明,在社会经济地位较低的儿童中,该疾病的易感性及严重性比例更高。

在加拿大,通过 JORRP 工作组所有三级儿科 JORRP 转诊中心联网形成了一个基于人口的国家数据库(Campisi et al.,2010)。加拿大代表了 JORRP 数据库的理想位置,因为它的数据库有着全方位的卫生保健系统和严格专业的儿科三级护理集中中心。此外,人口规模足够大,可以获得准确的发病率和患病率,但规模又小到足以完全收集全部人口水平的数据。加拿大国家数据库建立在对 JORRP 的明确定义基础之上，这是一个可以在全国范围内准确识别病例的战略，有稳定的 JORRP 工作组成员，有标准化的病例报告形式，以及一个集中的数据库。12 个学术儿科中心为数据库提供数据。1994—2007 年间，全国共发现了 243 例 JORRP 病例。几乎其中 50% 的病例是在安大略省和魁北克省发现的，这都是人口最多的省份。在研究时间内。243 名儿童接受了超过 3 000 次手术，提供了大约 837 名患者的年回顾性的观察结果。

当分析发病率和患病率数据时，发现每年的发病率都有很大的变化。这是意料之内的。这个发现证明了人类需要足够大的人口推出有意义的流行病学措施。在全国范围内，14 岁或以下儿童的发病率为 0.24/100 000。其患病率为 1.11/100 000。这是实际测算的值，而不是估算的。被确诊的中位年龄为 4.4 岁（范围为 1 个月 ~14 岁），其中男性占多数。在他们整个患病过程中，他们平均接收 7 次外科手术治疗。

2007 年，随着 HPV 接种疫苗的引入，加拿大国家数据库正被用作监控 JORRP 患病率和发病率的平台。正在进行的监控研究将在本章后面进一步讨论。

## 第二节　幼年型复发性呼吸道乳头状瘤病的自然病史

全面地了解 JORRP 的临床发展过程是很至关重要的，对于患者和家庭咨询、预测疾病的进展和并发症的发生情况以及理解治疗干预措施。JORRP 的自然病史的特点总结于几项大数据患者的研究。例如，美国国家 JORRP 注册中心的原始数据，是分析了 399 名儿童的临床病程，发现 3 岁前就被确诊的儿童每年至少需要 4 次外科手术治疗的可能性是其他的 3.6 倍（Armstrong et al.，1999）。这项研究也证明了该疾病的平均持续时间为 4.4 年。这个基本信息对新确诊患儿的父母是非常重要的，这意味着他们需要做好经济和心理的双重准备。

在美国国家 JORRP 注册中心随访研究的基础上,对定义为与乳头状瘤发病相关的解剖部位随访了 4.3 年(Reeves et al.,2003)。新的登记数据显示 603 名儿童,平均每年接受 5.1 次手术。分析结果显示,绝大多数儿童(74.2%)在一段时间内疾病稳定,5.8% 的儿童提示在新的解剖部位出现乳头状瘤,17.9% 的儿童至少 1 年内没有复发的证据。遗憾的是,这项研究并没有设计统计年手术频率的变化。

随着时间的推移,丹麦和加拿大学者对手术频率的变化做了人口水平的研究。2004 年,Silverberg 和他的同事们发表了一项研究,他们描述了 1974 年至 1993 年间在丹麦出生的所有的 RRP 儿童的临床病程(Silverberg et al.,2004)。作者对 57 名 JORRP 患者进行了研究,他们的年龄中位数是 5.5 岁。结果发现,确诊后的前几年手术频率高,随着确诊年龄的增长手术次数逐渐减少。这个结果在大多数患者(67%)中可以发现。对于 5~10 岁儿童,手术频率从每人每年 1.2 次下降到每人每年 0.3 次,对于 10~15 岁儿童,手术频率从每人每年 0.8 次下降到 0.1 次。另一个重要的发现是 5 岁前被确诊的患儿要比 5 岁后被确诊儿童的手术频率高得多。

对 1994—2004 年间,对加拿大多伦多医院的 67 名患儿的研究也得出了相似的手术频率下降的结果(Hawkes et al.,2008)。67 名患者总共进行了 926 次手术,对每名患者而言,其外科手术次数的中位数为 9 次。在这项研究中,使用非线性模型方程描述了所需手术的时间过程。对整个队列来说,平均每年的手术频率降低了 12%。通过 3 年的中位随访期,结果显示:27 名患者(59%)手术次数随时间降低,17 名患者(37%)有固定的手术频率,2 名(4.3%)患者手术频率增加。

当评估不可控使用新外科技术或辅助治疗的治疗试验时,必须考虑在大多数情况下手术频率随时间降低这一重要的观察结果。而如果没有考虑到 JORRP 的自然临床病程就会得出错误的结论,即正在研究的干预措施可使得手术频率下降。

## 第三节 幼年型复发性呼吸道乳头状瘤病发病的危险因素及严重程度

在几项医学文献研究中评估了 JORRP 发病的危险因素和疾病的严重程度。Niyibizi 及其同事们对 2 287 例 JORRP 病例从 32 项观察性研究结果，进行了全面系统分析（Niyibizi et al.，2014）。研究的目的是总结 JORRP 的易感危险因素和疾病严重的临床病程。

JORRP 的危险因素可以大致归类为三类：母体因素、宿主遗传因素和免疫反应因素。表 2-2 中总结了 JORRP 的危险因素。最重要的因素包括产妇低年龄、出生顺序、妊娠期间女性生殖器疣，以及存在特定的 *HLA* 等位基因。而生物学父母的 RRP 病史、血清免疫球蛋白水平（Gerein et al.，2006；Stern et al.，2007），不增加患 JORRP 的风险。

表 2-2 增加感染 JORRP 的危险因素

| 危险因素 | 描述 | 研究者 |
|---|---|---|
| 产妇因素 | | |
| 产妇年龄 | <20 岁 | Shah et al.，1998 |
| | | Silverberg et al.，2004 |
| 产妇妊娠期间是否有生殖器疣 | 活动性湿疣 | Silverberg et al.，2004 |
| 出生顺序 | 第一胎 | Shah et al.，1998 |
| 阴道分娩时间 | >10h | Silverberg et al.，2004 |
| 宿主遗传和免疫反应因素 | | |
| HLA 等位基因 | 敏感等位基因 *DRB1**、*DQB1** 的表现 | Gelder et al.，2003 |
| | | Gregoire et al.，2003 |
| | | Bonagura et al.，2004 |
| *KIR* 和 *HLA* 基因的组合 | *DRB1/DQB1* 等位基因与 *KIR3DS1*、*KIR2DS1*、*KIR2DS5* 的关联 | Bonagura et al.，2010 |

严重或有侵袭性的 JORRP 包括如下情况:非常低龄患儿、每年需要至少 4 次的外科手术的患者、在疾病的发展过程中需要 10 次以上手术、乳头状瘤累及呼吸道的多个解剖区域、严重度峰值评分、手术频率的峰值、远端气道的播散、肺内受累、需行气管切开术、乳头状瘤恶变等。文献显示与乳头状瘤病严重程度相关的最重要的危险因素是发病年龄低和 HPV11 型病毒的感染(Niyibizi et al.,2014)。其他被研究的因素包括社会经济状况、母体妊娠因素、宿主遗传和免疫反应因素。表 2-3 中总结了易患严重类型乳头状瘤病的危险因素。还

表 2-3　增加严重性或侵袭性 JORRP 发生的危险因素

| 危险因素 | 描述 | 研究者 |
| --- | --- | --- |
| 妊娠年龄 | 年龄越小的(<5 岁患病)与严重程度相关 | Gabbott et al.,1997;Armstrong et al.,1999;Snowden et al.,2001;Reeves et al.,2003;Silverberg et al.,2004;Wiatrak et al.,2004;Leung et al.,2007;Shehata et al.,2008;Buchinsky,2008;Campisi et al.,2010;Omland et al.,2014 |
| HPV 的基因型 | 感染 HPV11,其与严重程度相关 | Rimell et al.,1997;Rabah et al.,2001;Wiatrak et al.,2004;Gerein et al.,2005;Draganov et al.,2006;Shehata et al.,2008;Buchinsky et al.,2008;Carvalho et al.,2009;Seedat et al.,2010 |
| 宿主遗传和免疫反应因素 | | |
| IL-2,IL-2 受体 | 严重患者中水平低 | Snowden et al.,2001 |
| *HLA* 等位基因 | 易感基因 *DRB1*、*DQB1* 阳性 | Bonagura et al.,2004 |
| *KIR* 基因 | *KIR* 基因上 3DS1 和 2DS1 的缺失与严重程度相关 | Bonagura et al.,2010 |

有些尚未被证明可以增加严重程度的因素,包括患者的性别和种族、社会经济地位低下和病毒载量(Armstrong et al.,1999;Reeves et al.,2003;Gabbott et al.,1997;Leung et al.,2007;Gerein et al.,2005)。

## 第四节 监测

正如前面章节提到的,通过数据库、注册中心和跨学科的协作机构了解罕见疾病的流行病学(比如 JORRP)是很重要的,原因有很多,包括降低患病风险以及和疾病严重程度的危险因素,衡量医疗系统的经济负担,开发和研究新疗法,并指导如疫苗接种等公众卫生政策。

2006 年,用于阻断宫颈癌的 HPV 疫苗的投入使用,为预防各种恶性和非恶性 HPV 相关疾病如 RRP 提供了机遇。商用疫苗的目的也是为了阻断可以导致宫颈癌的 HPV6 和 HPV11(以及其他亚型)的感染,而 HPV6 和 HPV11 被认为也是 RRP 致病原因。年轻女性和男性通过广泛的疫苗接种可以促使 RRP 的减少,不论是通过保护年轻下一代不受 HPV 病毒的感染,还是降低一般成人(接种疫苗和未接种疫苗的)人群中生殖器疣的感染率,HPV 从母亲到儿童的垂直传播是已知的风险因素。事实上,许多 HPV 疫苗接种率较高国家已报道生殖器疣的发病率明显下降。

随着疫苗接种计划的展开,需要在基线时非常准确地估计 JORRP 的发病率和患病率,以评估疫苗接种计划后 JORRP 的降低程度。针对 JORRP 的监控项目已经在澳大利亚和加拿大开展,不久也将在美国启动。自 2011 年来,上面提到的澳大利亚儿科监测单位(APSU)就一直在做 JORRP 发病率的监测。APSU 通过对儿童耳鼻咽喉科医师的调查,设计病例报告表单及对所有病例提供 HPV 类型(Brotherton et al.,在 2017 年的 IPV 中提出)进一步扩展了该项目。在 15 岁以下儿童,JORRP 发病率已经从 2012 年的 0.3/100 000 下降到 2016 年的 0.04/100 000。需要更长期的监测来确定随着 JORRP 发病率的波动,下降趋势是否将随着时间推移持续下去。

在加拿大,自 2007 年 HPV 疫苗接种计划开始实施,JORRP 工作组就一直在监测其发病率和患病率。至 2017 年底,10 年的监测数据就会完成。到 2012 年底(随访 5 年)的中期数据显示,全国 JORRP 的发病率和患病率大约降低了 25%(未公布的数据)。在美国,Derkay 已经启动了一项注册协议用以监测全国 JORRP 的患病率,通过一个由美国亚特兰大疾病控制与预防中心赞助的多机构基础设施监测 JoRRP 的全国流行情况。这个计划在 2 年的时间内登记儿科病例(0~17 岁)。已约有 45 个合作中心。CDC 将为所有登记病例提供 HPV 类型。在这个项目早期,暂无可用数据。

疫苗技术的巨大进展,以及在澳大利亚和加拿大观察到的 JORRP 的降低,都是前所未有的。新的数据预示着未来消灭 JORRP 是可能的。

# 参考文献

Armstrong LR, Derkay CS. Reeves WC, and the RRP task force. Initial results from the national registry for juvenile-onset recurrent respiratory papillomatosis. Arch Otolaryngol Head Neck Surg. 1999;125:743–8.

Armstrong LR, Preston EJD, Reichert M, Phillips DL, Nisenbaum R, Todd NW, Jacobs IN, Inglis AF, Manning SC, Reeves WC. Incidence and prevalence of recurrent respiratory papillomatosis among children in Atlanta and Seattle. Clin Infect Dis. 2000;31:107–9.

Baidoo KK, Kitcher ED. Recurrent respiratory papillomatosis: the Korle-Bu experience. Ghana Med J. 2012;46(1):43–5.

Bomholt A. Juvenile laryngeal papillomatosis. An epidemiological study from the Copenhagen region. Acta Otolaryngol (Stockh). 1988;105:367–71.

Bonagura VR, Vambutas A, DeVoti JA, Rosenthal DW, Steinberg BM, Abramson AL, et al. HLA alleles, IFN-gamma responses to HPV-11 E6, and disease severity in patients with recurrent respiratory papillomatosis. Hum Immunol. 2004;65(8):773–82.

Bonagura VR, Du Z, Ashouri E, Luo L, Hatam LJ, DeVoti JA, et al. Activating killer cell immunoglobulin-like receptors 3DS1 and 2DS1 protect against developing the severe form of recurrent respiratory papillomatosis. Hum Immunol. 2010;71(2):212–9.

Buchinsky FJ, Donfack J, Derkay CS, Choi SS, Conley SF, Myer CM, McClay JE, Campisi P, Wiatrak BJ, Sobol SE, Schweinfurth JM, Tsuji DH, Hu FZ, Rockette HE, Ehrlich GD, Post JC. Age of child, more than HPV type, is associated with clinical course in recurrent respiratory papillomatosis. PLoS One. 2008;3(5):e2263.

Campisi P, Hawkes M, Simpson K. Canadian juvenile onset recurrent respiratory Papillomatosis working group. The epidemiology of juvenile onset recurrent respiratory papillomatosis derived from a population level national database. Laryngoscope. 2010;120:1233–45.

Carvalho CM, Huot L, Charlois A, Khalfallah SA, Chapuis F, Froehlich P. Prognostic factors of recurrent respiratory papillomatosis from a registry of 72 patients. Acta Otolaryngol.

2009;129:462–70.

Derkay CS. Task force on recurrent respiratory papillomatosis. A preliminary report. Arch Otolaryngol Head Neck Surg. 1995;121:1386–91.

Deverell M, Zurynski YA, Elliott EJ. Chief investigators of APSU surveillance studies. Australian Paediatric surveillance unit annual report, 2013. Commun Dis Intell. 2014;38(4):E343–7.

Draganov P, Todorov S, Todorov I, Karchev T, Kalvatchev Z. Identification of HPV DNA in patients with juvenile-onset recurrent respiratory papillomatosis using SYBR green real-time PCR. Int J Pediatr Otorhinolaryngol. 2006;70(3):469–73.

Gabbott M, Cossart YE, Kan A, Konopka M, Chan R, Rose BR. Human papillomavirus and host variables as predictors of clinical course in patients with juvenile-onset recurrent respiratory papillomatosis. J Clin Microbiol. 1997;35(12):3098–103.

Gelder CM, Williams OM, Hart KW, Wall S, Williams G, Ingrams D, et al. HLA class II polymorphisms and susceptibility to recurrent respiratory papillomatosis. J Virol. 2003;77(3):1927–39.

Gerein V, Rastorguev E, Gerein J, Draf W, Schirren J. Incidence, age at onset, and potential reasons of malignant transformation in recurrent respiratory papillomatosis patients: 20 years experience. Otolaryngol Head Neck Surg. 2005;132(3):392–4.

Gerein V, Soldatski IL, Babkina N, Onufrieva EK, Barysik N, Pfister H. Children and partners of patients with recurrent respiratory papillomatosis have no evidence of the disease during long-term observation. Int J Pediatr Otorhinolaryngol. 2006;70(12):2061–6.

Gregoire L, Reidy PM, Rabah R, Lancanster WD. HLA-DQ alleles in white and African American patients with juvenile-onset recurrent respiratory papillomatosis. Arch Otolaryngol Head Neck Surg. 2003;129(11):1221–4.

Hartley C, Hamilton J, Birzgalis AR, Farrington WT. Recurrent respiratory papillomatosis – the Manchester experience, 1974–1992. J Laryngol Otol. 1994;108:226–9.

Hawkes M, Campisi P, Zafar R, Punthakee X, Dupuis A, Forte V, Lee F-JE. Time course of juvenile onset recurrent respiratory papillomatosis caused by human papillomavirus. Pediatr Infect Dis J. 2008;27:149–54.

Leung R, Hawkes M, Campisi P. Severity of juvenile onset recurrent respiratory papillomatosis is not associated with socioeconomic status in a setting of universal health care. Int J Pediatr Otorhinolaryngol. 2007;71(6):965–72.

Lindeberg H, Elbrønd O. Laryngeal Papillomas: the epidemiology in a Danish subpopulation 1965–1984. Clin Otolaryngol. 1990;15:125–31.

Marisco M, Mehta V, Chastek B, Liaw KL, Derkay C. Estimating the incidence and prevalence of juvenile-onset recurrent respiratory papillomatosis in publicly and privately insured claims databases in the United States. Sex Transm Dis. 2014;41(5):300–5.

Mgbor NC, Dahilo EA, Mgbor S. Laryngeal papillomatosis: an 11 year review of 54 cases in Enugu. Nig J Otorhinolaryngology. 2005;2(2):64–6.

Niyibizi J, Rodier C, Wassef M, Trottier H. Risk factors for the development and severity of juvenile-onset recurrent respiratory papillomatosis: a systematic review. Int J Pediatr Otorhinolaryngol. 2014;78:186–97.

Novakovic D, Cheng ATL, Baguley K, Walker P, Harrison H, Soma M, Malloy M, Brotherton JML. Juvenile recurrent respiratory papillomatosis: 10-year audit and Australian prevalence estimates. Laryngoscope. 2016;126:2827–32.

Nwaorgu OG, Bakari AA, Onakoya PA, Ayodele KJ. Recurrent respiratory papillomatosis in Ibadan. Niger J Med. 2004;13(3):235–8.

Omland T, Akre H, Vårdal M, Brøndbo K. Epidemiological aspects of recurrent respiratory papillomatosis: a population-based study. Laryngoscope. 2012;122:1595–9.

Omland T, Akre H, Lie KA, Jebsen P, Sandvik L, Brøndbo K. Risk factors for aggressive recurrent respiratory papillomatosis in adults and juveniles. PLoS One. 2014;9(11):e113584.

Rabah R, Lancaster WD, Thomas R, Gregoire L. Human papillomavirus-11-associated recurrent respiratory papillomatosis is more aggressive than human papillomavirus-6-associated disease. Pediatr Dev Pathol. 2001;4(1):68–72.

Reeves WC, Ruparelia SS, Swanson KI, Derkay CS, Marcus A. Unger ER, for the RRP task force. National registry for juvenile-onset recurrent respiratory papillomatosis. Arch Otolaryngol Head Neck Surg. 2003;129:976–82.

Rimell FL, Shoemaker DL, Pou AM, Jordan JA, Post C, Ehrlich GD. Pediatric respiratory papil-
lomatosis: prognostic role of viral typing and cofactors. Laryngoscope. 1997;107(7):915–8.

Seedat RY. The incidence and prevalence of juvenile-onset recurrent respiratory papilloma-
tosis in the free state province of South Africa and Lesotho. Int J Pediatr Otorhinolaryngol.
2014;78:2113–5.

Seedat RY, Thukane M, Jansen AC, Rossouw I, Goedhals D, Burt FJ. HPV types causing juve-
nile recurrent laryngeal papillomatosis in South Africa. Int J Pediatr Otorhinolaryngol.
2010;74(3):255–9.

Shah KV, Stern WF, Shah FK, Bishai D, Kashima HK. Risk factors for juvenile onset recurrent
respiratory papillomatosis. Pediatr Infect Dis J. 1998;17(5):372–6.

Shehata BM, Otto KH, Sobol SE, Stockwell CA, Foulks C, Lancaster W, et al. E6 and E7 oncogene
expression by human papillomavirus virus (HPV) and the aggressive behavior of recurrent
laryngeal papillomatosis (RLP). Pediatr Dev Pathol. 2008;11(2):118–21.

Silverberg MJ, Thorsen P, Lindeberg H, Ahdieh-Grant L, Shah KV. Clinical course of recur-
rent respiratory papillomatosis in Danish children. Arch Otolaryngol Head Neck Surg.
2004;130:711–6.

Snowden RT, Thomson J, Horwitz E, Stocks RM. The predictive value of serum interleukins in
recurrent respiratory papillomatosis: a preliminary study. Laryngoscope. 2001;111(3):404–8.

Stern Y, Flipovich A, Cotton RT, Segal K. Immunocompetency in children with recurrent respira-
tory papillomatosis: prospective study. Ann Otol Rhinol Laryngol. 2007;116(3):169–71.

Strong MS, Vaughan CW, Healey GB. Recurrent respiratory papillomatosis. In: Healey GB, editor.
Laryngo-Tracheo problems in the pediatric patient. Springfield, IL: Charles C. Thomas; 1979.
p. 88–9.

Tasca RA, McCormick M, Clarke RW. British Association of Paediatric Otorhinolaryngology
members experience with recurrent respiratory papillomatosis. Int J Pediatr Otorhinolaryngol.
2006;70:1183–7.

Wiatrak BJ, Wiatrak DW, Broker TR, Lewis L. Recurrent respiratory papillomatosis: a longitudi-
nal study comparing severity associated with human papilloma viral types 6 and 11 and other
risk factors in a large pediatric population. Laryngoscope. 2004;114(Suppl 104):1–23.

# 第三章

# 复发性呼吸道乳头状瘤病患者 HPV 疫苗接种监测对公共卫生的影响

Vidisha Singh, Elissa Meites, Adam Klein

## 缩写

四价人乳头状瘤病毒疫苗（quadrivalent HPV vaccine, 4vHPV）

九价人乳头状瘤病毒疫苗（nonavalent HPV vaccine, 9vHPV）

免疫接种咨询委员会（Advisory Committee on Immunization Practices, ACIP）

成人复发性呼吸道乳头状瘤病（adult onset recurrent respiratory papillomatosis, AORRP）

疾病控制与预防中心（Centers for Disease Control and Prevention, CDC）

医疗保险和医疗补助服务中心（Centers for Medicare and Medicaid Services, CMS）

现行程序（current procedural terminology, CPT）

国家和地方流行病学家理事会（Council of State and Territorial Epidemiologists, CSTE）

脱氧核糖核酸（deoxyribonucleic acid, DNA）

耳鼻咽喉科（ear, nose, and throat, ENT）

弗吉尼亚东部医学院（Eastern Virginia Medical School, EVMS）

人类乳头状瘤病毒（human papillomavirus, HPV）

国际疾病分类（International Classification of Disease, ICD）

幼年型复发性呼吸道乳头状瘤病（juvenile onset recurrent respiratory

papillomatosis，JORRP）

男同性恋者（men who have sex with men，MSM）

国家卫生统计中心（National Center for Health Statistics，NCHS）

国家卫生与营养检查调查（National Health and Nutrition Examination Survey，NHANES）

国立卫生研究院（National Institutes of Health，NIH）

国家疾病通报监测系统（National Notifiable Disease Surveillance System，NNDSS）

阳性预测值（positive predictive values，PPV）

复发性呼吸道乳头状瘤病（recurrent respiratory papillomatosis，RRP）

英国（United Kingdom，UK）

美国（United States，US）

# 第一节  概述

RRP是一种呼吸道良性疣状病变，由感染人乳头状瘤病毒（HPV）6型和/或11型病毒所致。这些低风险或非致癌性的病毒，是90%以上肛门、生殖器疣的病原体，被称为低危型病毒（Wiley et al.，2002）。根据发病年龄，RRP可分为两种类型：幼年型（JORRP）和成人型（AORRP）（Lacey et al.，2006）。研究表明，大多数JORRP在5岁之前就会出现症状，且在5岁前就可确诊，而AORRP则在以后的生活中呈现出年龄变化，20~40岁为高峰期（Strong et al.，1976；Armstrong et al.，1999；Derkay，2001）。虽然RRP很少见，但这种疾病对患者来说存在巨大的健康威胁和经济负担，尤其是JORRP（Derkay，1995）。美国第一个JORRP注册中心发现，18岁以下儿童平均每年接受5次手术，最多者一年可达21次（Reeves et al.，2003）。RRP的并发症主要是由于疾病的自然进展、肿瘤恶变以及在治疗时医源性原因引起的（Derkay，2001）。

监测健康状况有助于确定问题的严重程度，确定受影响的人群及其危险因素，发现罕见的并发症，并找出预防的机会（Thacker et al.，

1988)。由于研究人群数量的限制,且检测频率不足等原因,使得目前美国 RRP 的发病率和患病率的评估并不十分准确(Larson et al.,2010;Marsico et al.,2014)。因此,更准确定义这个测量方法是有意义的。虽然人们知道,HPV 的感染是发展成 RRP 的先决条件,但对于 AORRP 或JORRP 的其他危险因素目前不易理解(Shah et al.,1998;Ruiz et al.,2014)。持续的监测有助于发现重要的危险因素,并发现罕见的并发症。

　　自 2006 年 HPV 疫苗第一次问世,就为 HPV6 和 HPV11 感染的预防提供了可能(美国疾病控制与预防中心等,2015)。鉴于这种对抗导致 RRP 的 HPV 的高效疫苗可以在男、女适龄广泛接种,四价疫苗(4vHPV,Gardasil) 或九价 HPV 疫苗(9vHPV,Gardasil 9),有望成功预防RRP 新病例的发生(Shah et al.,1998;美国疾病控制与预防中心,2010;Markowitz et al.,2014)。2006 年,国家免疫接种咨询委员会(ACIP)首次推荐 11~12 岁女性接种 HPV 疫苗(如之前没有接种疫苗可至 26 岁)(Markowitz et al.,2007)。2009 年,对男性接种疫苗的建议得到了许可;2011 年,ACIP 建议对 11 岁或 12 岁的男性进行常规接种(如之前没有接种疫苗可至 21 岁);2016 年,ACIP 更新了对 15 岁之前接种 HPV 疫苗的青少年的 2 次接种时间建议(美国疾病控制与预防中心,2011;Markowitz et al.,2014;Meites et al.,2016)。由于 4vHPV 和 9vHPV 疫苗的接种,潜在 RRP 发病人群发病率总体上应该下降,这可能与接种疫苗的人群及其伴侣 HPV6 和 HPV11 的感染人数减少有关(Larson et al.,2010)。对 RRP 正在进行的持续监测,将揭示疫苗接种者与未接种者之间发病率的情况,也将为 HPV 疫苗接种产生的影响提供重要证据。

　　监测数据收集与分析将有助于公共卫生干预措施的实施,包括预防措施(即 HPV 疫苗接种程序)和治疗措施(即抗病毒治疗或手术治疗)。此外,监测可用于评估干预措施的潜在影响,这可能包括对JORRP 和 AORRP 患者的预防,提高这些患者的生活质量,以及降低与该疾病相关的医疗费用均有重要意义。

## 一、监测的挑战性

RRP 监测具有一定的挑战性(Derkay,1995)。对 RRP 罕见健康问题的解决通常需要大样本量的检测，为满足所需检测患者数量的要求，常常需要进行人口普查水平级的评估，因此，监测系统的建立需有大量的物质和财政投入（Nsubuga et al.，2006）。此外，从国家层面上，尚未建立起 JORRP 或 AORRP 病例定义的统一标准。在 2006 年的 RRP 特别工作组中，行业专家们达成共识，提出了一项有意义的尝试，将 JORRP 临床相关标准定义为：①14 岁或以下儿童，既往有呼吸、吞咽和 / 或声音问题的症状表现；②上呼吸消化道出现疣状病变；③组织病理学显示，大体上带蒂肿物、组织学指状突起、非角化鳞状上皮细胞包裹富含血管的结缔组织（Campisi et al.，2010）。尽管如此，如果查阅文献，会发现到处存在不一致的情况。例如，JORRP 被标记为是从出生到不同的年龄界限的 RRP，范围 12~18 岁（Marsico et al.，2014；Derkay，1995；Armstrong et al.，2000；Campisi et al.，2010；Larson et al.，2010）。病例定义的不标准化影响了正确识别患者的能力，从而扭曲了人群中 JORRP 和 AORRP 的真实发病的数据。

监测挑战还包括这类罕见疾病缺乏标准方法记录以及与 RRP 相关的健康问题（即：在国际疾病分类 ICD-9 或 ICD-10 没有统一的诊断和治疗代码）和评估 RRP 负担的各种研究方法，也存在各种差异（Armstrong et al.，1999）。所选用特定人群进行的研究，不一定具有可归纳性，而涉及的抽样方法也可能会引起偏差。在美国，无论 HPV 还是 RRP 都还未达到统一的全国性认识，因此，该疾病病例的确诊和研究取样方法还存在各种差异。由于在美国缺乏标准化和执行的 RRP 监测系统，使得其流行病学的了解受到了限制（美国疾病控制与预防中心，2016；Lee et al.，2011）。

## 二、疾病负担的评估

在过去几十年里，美国也在努力对 RRP 的疾病负担进行研究，对该病患病率和发病率进行了估测。具体来说，对 RRP 进行了多种研究设计、疾病定义（即由于年龄差异，JORRP 和 AORRP 之间的区别）以及研究人群会导致不同的负担估计（表 3-1）。早在 1995 年美国

表 3-1　复发性呼吸道乳头状瘤病（RRP）发病率和患病率的特点

| 研究 | 研究类型 | 研究时期 | 年龄 | 10 万人中的发病率 | 10 万人中的患病率 | 国家/研究人群 |
|---|---|---|---|---|---|---|
| Lindeberg et al.,1990 | 基础人口登记 | 1968—1984 | 14 岁以下儿童<br>14~20 岁人群 | 0.362<br>0.394 | — | 丹麦/菲英岛和日德兰半岛 |
| Bomholt, 1988 | 基础人口的登记 | 1980—1983 | 14 岁以下儿童<br>14 岁以上人群 | 0.6<br>0.8 | 0.8<br>2.3 | 丹麦/哥本哈根 |
| Omlan et al.,2012 | 基础人口的登记 | 1987—2009 | 14 岁以下儿童<br>14 岁以上人群 | 0.17<br>0.54 | —<br>— | 挪威/奥斯陆和阿克什胡斯 |
| Derkay,1995 | 国家注册 | 1993—1994 | 14 岁以下儿童<br>15 岁以上人群 | 4.3<br>1.8 | —<br>— | 美国 |
| Campisi et al.,2010 | 国家注册 | 1994—2007 | 14 岁以下儿童 | 0.24 | 1.11 | 加拿大 |
| Armstrong et al.,2000 | 基础人口的登记 | 1996 | 14 岁以下儿童<br>14 岁以上儿童 | 1.1<br>0.36 | 2.59<br>1.69 | 美国/亚特兰大<br>美国/西雅图 |
| Novakovic et al.,2010 | 行政赔偿 | 1998—2008 | 14 岁以下儿童<br>14~20 岁人群 | — | 0.6-1.11 | 澳大利亚 |
| Marsico et al.,2014 | 行政赔偿 | 2006 | 14 岁以下儿童<br>14 岁以上儿童 | —<br>— | 1.03<br>0.51 | 美国/社会保险<br>美国/商业保险 |
| Donne et al.,2016 | 全国代表性健康调查 | 2014—2015 | 儿童和成人 | — | 1.42 | 英国 |

RRP 特别工作组调查了全国耳鼻咽喉科医师后报道：RRP 在 14 岁以下儿童中发病率为 4.3/100 000,而在第二年亚特兰大和西雅图的报道显示,儿童的发病率和患病率分别是 1.11/100 000 和 0.36/100 000 (Derkay,1995;Armstrong et al.,2000)。此外,在美国,几乎没有关于成年人发病率的研究。

美国以外也有一些国家进行着研究。丹麦的一项研究发现,从 1969—1984 年,在芬恩和日德兰地区,儿童和成人的发病率是相似的(20 岁以下人群为 0.362/100 000 人,成人为 0.394/100 000) (Lindeberg 和 Elbrond,1990,1989)。澳大利亚的一项研究回顾了从 1998—2008 年的行政赔偿数据,用以在全国范围内确定 JORRP 真实病例及造成的经济负担。他们报道显示 20 岁以下人群的发病率为 0.6/100 000~1.1/100 000(Novakovic et al.,2010)。2015 年一项旨在收集 2015 年在英国接受治疗的儿童和成人 RRP 患者总数的横断面研究发现在正常人群中其发病率为 1.42/100 000,研究中数据通过在线调研英格兰、苏格兰、威尔士和北爱尔兰的几乎所有 NHS 信托机构和董事会的耳鼻咽喉科医师获得(Donne et al.,2016)。

## 第二节 监测研究的类型

有几种类型的公共卫生监测有助于确定和量化需求领域,并最终为公共卫生行动提供信息。所选择的手段是其目标、预期响应区域的函数(即:策略决策、资源分配、程序贯彻)以及收集的数据的类型和频率(即健康状况数据、实验室标本、自我报告信息)(Thacker et al.,1988;Nsubuga et al.,2006)。对许多公共卫生信息系统来说,医患互动是数据的主要来源。因此,卫生保健人员参与到卫生健康状况调研中对建立公共卫生目标必须提供的依据是至关重要的(Meites et al.,2013)。监测生殖器疣(由 HPV6 和 HPV11 所致)和 RRP,对美国制定减少该疾病整体负担的战略非常有帮助。尽管 HPV 感染、生殖器疣和 RRP 都还不是 NNDSS 必须上报的法定传染病,但对评估 RRP

范围的替代方法,可包括如全国范围内有代表性的调查、注册中心和合作机构的数据的分析,行政索赔数据库(美国疾病控制与预防中心,2016)等。

## 一、监测系统

国家公共卫生监测体系正在对地方、州、地区和国家公共卫生合作伙伴进行数据的收集和分析(Lee et al.,2011)。目前,在美国还没有用于系统地监测 RRP 的全国性的监测系统,尽管这样的监测有助于预估该疾病每年的总的数量。如前所述,美国一个著名的国家监测系统称为 NNDSS,使用该系统可以对全国范围内的 57 个司法辖区内自愿提供法定电子病历报告及情况进行统一标准(美国疾病控制与预防中心,2016;Adams et al.,2015)。每年,CDC 和 CSTE 都会修订国家法定条件名单,这可能是传染性的或非传染性的。然而,在每个州或管辖范围内,上报的清单会根据当地州或地方法律进行修订(Thacker et al.,1988;Gostin,2000)。例如,尽管不是国家法定上报疾病,但是,在佛罗里达州 RRP 是要上报的(佛罗里达州卫生部,2014)。

## 二、全国代表性健康调查

全国代表性健康调查是一个收集志愿者个人数据报告用来支持监测评估人口健康状况的系统。目前在美国还没有一个能充分地诊断 RRP 的全国性调查。NCHS 在 CDC 进行多个项目的监测调查,用以提供健康和疾病的国家数据。从这些调查中获得的数据,用于进一步研究特定群体或者用于评估公共卫生健康(Ivankovich et al.,2013;Sirken et al.,2011)。一项特别的 NCHS 调查是 NHANES 收集了一系列关于成人和儿童的人口和健康相关信息并进行实验室测试,包括 HPV 特定类型的测试(美国疾病控制与预防中心,2015)。然而,因为全国性的调查样本广泛地反映了国家健康状况,因此它们不太适合用来监测诸如 RRP 之类的罕见疾病(Nsubuga et al.,2006)。

### 三、注册与协作

国家健康调查一般是从有代表性的家庭和个人中收集广泛的信息，而与国家健康调查相比，卫生登记针对的是特定疾病或健康状况（国立卫生研究院，2016）。数据库和卫生登记对公共卫生监测工作非常有帮助，尤其对罕见疾病的监测很重要。在美国，RRP 特别工作组为国家注册中心收集的试点数据一般是通过对耳鼻咽喉专业协会成员进行调查或者收集临床上的耳鼻咽喉科样本。研究获得了 1993—1994 年期间 JORRP 的患者（发病年龄 <14 岁）或 AORRP（发病年龄 >15 岁）患者的发病率、患病率、人口统计学和疾病病程的数据（Derkay，1995）。在调整了调查反应率后，国家疾病总体数量和成本预测就可以通过人口普查数据计算出来的。

接下来的一年，一项旨在收集有关准确的 JORRP 数量（发病年龄 <18 岁）的数据的人口研究，在亚特兰大和西雅图这两个城市中展开。在 1996 年，每个城市所选县区的所有耳鼻咽喉科执业医师都去识别、发现每个研究区域仍未治愈的 JORRP 患者。患者的人口统计和病史是从医学记录中获得的，研究结果证实了 JORRP 在每个城市都是罕见的（Armstrong et al.，2000）。由于其可以明确服务区域（都市区域）的病例，因此，这项研究代表了一种更完整的明确 JORRP 发病率和患病率的方法。而获得的疾病评估也被用于推断国家的 JORRP 患者数量，这项研究表明这些数量可以控制在一个更小的、更易于管理的范围内。

1997—2002 年，为了更深入地了解 18 岁以下的儿童该类疾病流行病学特征，便于收集信息，由 CDC 和 EVMS 成立了 JORRP 国家注册中心和 RRP 特别工作组。在 1996—2002 年期间，收集了来自 22 个三级医疗中心的 JORRP 患病率和发病率的数据，以及一些疾病进展和后续治疗的数据（Reeves et al.，2003）。虽然这项研究使用了方便的取样来进行病例确认，但参与的医院在美国都是有着相当大的样本的三级医疗机构。2015 年，美国 CDC 和 EVMS 发起了一项持续的 JORRP 监测研究,作为试点登记中心,用于评估接种 HPV 疫苗对 JORRP 发病率的影响(Singh et al.,2017)。这项研究同时登记了新发病患者和已发病患者,从接受治疗的医院便利地获得了病例的样本,儿童 RRP 患者接受治疗的同时进行了与 JORRP 相关人口统计学和疾病特征、HPV 类型和母亲特征的评估。这些数据是一项正在进行的监控研究的一部分,而该研究旨在检测 HPV 疫苗接种后,美国该疾病的流行趋势和发病率的情况。

在法国、加拿大和英国等地区也建立了 RRP 登记注册中心(Carvalho et al.,2009)。一个比较全面的数据库是加拿大的 JORRP 国家数据库,它对 1994—2007 年之间被诊断或治疗的≤14 岁的儿童进行回顾性评估。通过 ENT 协会成员参与发现病例,找到了所有在治疗中心治疗过的 JORRP 患者(因此,获得了一个相对具有代表性的样本)。一个包含十多年标准化病例报告的集中式数据库,可以发现 JORRP 的发病率和患病率(分别为 1.11/100 000 和 0.24/100 000)。尤其是两个主要的优势,即加拿大的全民医疗保健和集中的专业护理,这两项都增加了收集到的数据的代表性(Campisi et al.,2010)。

在斯堪的纳维亚的一项基于人口登记的研究用于评价随着时间的推移 RRP 发病率及与其他疾病相关的趋势。在芬恩和日德兰地区,进行了一项回顾性研究,收集从 1963—1986 年在 14 个耳鼻咽喉科接受治疗的活动性和现有的 RRP 患者数据。通过这两个地区 231 名登记病例的观察研究进一步验证 JORRP 患者(<20 岁)和成人型 RRP 患者(≥20 岁)的特征(Lindeberg et al.,1989,1990)。该登记注册中心广泛时间周期的数据收集,对评估该类病例的发展趋势是非常有用的。在挪威,通过基于人口的一项研究,对从 1987—2009 年所有 RRP 接受治疗的患者进行了随访,评估了这 20 年间的发病率。ENT 登记中心患者使用 ICD 代码、过程编码和组织病理学确认。这些研究结果进一步证明了登记注册完善的区域可以获得完整的数据,也会为后续的疾病评估提供极大的便利(Omland et al.,2012)。

组织库的建立提供了另一种收集 RRP 数据的方法。自 2002 年,美国 NIH 资助建立了一个广泛的 RRP DNA 数据库,目的在于识别全美国 RRP 患者易感基因位点(Buchinsky et al.,2004)。例如,在埃默里大学的 RRP 组织库,目前正在收录包括新发病患者和原有患者的乳头状瘤组织、血液和唾液样本。这些组织库可成为确定疾病发病趋势、调查统计数据、基因检测、检查患病总数量与新治疗的管理或 HPV 疫苗接种、HPV 类型和确定肿瘤恶变发生的不可或缺的资源。尽管这样的区域性收集并不提供总人口的信息,但它创建了一个三级中心的数据库,从中可以推断出疾病的发展趋势。

多个疾病治疗中心的协作,可以生成一个足够大的数据库,用来评估治疗罕见疾病。北美航空合作组织(https://noaac.net/),一个相对新的合作组织,已经更好地统计了特发性声门下狭窄的人口数据(Gelbard et al.,2016)。目前还没有正式的 RRP 合作,但确实存在一个长期的 RRP 特别工作组,该组织可以推动单一机构和多机构参与的研究,也是治疗建议和指南的重要依据来源(Derkay,1995)。RRP 也可以从协作中获益,因为该病罕见,使得收集数据和评估治疗方案也成为一项挑战。

## 四、行政管理数据库

RRP 监测的另一个工具包括使用行政索赔数据库。通过标准化收集,这些数据库包含大量卫生保健数据,这使得它们成为准确捕捉罕见病例的理想数据库。诸如医疗保险和医疗补助服务中心(CMS)数据、商业保险提供者和医院出院记录等这些数据来源,包括了某种特殊情况的程序和 / 或账单代码(Riley,2009)。然而,由于目前这些数据库尚缺乏针对 RRP 的任何特定的查找代码和特定的人群,因此这些数据并不一定会使研究结果具有普遍性意义(Marsico et al.,2014;Riley,2009)。

2006 年,美国有一项研究是利用公共和私人医疗数据库来评估 18 岁以下儿童 JORRP 的数量。耳鼻咽喉科执业医师通过一套 ICD-9 和 CPT 代码及个人病历审查来治疗和诊断年龄符合的可疑 JORRP

患者。结果发现,流行病例的阳性预测值(PPV)为 52.1%,新发病例的 PPV 值为 33.7%。在社会保险公司和商业保险公司中,JORRP 的患病率分别为 1.03/100 000 和 0.51/100 000(Marsico et al.,2014)。尽管它针对的保险人群具有一定的限制性,但却代表了现有数据库的实用性,可以用来描述全国范围的 RRP 数量的特点。

在澳大利亚,Novakovic 和他的同事利用了一所三级儿童医院的出院记录进行了一项回顾性的研究,并计算了 1998—2008 年的 JORRP 病例数量。ICD-10 编码和治疗代码最有可能与 RRP 相关,现已应用于计算每个诊断和治疗编码的 PPV 以及国家医院的出院数据库中,并可用于估计国家的 JORRP 总体数量。他们发现ICD-10 编码最有可能代表的是"喉部良性肿瘤"(benign neoplasm of the larynx),并且预估 20 岁以下患者中 JORRP 的患病率约为0.6/100 000~1.1/100 000。值得注意的是,收集的索赔代码并不能代表这类唯一的患者,因此,并不能直接计算出 PPV、发病率和患病率。

行政索赔数据可能是一个用于持续 RRP 监测的有用工具,但仍具有一定的挑战性,因为其查询代码和数据库覆盖的是特定的人群(例如,投保险患者、在特定医院寻求治疗者等)。这些大型的、经常更新的数据集可以捕捉罕见的疾病,但是仍需进一步的工作来解决用于识别病例的代码缺乏特异性的问题。

# 第三节　讨论

RRP 的监测和监控数据可为临床医师和公共卫生工作者提供重要的信息,包括患病总量、风险因素和疫苗时代发病趋势。疾病病程信息有助于评估和建立支持各种治疗干预措施。因为 RRP 本身是一种罕见疾病,很难通过调查监测全国 RRP 的发病情况。理想情况下,国家注册中心或数据库通过与耳鼻咽喉科门诊进行协调以进行病例识别,可以对 RRP 进行监控。监控活动的目的是确定病患总数,并发现 RRP 的发病率和患病率的变化。其中一个重要组成部分是临床医师的病例报告、护理管理和疾病预防方面(Meites et al.,2013)。通过临床医师对公共卫生目标的支持和合作,可进行很多监测活动和随后的公共卫生行动。

本报告及结论为作者观点,并不代表美国疾病控制与预防中心的官方立场。

# 参考文献

Adams D, Fullerton K, Jajosky R, Sharp P, Onweh D, Schley A, et al. Summary of Notifiable Infectious Diseases and Conditions - United States, 2013. MMWR Morb Mortal Wkly Rep. 2015;62(53):1–122.

Armstrong LR, Derkay CS, Reeves WC. Initial results from the national registry for juvenile-onset recurrent respiratory papillomatosis. RRP Task Force. Arch Otolaryngol Head Neck Surg. 1999;125(7):743–8.

Armstrong LR, Preston EJ, Reichert M, Phillips DL, Nisenbaum R, Todd NW, et al. Incidence and prevalence of recurrent respiratory papillomatosis among children in Atlanta and Seattle. Clin Infect Dis. 2000;31(1):107–9.

Bomholt A. Juvenile laryngeal papillomatosis. An epidemiological study from the Copenhagen region. Acta Otolaryngol. 1988;105(3-4):367–71.

Bomholt A. Laryngeal papillomas with adult onset. An epidemiological study from the Copenhagen region. Acta Otolaryngol. 1988;106(1-2):140–4.

Buchinsky FJ, Derkay CS, Leal SM, Donfack J, Ehrlich GD, Post JC. Multicenter initiative seeking critical genes in respiratory papillomatosis. Laryngoscope. 2004;114(2):349–57.

Campisi P, Hawkes M, Simpson K, Canadian Juvenile Onset Recurrent Respiratory Papillomatosis Working Group. The epidemiology of juvenile onset recurrent respiratory papillomatosis derived from a population level national database. Laryngoscope. 2010;120(6):1233–45.

Carvalho CM, Huot L, Charlois AL, Khalfallah SA, Chapuis F, Froehlich P. Prognostic factors of recurrent respiratory papillomatosis from a registry of 72 patients. Acta Otolaryngol. 2009;129(4):462–70.

Centers for Disease Control and Prevention. 2016 Nationally Notifiable Conditions. Available from: https://wwwn.cdc.gov/nndss/conditions/notifiable/2016/.

Centers for Disease Control and Prevention. FDA licensure of quadrivalent human papillomavirus vaccine (HPV4, Gardasil) for use in males and guidance from the Advisory Committee on Immunization Practices (ACIP). MMWR Morb Mortal Wkly Rep. 2010;59(20):630–2.

Centers for Disease Control and Prevention. National Health and Nutrition Examination Survey Atlanta, GA: Department of Health & Human Services; November 2015. Available from: http://www.cdc.gov/nchs/nhanes/about_nhanes.htm.

Centers for Disease Control and Prevention. Chapter 11: Human Papillomavirus. In: Hamborsky J, Kroger A, Wolfe S, editors. Epidemiology and Prevention of Vaccine-Preventable Diseases. 13th ed. Washington, DC: Public Health Foundation; 2015. p. 175–86.

Centers for Disease Control and Prevention. Recommendations on the use of quadrivalent human papillomavirus vaccine in males-Advisory Committee on Immunization Practices (ACIP), 2011. MMWR Morb Mortal Wkly Rep. 2011;60(50):1705–8.

Derkay CS. Task force on recurrent respiratory papillomas. A preliminary report. Arch Otolaryngol Head Neck Surg. 1995;121(12):1386–91.

Derkay CS. Recurrent respiratory papillomatosis. Laryngoscope. 2001;111(1):57–69.

Donne A, Keltie K, Cole H, Sims A, Patrick H, Powell S. Prevalence and management of recurrent respiratory papillomatosis (RRP) in the UK: cross sectional study. Clin Otolaryngol. 2016;42:86–91.

Florida Department of Health. Reportable diseases/conditions in Florida. 2014. http://www.floridahealth.gov/diseases-and-conditions/disease-reporting-and-management/_documents/reportable-diseases/_documents/guidelines-health-care-2014-06-26.pdf.

Gelbard A, Donovan DT, Ongkasuwan J, Nouraei SA, Sandhu G, Benninger MS, et al. Disease homogeneity and treatment heterogeneity in idiopathic subglottic stenosis. Laryngoscope. 2016;126(6):1390–6.

Gostin LO. Public health law in a new century: part II: public health powers and limits. JAMA. 2000;283(22):2979–84.

Ivankovich MB, Leichliter JS, Douglas JM Jr. Measurement of sexual health in the U.S.: an inventory of nationally representative surveys and surveillance systems. Public Health Rep. 2013;128(Suppl 1):62–72.

Lacey CJ, Lowndes CM, Shah KV. Chapter 4: Burden and management of non-cancerous HPV-related conditions: HPV-6/11 disease. Vaccine. 2006;24(Suppl 3):S3/35–41.

Larson DA, Derkay CS. Epidemiology of recurrent respiratory papillomatosis. APMIS. 2010; 118(6–7):450–4.

Lee LM, Thacker SB. Centers for Disease Control and Prevention. The cornerstone of public health practice: public health surveillance, 1961–2011. MMWR Suppl. 2011;60(4):15–21.

Lindeberg H, Elbrond O. Laryngeal papillomas: clinical aspects in a series of 231 patients. Clin Otolaryngol Allied Sci. 1989;14(4):333–42.

Lindeberg H, Elbrond O. Laryngeal papillomas: the epidemiology in a Danish subpopulation 1965-1984. Clin Otolaryngol Allied Sci. 1990;15(2):125–31.

Markowitz LE, Dunne EF, Saraiya M, Lawson HW, Chesson H, Unger ER, et al. Quadrivalent human papillomavirus vaccine: recommendations of the Advisory Committee on Immunization Practices (ACIP). MMWR Recomm Rep. 2007;56(RR-2):1–24.

Markowitz LE, Dunne EF, Saraiya M, Chesson HW, Curtis CR, Gee J, et al. Human papillomavirus vaccination: recommendations of the Advisory Committee on Immunization Practices (ACIP). MMWR Recomm Rep. 2014;63(RR-05):1–30.

Marsico M, Mehta V, Chastek B, Liaw KL, Derkay C. Estimating the incidence and prevalence of juvenile-onset recurrent respiratory papillomatosis in publicly and privately insured claims databases in the United States. Sex Transm Dis. 2014;41(5):300–5.

Meites, E, Workowski, KA. Chapter 12: Public Health and Prevention. In: Skolnik, NS, Clouse, AL, Woodward, J, editors. Sexually Transmitted Diseases: A Practical Guide for Primary Care. 2nd ed. New York: Humana Press; 2013. p 161–171.

National Institutes of Health. List of registries. In: NIH clinical research trials and you. Bethesda, MD. Aug 2016. https://www.nih.gov/health-information/nih-clinical-research-trials-you/list-registries.

Novakovic D, Cheng AT, Cope DH, Brotherton JM. Estimating the prevalence of and treatment patterns for juvenile onset recurrent respiratory papillomatosis in Australia pre-vaccination: a pilot study. Sex Health. 2010;7(3):253–61.

Nsubuga P, White ME, Thacker SB, Anderson MA, Blount SB, Broome CV, et al. Public health surveillance: a tool for targeting and monitoring interventions. In: Jamison DT, Breman JG, Measham AR, Alleyne G, Claeson M, Evans DB, et al., editors. Disease control priorities in developing countries. 2nd ed. Washington, DC: World Bank Publications; 2006.

Omland T, Akre H, Vardal M, Brondbo K. Epidemiological aspects of recurrent respiratory papillomatosis: a population-based study. Laryngoscope. 2012;122(7):1595–9.

Reeves WC, Ruparelia SS, Swanson KI, Derkay CS, Marcus A, Unger ER. National registry for juvenile-onset recurrent respiratory papillomatosis. Arch Otolaryngol Head Neck Surg. 2003;129(9):976–82.

Riley GF. Administrative and claims records as sources of health care cost data. Med Care. 2009;47(7 Suppl 1):S51–5.

Ruiz R, Achlatis S, Verma A, Born H, Kapadia F, Fang Y, et al. Risk factors for adult-onset recurrent respiratory papillomatosis. Laryngoscope. 2014;124(10):2338–44.

Shah KV, Stern WF, Shah FK, Bishai D, Kashima HK. Risk factors for juvenile onset recurrent respiratory papillomatosis. Pediatr Infect Dis J. 1998;17(5):372–6.

Singh V, Querec T, Patton M, Unger ER, Derkay C, Markowitz LE, Meites E. Monitoring for Juvenile Onset Recurrent Respiratory Papillomatosis — United States, 2015–16. Poster presented at: Pediatric Academic Societies Meeting; May 6-9, 2017; San Francisco, CA.

Sirken MG, Hirsch R, Mosher W, Moriarity C, Sonnenfeld N. Centers for Disease Control and Prevention. Changing methods of NCHS surveys: 1960–2010 and beyond. MMWR Suppl. 2011;60(4):42–8.

Strong MS, Vaughan CW, Cooperband SR, Healy GB, Clemente MA. Recurrent respiratory papillomatosis: management with the CO2 laser. Ann Otol Rhinol Laryngol. 1976;85(4 Pt 1): 508–16.

Thacker SB, Berkelman RL. Public health surveillance in the United States. Epidemiol Rev. 1988;10:164–90.

Wiley DJ, Douglas J, Beutner K, Cox T, Fife K, Moscicki AB, et al. External genital warts: diagnosis, treatment, and prevention. Clin Infect Dis. 2002;35(Suppl 2):S210–24.

# 第四章
# 人乳头状瘤病毒疫苗技术进展

Julie Ahn,Simon R.A. Best,David E. Tunkel

## 第一节　概述

在美国,人乳头状瘤病毒(HPV)是性传播感染性疾病的最常见的原因,其中大约一半的感染都是高危型的人乳头状瘤病毒类型(Hariri et al.,2011),可致癌。HPV 16 亚型和 18 亚型(高危型)是导致 HPV 相关的癌如宫颈癌和口咽癌最常见的类型(Lowy et al.,2012;美国疾病控制与预防中心,2012)。RRP 是由人乳头状瘤病毒 6 型或 11 型或两者共同感染引起的。

美国食品药品监督管理局(FDA)批准的三种疫苗可以阻断HPV 感染,分别是加德西(Gardasil)、加德西 9(Gardasil 9)和希瑞适(Cervarix),均为基于 L1 的预防性疫苗,在阻断新的 HPV 感染方面非常有效。这些 L1 疫苗并不能针对多种 HPV 亚型提供广泛保护,研究表明基于 L2 的疫苗有可能解决此类限制(Jagu et al.,2009)。无论是基于 L1 还是 L2 的疫苗都不能治疗已有的 HPV 感染,能够治疗感染的 DNA 和肽类疫苗技术还在开发中(van der Sluis et al.,2015;Trimble et al.,2015)。在本章中,我们将回顾 L1 和 L2 疫苗在预防 HPV 感染方面的作用,并回顾目前关于治疗性疫苗技术的研究。

## 第二节　人乳头状瘤病毒疫苗发展的历史

HPV 是许多严重疾病的致病因素,包括女性宫颈癌、成人头颈部鳞状细胞癌，以及儿童 RRP。预防性 HPV 疫苗的研究和开发主要集中致力于消除女性宫颈癌风险。至于 HPV 感染和头颈部恶性肿瘤之间的关系，只是近年来才比较明确。而 RRP 对儿童的人口危害数量程度，远比女性宫颈癌的影响小得多。人们期盼着针对可疑病毒亚型的有效 HPV 疫苗，能尽早出现并广泛实施，对头颈癌和 RRP 的发病率的控制产生有利影响，将来的研究很有可能关注到这些新疫苗带来的益处（Guo et al.，2016）。我们将简要地总结一下 HPV 疫苗的发展历史。

1991 年，澳大利亚昆士兰大学 Jian Zhou 和 Ian Frazer 开发了一种能诱导细胞免疫反应的 *L1* 的非传染性的重组病毒样颗粒（viruslike particle，VLP），L1 是主要的乳头状瘤病毒蛋白（Angioli et al.，2016；Brotherton et al.，2015）。2 年后，在国家癌症研究所合成了一种 HPV16 的 VLP 结构类似物。这种 VLP 是 HPV 疫苗形成的基础，并在上述的罗切斯特大学和乔治敦大学并行研发。这种 HPV 疫苗后来由默克公司生产。

"加德西"（Gardasil）是一种四价疫苗，其针对 HPV6、HPV11、HPV16 和 HPV18。经 FDA 批准于 2006 年 6 月在美国使用。2007 年，ACIP 建议在 9~26 岁女性中接种这种疫苗（Markowitz et al.，2007）。2009 年，希瑞适（Cervarix）针对 HPV16 和 HPV18 的二价疫苗得到了 FDA 的批准，并由 ACIP 推荐（Handler et al.，2015）。2009 年 10 月，FDA 批准了在 9~26 岁男性使用四价 HPV 疫苗，并在 2010 年推荐了男性接种疫苗（Castle et al.，2016）。

澳大利亚是第一个推广使用 HPV 疫苗接种的国家，自 2007 年起，国家疫苗接种计划实施了四价疫苗的接种。超过 70% 的 12~13 岁女性人群接种了三剂疫苗（Garland，2014）。已经证实在这组接种疫苗人群中感染该种病毒类型的比例减少了 77%，生殖器疣减少了 90%，宫颈高级别瘤变也有了类似比例的减少。广泛的疫苗接种对 RRP 的发病率和疾病总数的影响仍有待观察，它作为澳大利亚疫苗接种计划的一部分，已于 2011 年底启动。

自 2006 年以来,HPV 疫苗已在 100 多个国家获得批准。到 2012 年,超过 40 个国家有针对 HPV 的疫苗接种计划(Markowitz et al.,2012)。在美国,13~17 岁女性接种注射一剂 HPV 疫苗的比例,从 2007 年的 25% 已经增加到 2010 年的 49%。2010 年,注射三剂 HPV 疫苗的覆盖率只有 33%。HPV 疫苗项目的引进已经在美国产生了社会、法律和政策方面的影响,还将在更广泛的范围产生影响。

HPV 疫苗的开发和引进包括了对疫苗安全性的仔细评估。在接种了四价疫苗的 2 万多名女性和接种了二价疫苗的 3 万多名女性中,在严重的不良事件、自身免疫性疾病和死亡方面与对照组相比无差异(Herrero et al.,2015)。截至 2013 年年底,全球共分发了超过 1.44 亿剂四价疫苗和超过 4 100 万剂二价疫苗。被动监测、主动监管和以人群为基础的研究均支持 HPV 疫苗的安全性,并对最常见的接种疫苗后的不良事件进行了比较,没有出现疫苗相关严重危害证据。

目前 HPV 疫苗有三种已经商业化,四价疫苗用于对抗 HPV 6 型、11 型、16 型和 18 型(加德西,默克)、二价疫苗针对 HPV 16 型和 18 型(希瑞适,葛兰素史克)和九价疫苗对抗 HPV 6 型、11 型、16 型、18 型、31 型、33 型、45 型、52 型和 58 型(加德西 9,默克)。

当考虑如何减少复发性呼吸道乳头状瘤病的发病率时,在疫苗选择上最有可能是预防 RRP 的病原体 HPV 6 型和 11 型的疫苗(Derkay 和 Wiatrak,2008)。耳鼻咽喉科专家已经鼓励使用四价疫苗(和现在的九价疫苗),因为希瑞适不包含 HPV 6 型和 11 型(Jeyakumar 和 Mitchell,2011)。HPV 疫苗作为 RRP 的一种辅助治疗尚存在争议,因为一些研究显示是有益处(Young et al.,2015),而另一些研究发现疫苗接种后的 RRP 并没有影响(Hermann et al.,2016)。已经证实,疫苗接种后 RRP 患者会产生特异性的疫苗免疫反应(TjonPianGi et al.,2016;Makiyama et al.,2016)。已经有人提出,孕妇接种疫苗可以升高 HPV 中和抗体,从而降低了新生儿感染 RRP 的风险(Shah,2014)。最可能的是,针对 RRP 接种 HPV 疫苗后最大的好处在于降低了母亲的 HPV 感染和尖锐湿疣的机会,从而减少了 HPV 的垂直传播。

## 第三节　L1 疫苗

### 一、生物学特性

　　L1 VLPs 的 HPV 疫苗在预防 HPV 感染中表现出了巨大的功效（Harro et al.，2001）。L1 是乳头状瘤病毒的一种主要的衣壳蛋白，可以自组装成病毒样颗粒（VLPs）。VLPs 使疫苗可以安全容易地生产，这些颗粒可以诱导强免疫反应（Suzich et al.，1995）。重组后的 L1 病毒样颗粒诱导高初始血清 HPV 特异性中和抗体应答，并具有强烈的免疫原性（Schiller et al.，1996）。HPV VLP 商品疫苗经肌内注射给药，可诱导获得性免疫应答。抗体通过阻止内吞进入上皮基底细胞，从而中和 HPV 病毒粒子。这些抗体通过皮肤毛细血管网或者从组织到上皮细胞损伤的渗出物到达基底膜（Harper et al.，2010）。感染部位的中和抗体可防止病毒最初与基底膜的 L1 结合。

### 二、适应证 / 实施

　　希瑞适、加德西和加德西 9 是目前 FDA 批准的 L1 疫苗。L1 预防疫苗的目标人群是在无性行为和暴露于 HPV 之前的儿童（Hildesheim et al.，2007）。加德西和加德西 9 被批准用在 9~26 岁的女性中，用来预防与 HPV 相关的宫颈癌、外阴癌、阴道癌和肛门癌 / 癌性病变和生殖器疣（表 4-1）。加德西还被批准用于 9~26 岁的男性患者，加德西 9 用于 9~15 岁的男性。希瑞适仅被批准用于 9~25 岁的女性，用来预防宫颈癌。

　　目前的 L1 疫苗是在 6 个月的时间内进行 3 次注射，但许多国家正在研究 2 次注射方案，以降低成本并提高依从性。在对希瑞适进行的一项 4 年的研究结果表明，接受 2 次注射的女性和 3 次注射女性对 HPV16 和 HPV18 所产生的保护是一致的（Kreimer et al.，2011）。其他研究结果也表明，2 次注射加德西（Dobson et al.，2013）或希瑞适

表 4-1　当前获得 FDA 批准和推荐使用的 HPV 疫苗

| 项目 | 加德西 | 加德西 9 | 希瑞适 |
|------|--------|----------|--------|
| 性别 | 美国男性和女性 | 美国男性和女性 | 女性 |
| 年龄 | 9~26 岁 | 男性 9~15 岁<br>女性 9~26 岁 | 9~25 岁 |
| 建议疫苗接种年龄 | 美国 11~12 岁 | 美国 11~12 岁 | 美国 11~12 岁 |
| HPV 分型 | HPV 6、11、16 和 18 | HPV 6、11、16、18、31、33、45、52 和 58 | HPV 16 和 18 |
| 给药方案 | 6 个月内 3 次 | 6 个月内 3 次 | 6 个月内 3 次 |

（Romanowski et al., 2011）对青少年的保护效果与 3 次注射效果相当。

　　疫苗推荐的接种次数和接种要求（性别、目标年龄等）在世界各地有所不同。尽管世界卫生组织推荐了加德西注射两次，但美国仍然采用三次注射方案。在美国，HPV 疫苗接种方案各州间也有所不同（州疫苗接种要求，2016）。例如，哥伦比亚特区和弗吉尼亚州要求六年级的女童接种 HPV 疫苗，但父母可以选择退出。罗德岛要求所有男性和女性儿童进入七年级开始接种疫苗，以防止 HPV 感染。在包括加拿大、马来西亚、印度尼西亚和几个欧洲国家在内的许多国家，基于学校的免疫接种计划正在实施。

## 三、疗效

　　在 FDA 对加德西和希瑞适进行的试验中，两种疫苗都几乎 100% 有效地预防了 HPV16 和 HPV18 引起的宫颈感染。加德西 9 在预防宫颈、外阴和阴道疾病方面的有效性约为 97%，其余则是由另外 5 种 HPV 类型所造成的（Chatterjee，2014）。这 3 种 L1 疫苗都能预防 HPV16 和 HPV18 感染，而这些感染可导致约 70% 的宫颈癌和 86%~95% 的 HPV 相关非宫颈癌（Gillison et al.，2008）。加德西还可以预防 HPV6 和 HPV11 的感染，而 90% 的生殖器疣和 RRP 由这两个亚型病毒引起(Koutsky et al.,2002)。

L1 疫苗的疗效已在多个国家进行了研究,长期疗效的研究仍在进行中。在丹麦,接种疫苗后 16~17 岁女性患生殖器疣的人数减少了 45%(Ferris et al.,2014)。在前面提到的澳大利亚 HPV 疫苗接种项目中,有很大比例的女性接种了加德西。结果,在接种了疫苗的女性甚至在接种疫苗的男性中,生殖器疣的发病率在下降(Fairley et al.,2009)。这是一个群体免疫的例子,在女性接种了 HPV 疫苗之后,异性恋男性生殖器疣的病例数也减少了。

HPV 疫苗接种在男性中也得到了很好的研究,不仅因为他们有 HPV 感染的风险,而且因为性行为和 HPV 感染显著影响他们的女性或男性性伴侣。对巴西、墨西哥和美国的男性进行 HPV 研究发现,在该男性研究人群中 HPV 感染率为 65.2%(Giuliano et al.,2008a)。一项关于男性 HPV 的研究表明,与那些男性伴侣未行包皮环切术的女性相比,若男性伴侣有多位性伴侣且已行包皮环切术,那该类女性伴侣患宫颈癌的风险降低了(Castellsague et al.,2002)。这一差异的原因是在未行包皮环切术的男性中,HPV 感染的比例几乎是行包皮环切术男性的 4 倍。男性和女性的 HPV 预防将减少病毒的传播,从而降低患与 HPV 相关的疾病的风险。对男性人群的 HPV 疫苗接种的研究表明,尽管相比女性,男性对 HPV 感染的免疫反应较低,但对 HPV 相关生殖器疣(Giuliano et al.,2011)和肛门上皮内瘤变(Palefsky et al.,2011)有预防保护作用(Giuliano et al.,2008b;Dunne et al.,2006)。

迄今还没有关于 HPV VLP 预防感染所需的最低抗体水平的结论性数据,也没有关于抗体水平下降时记忆 B 细胞的作用的结论性数据。令人鼓舞的是,L1 疫苗接种的动物模型研究中,发现非常低的抗体浓度就有保护作用(Day et al.,2010)。在对人类研究中,长期数据显示加德西的保护作用至少 8 年(Lowy et al.,2012)希瑞适保护作用至少 9 年(美国疾病控制与预防中心,2012)。在丹麦、冰岛、挪威和瑞典正在开展一项关于年轻女性接种 HPV 疫苗后的长期有效性和安全性评估的研究（Nygard et al.,2013）。新的加德西9的长期疗效尚不清楚。

## 四、局限性

这些非常有效的 HPV L1 疫苗是昂贵的。加德西和希瑞适每一剂量成本均超过 100 美元，并且这些疫苗需要冷藏。加德西和希瑞适的 VLPs 都是用铝盐完成的，需要在液态状态下冷藏，这就使得运输变得困难和昂贵。在美国，尽管现在许多保险计划和项目已经覆盖了 HPV 接种疫苗，但在发展中国家分发和实施还是非常困难的。

疫苗的接受能力和依从性受到了影响：价格高，需要多次注射才能完成完整的免疫接种过程，以及大多数青少年获得卫生保健的机会有限。在美国，13~17 岁女性一剂以上疫苗的接种率为 54%，而完成三剂疫苗的接种率仅为 33%［(CDC)CfDCaP,2013］。英国、澳大利亚和欧洲部分地区的学校疫苗接种率≥80%。因此，许多国家正试图实施两次注射的方案。欧洲药物管理局批准了一项针对 9~14 岁女童的希瑞适两剂接种计划，但建议 14 岁以上女性三剂接种。

HPV L1 疫苗在预防非疫苗类型的 HPV 方面无效。L1 蛋白中的中和表位在亚型之间不能产生交叉反应。针对已存在的 HPV 感染，疫苗并无治疗功能（Hildesheim et al.,2007;Schiller et al.,2012）。HPV 感染后基底上皮细胞不能检测到 L1 和/或 L2 的水平，因此不能被这些疫苗诱导免疫反应攻击（Schiller et al.,2008）。

"加德西"和"希瑞适"的不良反应并不多见。注射部位的疼痛或肿胀是一种常见的不良反应。其他的反应包括疲劳、发热、胃肠道症状、头痛和过敏反应（Bayas et al.,2008）。国家疫苗伤害补偿计划可为因接种疫苗后产生不良反应而需要医疗的人提供补偿。

这种对青少年和儿童进行常规 HPV 疫苗接种的假设性生活暗示已经引起了一些家长、宗教和保守主义团体反对。一项关于在读女大学生的研究报告称，接种 HPV 疫苗后并没有影响她们使用避孕套或采取其他避孕措施上的选择(Ports et al.，2014)。尽管如此,疫苗批评者仍在继续向公众报告关于这种疫苗接种鼓励危险性行为的担忧(Constantine et al.，2007；Marlow et al.，2009)。

## 五、未来发展方向

寻找一种价格更合理、更稳定的疫苗,为所有致癌的 HPV 类型提供更广泛的保护研究正在进行中。目前 L1 疫苗是基于 VLP 和需要 360 份 L1 蛋白,这是 HPV 疫苗生产步骤之一,也是最昂贵的步骤。一种基于(组成病毒壳体的)壳粒的疫苗可能是一种更具成本效益的替代方案,其功效与基于 VLP 的疫苗类似。只需要 5 份 L1 蛋白就可以在细菌中生产疫苗,成本可大大降低(Fraillery et al.，2007)。

# 第四节　L2 疫苗

## 一、生物学特性

从经济学和生物学上来讲,L1 疫苗类型的特异性使得继续为 L1 疫苗添加越来越多的子类型变得不可行。因此,一种泛型 HPV 疫苗是更理想的,这一概念导致了 L2 疫苗研究。L2 是一种微小的感染后产生的乳头状瘤病毒衣壳蛋白,在 HPV 类型中是高度保守的。与 L1 不同的是,当病毒粒子在溶液中自由活动时,L2 的中和抗体可以识别出那些不暴露的病毒。但是,当病毒粒子暴露时,它就与基膜相结合,那时 L2 的 N 端就会出现弗林蛋白裂解。HPV 中 N- 末端区域是高度保守的,可诱导动物乳头状瘤病毒模型的保护性免疫。

## 二、适应证 / 实施

研究表明,在 L2 的残基中存在着保守的保护表位,这就使得 L2 可以广泛预防 HPV 的许多亚型(Wu et al.，2015)。在许多高危型 HPV

亚型中,L2蛋白位于氨基酸20和38之间的一部分是保守的。通过诱导产生广谱中和抗体,L2疫苗可以预防潜在的感染,这点类似于HPV L1疫苗。因此,L2的目标人群与L1疫苗是相似的,都是那些尚未在性行为中发生HPV暴露的儿童和青少年。

## 三、疗效

虽然目前还没上市的HPV L2疫苗,并且人类L2疫苗试验尚未进行,但动物实验证明L2对HPV感染有保护性免疫作用(Karanam et al.,2009a;Schellenbacher et al.,2013;Jagu et al.,2013)。在小鼠模型中,口服以干酪乳杆菌为载体的L2可以诱导全身和黏膜产生交叉中和作用(Yoon et al.,2012)。在一个小鼠宫颈阴道模型中,L2具有体内中和作用(Roberts et al.,2007)。用干酪乳杆菌合成的L2疫苗进行接种,可以诱导产生多种致癌性HPV类型的中和抗体,包括16、18、45和58。基于细菌大规模的疫苗生产将降低生产成本(Karanam et al.,2009b)。

## 四、局限性

不幸的是,与L1 VLPs相比,L2的免疫原性较弱(Roden et al.,2000)。由L2诱导的滴度为由L1诱导的滴度的1/10,甚至更低(Pastrana et al.,2005)。L2的弱免疫原性可以通过连接不同致癌HPV类型的L2短氨基酸序列或将L2肽放在一个更具有免疫原性的载体上来克服(Jagu et al.,2009;Tumban et al.,2012)。此外,腺病毒类型可作为外抗原的衣壳平台,以诱导产生保护性免疫(Fraillery et al.,2007;Wang et al.,2013;Sharma et al.,2013;Farrow et al.,2014)。

## 五、未来的发展方向

一些研究小组正在研究各种基于L2的疫苗,这些疫苗通常与已确定的治疗性疫苗相结合以治疗那些已有的疾病,而L2组分可以预防新的感染。TA-CIN/GPI-0100和pNGVL4a-hCRTE6E7L2 DNA疫苗就是一些 L2 疫苗,这些疫苗已显示出可以预防宫颈癌的希望。这些研究已经在动物和人类身上得到证实。一项对小鼠的 pNGVL4a-hCRTE6E7L2 DNA 疫苗的研究显示,在接种疫苗后,*E6* 和 *E7* 特异性的 CD8$^+$T 细胞反应强烈,并引起强烈的 L2 反应,从而预防广泛 HPV 感染(Peng et al.,2014)。

## 第五节  治疗性疫苗技术

### 一、生物学特性

*L1* 和 *L2* 疫苗的主要局限性是它们没有治疗作用,也就是说,他们不会治疗已有的 HPV 感染后的相关疾病。一种有效的治疗性疫苗可以通过引导免疫系统产生针对感染组织的外来 HPV 抗原产生的细胞毒性 T 细胞来清除病毒感染。因此,一种治疗性 DNA 疫苗含有一种外来抗原,这种抗原通常是与 HPV 疾病相关的致癌蛋白 E6 或 E7,以及在使用哺乳动物的启动子在 DNA 疫苗质粒编码的自然组织表达外源抗原的机制。DNA 疫苗是由本体组织产生和表达的,在抗原呈递细胞(APCs)中驱动外抗原表达,从而刺激 CD4$^+$ 和 CD8$^+$ T 细胞对目标抗原的反应。针对靶抗原产生的细胞毒性 T 细胞将清除含有这种外来抗原的 HPV 表达细胞。由于整个 E6 或 E7 蛋白是通过 DNA 疫苗递送的,所以主要组织相容性复合体(MHC)限制和抗原长度并不是 DNA 疫苗的局限性,因为每个患者都将以不同的方式处理这些蛋白质,并将其以自身独特的免疫背景呈现给免疫系统。

肽疫苗的功能是通过识别靶蛋白主要免疫表位,通常也是 HPV E6 或 E7,并通过注射直接提供这些短的、优化的和免疫刺激的蛋白。HPV 抗原蛋白直接由树突细胞摄取,其递呈与 HLA 分子的 MHC 途径相关。递呈将再次产生细胞毒性 CD8$^+$ T 细胞,将消除病毒感染的细胞。在这种方法中,蛋白质被设计和优化为某些 MHC 分子,限制了它们对特定 MHC 类患者的使用(Gérard et al.,2001)。

无论是哪种方法,HPV诱导的肿瘤微环境免疫抑制是许多HPV相关疾病患者关注的问题,寻找克服这种局部免疫抑制的方法是一个关键的挑战。

## 二、适应证/执行

治疗性疫苗不同于预防性L1和L2疫苗,它可能治疗活跃的HPV相关疾病患者,因此,理论上讲,对任何与HPV相关的疾病均具有广泛的适用性。由于单独使用肽或DNA质粒通常是弱免疫原性的,治疗性疫苗是通过电穿孔或基因枪传递实现的。特别是电穿孔是通过在DNA疫苗递送现场使用电流来提高质膜的渗透性,已被用于人体试验和功能。这使得DNA质粒进入原生细胞,从而产生高水平的抗原表达。基因枪通过使用不需要空气的系统将DNA疫苗涂层的金颗粒运送到真皮的树突状细胞。这些技术大大提高了细胞内的抗原表达水平(Best et al.,2009)。

## 三、疗效

虽然目前市场上还没有治疗性疫苗,但在人类和动物模型中关于治疗疫苗效力的研究已经开展。在多种动物模型中,钙网蛋白(calreticulin,CRT)DNA疫苗通过对E7蛋白质的靶向作用,诱发了针对HPV细胞系的潜在抗肿瘤作用(Peng et al.,2006)。治疗性疫苗也正在进行人体试验。在最近的一项具有里程碑的研究中,VGX-3100是第一种通过作用于与HPV 16和18相关的宫颈上皮内瘤变2/3级(CIN2/3)治疗疫苗(Trimble et al.,2015)。它的成分主要是合成质粒,目标是HPV 16和18 E6和E7。在0、4、12周利用电穿孔肌内注射VGX-3100。在一项随机的安慰剂对照试验中,近50%的接种者有组织病理学的消退,而接受安慰剂的患者只有30%。大多数接受过疫苗注射的患者都有局部注射反应,但没有严重的不良反应。

肽疫苗也在人类身上进行了测试。Kenter等证实了抗HPV 16的肽疫苗对外阴上皮内瘤变的治疗效果(Kenter et al.,2009)。用HPV

16 E6 和 E7 合成肽进行免疫接种治疗外阴上皮内瘤变,可持续有效 12~24 个月。这种疫苗有可能引起 T 细胞反应。

## 四、局限性

治疗性疫苗不能提供针对多种 HPV 类型的广泛治疗,因为目标 E6 和 E7 抗原是针对特定类型的。然而,由于对特定患者的治疗是治疗性疫苗接种的目标(而不是对未感染人群的广泛保护),因此这与使用 L1 疫苗预防接种疫苗相比,不是一个不利因素。用 DNA 疫苗或肽疫苗产生强大的免疫应答是人类面临的主要挑战,而提高免疫原性的策略包括疫苗接种技术或使用诸如细胞因子、趋化因子、toll 样受体 (Toll-like receptor,TLR) 配体等辅剂。一种有效的疫苗可能需要目标基因在长时间内高水平表达,以维持一种持续的免疫反应。然而,值得注意的是,基于 DNA 的疫苗为了启动免疫系统会导致潜在的致癌蛋白 HPV E6 和 E7 的表达;需要改变这些 DNA 序列,以减少它们的致癌可能,避免产生继发性恶性肿瘤。

## 五、未来的发展方向

由于最近人类首次对 HPV 相关疾病的 DNA 疫苗在人体试验获得了好的结果,所以人们对使用这种技术来治疗与 HPV 相关的疾病产生了浓厚的兴趣。DNA 疫苗可用于治疗 HPV 6 和 11,在这一领域已经开展了临床前期的研究,证明可以从这些 "低风险" HPV 类型中获得对病毒蛋白的免疫应答(Peng et al.,2016;Peng et al.,2010)。随着对增强治疗性疫苗的免疫原性方法的研究,DNA 疫苗技术将可能在未来治疗一系列与 HPV 相关的疾病中发挥作用,包括 RRP。

# 第六节　结论

HPV 疫苗预防 HPV 相关疾病是现代医学的重大成就之一。距 1976 年首次在宫颈病变中检测到 HPV DNA,仅仅 30 年,就有 FDA 批准的疫苗为整整一代的女性和男性提供了强有力的保护以防止新的HPV 感染。然而,目前正在使用的这些 L1 疫苗并不能对所有的 HPV类型提供广泛的保护。由于成本、配方和对多种剂量的要求,实施一直很困难。因此,还在继续研究诸如 L2 疫苗这样的新技术,它可以提供真正的广泛的 HPV 保护。对于那些患有 HPV 相关疾病的人来说,治疗性疫苗提供了一种巧妙的方法,利用免疫系统,针对 HPV 感染细胞中存在的外来抗原,希望能为这些毁灭性疾病提供治疗。关于RRP,一种似乎是由两种 HPV 类型引起的疾病,加德西和加德西 9 可提供保护,这些预防性疫苗的广泛接种有希望减少该类患者的数量。

## 参考文献

(CDC) CfDCaP. Human papillomavirus vaccination coverage among adolescent girls, 2007-2012, and postlicensure vaccine safety monitoring, 2006-2013 - United States. MMWR Morb Mortal Wkly Rep. 2013;62(29):591–5.

Angioli R, Lopez S, Aloisi A, Terranova C, DeCicco C, et al. Ten years of HPV vaccines: state of art and controversies. Crit Reviews Oncol Hematol. 2016;102:65–72.

Bayas JM, Costas L, Munoz A. Gynecol Oncol. Cervical cancer vaccination indications, efficacy, and side effects. 2008;110(3 Suppl 2):S11–4.

Best SR, Peng S, Juang CM, Hung CF, Hannaman D, Saunders JR, Wu TC, Pai SI. Administration of HPV DNA vaccine via electroporation elicits the strongest CD8+ T cell immune responses compared to intramuscular injection and intradermal gene gun delivery. Vaccine. 2009;27:5450–9.

Brotherton JML, Ogilvie GS. Current status of human papillomavirus vaccination. Curr Opin Oncol. 2015;27:399–404.

Castellsague X, Bosch FX, Munoz N, et al. Male circumcision, penile human papillomavirus infection, and cervical cancer in female partners. N Engl J Med. 2002;346:1105–12.

Castle PE, Maza M. Prophylactic HPV vaccination: past, present, and future. Epidemiol Infect. 2016;144:449–68.

Centers for Disease Control and Prevention. Human papillomavirus-associated cancers—United States, 2004–2008. Morbidity Mortality Weekly Rep. 2012;61(15):258–61.

Chatterjee A. The next generation of HPV vaccines: nonavalent vaccine V503 on the horizon. Expert Rev Vaccines. 2014;13(11):1279–90.

Constantine NA, Jerman P. Acceptance of human papillomavirus vaccination among Californian parents of daughters: a representative statewide analysis. J Adolesc Health. 2007;40(2):108–15.

Day PM, Kines RC, Thompson CD, Jagu S, Roden RB, Lowy DR, et al. In vivo mechanisms of vaccine-induced protection against HPV infection. Cell Host Microbe. 2010;8:260–70.

Derkay CS, Wiatrak B. Recurrent respiratory papillomatosis; a review. Laryngoscope. 2008;118:1236–47.

Dobson SR, McNeil S, Dionne M, Dawar M, Ogilvie G, Krajden M, et al. Immunogenicity of 2 doses of HPV vaccine in younger adolescents vs 3 doses in young women: a randomized clinical trial. JAMA. 2013;309(17):1793–802.

Dunne EF, Nielson CM, Stone KM, Markowitz LE, Giuliano AR. Prevalence of HPV infection among men: a systematic review of the literature. J Infect Dis. 2006;194:1044–57.

Fairley CK, Hocking JS, Gurrin LC, et al. Rapid decline in presentations of genital warts after the implementation of a national quadrivalent human papillomavirus vaccination programme for young women. Sex Transm Infect. 2009;85:499–502.

Farrow AL, Rachakonda G, Gu L, Krendelchtchikova V, Nde PN, Pratap S, et al. Immunization with Hexon modified adenoviral vectors integrated with gp83 epitope provides protection against Trypanosoma cruzi infection. PLoS Negl Trop Dis. 2014;8(8):e3089.

Ferris D, Samakoses R, Block SL, Lazcano-Ponce E, Restrepo JA, Reisinger KS, et al. Long-term study of a quadrivalent human papillomavirus vaccine. Pediatrics. 2014;134(3):e657–65.

Fraillery D, Baud D, Pang SY. Salmonella enterica serovar Typhi Ty21a expressing human papillomavirus type 16 L1 as a potential live vaccine against cervical cancer and typhoid fever. Clin Vaccine Immunol. 2007;14:1285–95.

Garland SM. The Australian experience with the human papillomavirus vaccine. Clinical Therapeut. 2014;36:17–23.

Gérard CM, Baudson N, Kraemer K, Bruck C, Garçon N, Paterson Y, Pan ZK, Pardoll D. Therapeutic potential of protein and adjuvant vaccinations on tumour growth. Vaccine. 2001;19(17–19):2583–9.

Gillison ML, Chaturvedi AK, Lowy DR. HPV prophylactic vaccines and the potential prevention of noncervical cancers in both men and women. Cancer. 2008;113(10 Suppl):303 6–46.

Giuliano AR, Lazcano-Ponce E, Villa LL, et al. The human papillomavirus infection in men study: human papillomavirus prevalence and type distribution among men residing in Brazil, Mexico, and the United States. Cancer Epidemiol Biomark Prev. 2008a Aug;17(8):2036–43.

Giuliano AR, Lu B, Nielson CM, et al. Age-specific prevalence, incidence, and duration of human papillomavirus infections in a cohort of 290 US men. J Infect Dis. 2008b;198:827–35.

Giuliano AR, Palefksy JM, Goldstone S, et al. Efficacy of Quadrivalent HPV vaccine against HPV infection and disease in males. N Engl J Med. 2011;364:401–11.

Guo T, Eisele DW, Fahkry C. The potential impact of prophylactic human papillomavirus vaccination on oropharyngeal cancer. Cancer. 2016;122(15):2313–23.

Handler MZ, Handler NS, Majewski S, Schwartz RA. Human papillomavirus vaccine tirals and tribulations: clinical perspectives. J Am Acad Dermatol. 2015;73:743–56.

Hariri S, Unger ER, Sternberg M, et al. Prevalence of genital human papillomavirus among females in the United States, the National Health and nutrition examination survey, 2003–2006. J Infect Dis. 2011;204(4):566–73.

Harper DM, Vierthaler SL, Santee JA. Review of Gardasil. J Vaccines Vaccin. 2010;1(107):1000107.

Harro CD, Pang YY, Roden RB, Hildesheim A. Safety and immunogenicity trial in adult volunteers of a human papillomavirus 16 L1 virus-like particle vaccine. J Natl Cancer Inst. 2001;93:284–92.

Hermann JS, Weckx LY, Nurnberger JM, Dos Santos Junior GF, et al. Effectiveness of the human papillomavirus (types 6,11,16,18) vaccine in the treatment of children with recurrent respiratory papillomatosis. Int J Pediatr Otorhinolaryngol. 2016;83:94–8.

Herrero R, Gonzalez P, Markowitz LE. Present status of human papillomavirus vaccine development and implementation. Lancet Oncol. 2015;16:e206–16.

Hildesheim A, Herrero R, Wacholder S, Rodriguez AC, Solomon D, Bratti MC, et al. Effect of human papillomavirus 16/18 L1 virus-like particle vaccine among young women with preexisting infection: a randomized trial. JAMA. 2007;298(7):743–53.

Jagu S, Karanam B, Gambhira R, Chivukula SV, Chaganti RJ, Lowy DR, et al. Concatenated multitype L2 fusion proteins as candidate prophylactic pan-human papillomavirus vaccines. J Natl Cancer Inst. 2009;101(11):782–92.

Jagu S, Kwak K, Karanam B, Huh WK, Damotharan V, Chivukula SV, et al. Optimization of multimeric human papillomavirus L2 vaccines. PLoS One. 2013;8(1):e55538.

Jeyakumar A, Mitchell M. HPV vaccination and recurrent respiratory papillomatosis. Otolaryngol Head Neck Surg. 2011;144:133.

Karanam B, Jagu S, Huh WK, Roden RB. Developing vaccines against minor capsid antigen L2 to prevent papillomavirus infection. Immunol Cell Biol. 2009a;87(4):287–99.

Karanam B, Jagu S, Huh WK, Roden RBS. Developing vaccines against minor capsid antigen L2 to prevent papillomavirus infection. Immunol Cell Biol. 2009b;87:287–99.

Kenter GG, Welters MJP, Valentijn ARPM, Lowik MJG, et al. Vaccination against HPV-16 Oncoproteins for vulvar intraepithelial Neoplasia. N Engl J Med. 2009;361:1838–47.

Koutsky LA, Ault KA, Wheeler CM, Brown DR, Barr E, Alvarez FB, et al. A controlled trial of a human papillomavirus type 16 vaccine. N Engl J Med. 2002;347(21):1645–51.

Kreimer AR, Rodriguez AC, Hildesheim A, Herrero R, Porras C, Schiffman M, et al. Proof-of-principle evaluation of the efficacy of fewer than three doses of a bivalent HPV16/18 vaccine. J Natl Cancer Inst. 2011;103(19):1444–51.

Lowy DR, Schiller JT. Reducing HPV-associated cancer globally. Cancer Prevent Res (Philadelphia). 2012;5(1):18–23.

Makiyama K, Hirai R, Matsuzaki H. Gardasil vaccination for recurrent laryngeal papillomatosis in adult men; changes in HPV antibody titer. J Voice. 2016;Pii:S0892–1997. doi:10.1016/j.jvoice.2016.01.008.

Markowitz LE, Dunne EF, Saraiya M, Lawson HW, et al. Quadrivalent human papilloma vaccine: recommendations of the advisory committee on immunization practices (ACIP). MMWR Recomm Rep. 2007;23(56(RR-2):1–24.

Markowitz LE, Tsu V, Deeks SL, Cubie H, et al. Human papillomavirus vaccine introduction-the first five years. Vaccine. 2012;30S:F139–48.

Marlow LA, Forster AS, Wardle J, Waller J. Mothers' and adolescents' beliefs about risk compensation following HPV vaccination. J Adolesc Health. 2009;44(5):446–51.

Nygård M, Krüger Kjaer S, Dillner J, et al. Long-term effectiveness and immunogenicity of Gardasil™ in the Nordic countries. In: Poster presented at Eurogin 2013: HPV at a Crossroads – 30 Years of Research and Practice; 3–6 Nov 2013. Florence, Italy.

Palefsky JM, Giuliano AR, Goldstone S. HPV vaccine against anal HPV infection and anal intraepithelial Neoplasia. N Engl J Med. 2011;365(17):1576–85.

Pastrana DV, Gambhira R, Buck CB, Pang YY, Thompson CD, Culp TD, et al. Cross-neutralization of cutaneous and mucosal papillomavirus types with anti-sera to the amino terminus of L2. Virology. 2005;337(2):365–72.

Peng S, Tomson TT, Trimble C, He L, Hung CF, Wu TC. A combination of DNA vaccines targeting human papillomavirus type 16 E6 and E7 generates potent antitumor effects. Gene Ther. 2006;13:257–65.

Peng S, Best SR, Hung CF, et al. Characterization of human papillomavirus type 11-specific immune responses in a preclinical model. Laryngoscope. 2010;120(3):504–10.

Peng S, Song L, Knoff J, Wang JW, et al. Control of HPV-associated tumors by innovative therapeutic HPV DNA vaccine in the absence of CD4+ T cells. Cell Biosci. 2014;4(1):11.

Peng S, Mattox A, Best SR, et al. Identification of the murine H-2D(B) and human HLA-A*0201 MHC class i-restricted HPV6 E7-specific cytotoxic t lymphocyte epitopes. Cancer Immunol Immunother. 2016;65(3):261–71. Epub 2016 Jan 13

Ports KA, Barnack-Tavlaris JL, Mosavel M, et al. Young Women's sexual and reproductive health post HPV vaccination Womens Reprod health. Womens Reprod Health. 2014;1(1):43–55.

Roberts JN, Buck CB, Thompson CD, Kines R, Bernardo M, Choyke PL, et al. Genital transmission of HPV in a mouse model is potentiated by nonoxynol-9 and inhibited by carrageenan. Nat Med. 2007;13(7):857–61.

Roden RB, Yutzy WH, Fallon R, Inglis S, Lowy DR, Schiller JT. Minor capsid protein of human genital papillomaviruses contains subdominant, cross-neutralizing epitopes. Virology. 2000;270(2):254–7.

Romanowski B, Schwarz TF, Ferguson LM, Peters K, Dionne M, Schulze K, et al. Immunogenicity and safety of the HPV-16/18 AS04-adjuvanted vaccine administered as a 2-dose schedule compared with the licensed 3-dose schedule: results from a randomized study. Hum Vaccin. 2011;7(12):1374–86.

Schellenbacher C, Kwak K, Fink D, Shafti-Keramat S, Huber B, Jindra C, et al. Efficacy of RG1-VLP vaccination against infections with genital and cutaneous human papillomaviruses.

J Invest Dermatol. 2013;133(12):2706–13.

Schiller JT, Lowy DR. Papillomavirus-like particles and HPV vaccine development. Semin Cancer Biol. 1996;7:373–82.

Schiller JT, Castellsagué X, Villa LL, Hildesheim A. An update of prophylactic human papillomavirus L1 virus-like particle vaccine clinical trial results. Vaccine. 2008;26(Suppl 10):K53–61.

Schiller JT, Castellsagué X, Garland SM. A review of clinical trials of human papillomavirus prophylactic vaccines. Vaccine. 2012;30(Suppl 5):F123–38.

Shah KV. A case for immunization of human papillomavirus (HPV) 6/11-infected pregnant women with the quadrivalent vaccine to prevent juvenile-onset laryngeal papilloma. J Infect Dis. 2014;209:1307–9.

Sharma A, Krause A, Xu Y, Sung B, Wu W, Worgall S. Adenovirus-based vaccine with epitopes incorporated in novel fiber sites to induce protective immunity against Pseudomonas Aeruginosa. PLoS One. 2013;8(2):e56996.

van der Sluis TC, Sluijter M, van Duikeren S, West BL, Melief CJ, Arens R, et al. Therapeutic peptide vaccine-induced CD8 T cells strongly modulate intratumoral macrophages required for tumor regression. Cancer Immunol Res. 2015;3(9):1042–51.

State Vaccination Requirements. 29 Jan 2016. Retrieved July 19, 2016, from http://www.cdc.gov/vaccines/imz-managers/laws/state-reqs.html.

Suzich JA, Ghim SJ, Palmer-Hill FJ, et al. Systemic immunization with papillomavirus L1 protein completely prevents the development of viral mucosal papillomas. Proc Natl Acad Sci U S A. 1995;92(25):11553–7.

TjonPianGi REA, San Giorgi MRM, Pawlita M, Michel A, et al. Immunological response to quadrivalent HPV vaccine in treatment of recurrent respiratory papillomatosis. Arch Otorhinolaryngol. 2016;273:3231–6. doi:10.1007/s00405-016-4085-3.

Trimble CL, Morrow MP, Kraynyak KA, Shen X, Dallas M, Yan J, et al. Safety, efficacy, and immunogenicity of VGX-3100, a therapeutic synthetic DNA vaccine targeting human papillomavirus 16 and 18 E6 and E7 proteins for cervical intraepithelial neoplasia 2/3: a randomised, double-blind, placebo-controlled phase 2b trial. Lancet. 2015;386(10008):2078–88.

Tumban E, Peabody J, Tyler M, Peabody DS, Chackerian B. VLPs displaying a single L2 epitope induce broadly cross-neutralizing antibodies against human papillomavirus. PLoS One. 2012;7(11):e49751.

Wang JW, Roden RB. Virus-like particles for the prevention of human papillomavirus-associated malignancies. Expert Rev Vaccines. 2013;12(2):129–41.

Wu WH, Alkutkar T, Karanam B, Roden RB, Ketner G, Ibeanu OA. Capsid display of a conserved human papillomavirus L2 peptide in the adenovirus 5 hexon protein: a candidate prophylactic hpv vaccine approach. Virol J. 2015;12:140.

Yoon SW, Lee TY, Kim SJ, Lee IH, Sung MH, Park JS, et al. Oral administration of HPV-16 L2 displayed on lactobacillus casei induces systematic and mucosal cross-neutralizing effects in Balb/c mice. Vaccine. 2012;30(22):3286–94.

Young DL, Moore MM, Halstead LA. The use of the quadrivalent human papillomavirus vaccine (Gardasil) as adjuvant therapy for treatment of recurrent respiratory papilloma. J Voice 2015; 229:223–229.

# 第五章
# 人乳头状瘤病毒疫苗接种：理解公众争议

Talía Malagón，Eduardo L.Franco

## 缩写

宫颈上皮内瘤变（cervical intraepithelial neoplasia，CIN）

复杂区域疼痛综合征（complex regional pain syndrome，CRPS）

人乳头状瘤病毒（human papillomavirus，HPV）

男同性恋者（men who have sex with men，MSM）

国家癌症研究所（National Cancer Institute，NCI）

体位性心动过速综合征（postural orthostatic tachycardia syndrome，POTS）

随机临床试验（randomized clinical trial，RCT）

性传播感染（sexually transmitted infection，STI）

美国（United States，US）

疫苗不良事件报告系统（Vaccine Adverse Event Reporting System，VAERS）

世界卫生组织（World Health Organization，WHO）

## 第一节　概述

　　自从疫苗引进以来，人们便对人乳头状瘤病毒（HPV）疫苗以及其他疫苗的有效性、安全性、实用性和伦理用途产生了质疑和争论。随着时间的推移，这种质疑和争论几乎没有发生什么改变。至少在19世纪中期，在英国通过了被视为侵犯个人自决权的《疫苗接种法》

之后，对天花疫苗的反对就一直存在（Wolfe et al.，2002）。最近，在1998 年的疫苗召回事件中，麻疹 - 腮腺炎 - 风疹三联疫苗和孤独症之间存在的一些相关性使疫苗的安全性备受关注（Wakefield et al.，1998）（已撤稿）。尽管随后的证据证实二者之间并无任何因果关联，但此次事件还是削弱了公众对疫苗的信心（DeStefano et al.，2004）。从 2006 年 HPV 疫苗首次被批准生产以来，HPV 疫苗毫无疑问地成为了最受关注和争议的疫苗之一。一些性传播感染疾病可导致宫颈癌、阴道癌、阴茎癌、肛门癌和口腔癌的发生。HPV 疫苗则可靶向针对这些性传播感染疾病发挥作用。由于时代的快速发展以及通信网络和社交媒体间的广泛交换，HPV 疫苗的这一特性吸引了公众的广泛关注。

　　公众对疫苗接种的监督很重要。疫苗接种是用于预防危害个人健康疾病的主要干预措施。预期结果必须衡量疫苗接种获益与潜在危害的关系。专业的、政治的和金融风险可能会影响疫苗接种的价值。因此，公众应当监督和持续评估 HPV 疫苗的价值。从根本上讲，HPV 疫苗的争议可以追溯到一些利益相关者的差异性认识，以及对疫苗接种相关的风险、成本、收益的错误评估。遗憾的是，由于错误的信息和无视科学的论据而引发了很多争议，而这些都源于对制度、制药业和生物医学的不信任（Briones et al.，2012；Dyer，2015；Kata，2010）。

　　在本章中，我们旨在讨论，为何反对接种 HPV 疫苗以及每个证据的重要性。概括来说，反对接种 HPV 疫苗的原因可分为以下几类：

　　1. 效果和效益：HPV 疫苗预防的健康结果是否是我们需要的？

　　2. 安全性和风险性：HPV 疫苗是否安全？它们是否会带来意外风险？

　　3. 实用性：我们需要 HPV 疫苗吗？接种疫苗的益处是否大于支出或风险？

　　4. 伦理性：接种 HPV 疫苗符合伦理要求吗？

# 第二节 效果和效益

## 一、缺乏 HPV 疫苗抗肿瘤的证据

降低与 HPV 相关癌症的死亡率和发病率是 HPV 疫苗接种计划的主要目的。因为 HPV 疫苗尚未被证实预防任何癌症,所以许多人对大规模实施 HPV 疫苗接种的方案持反对态度(Abdelmutti et al., 2009;Dyer,2015;Lippman et al.,2007;Syrjänen,2010;Tomljenovic et al.,2013;Tomljenovic et al.,2013)。因为许多感染 HPV 的妇女从未患宫颈癌,甚至许多癌前病变可自行消退,所以反对者认为 HPV 感染和宫颈癌之间的病因联系甚少,无需进行大规模的疫苗接种(Lippman et al.,2007;Rail et al.,2015;Tomljenovic et al.,2012b;Tomljenovic et al.,2013)。

Ⅲ期临床试验已证实 HPV 疫苗对 HPV 持续感染,生殖器疣,宫颈高级别病变,肛门、外阴、阴道等 HPV 感染的病变有非常好的预防效果(Beachler et al.,2016;未来Ⅱ研究小组,2007;Garland et al.,2007;Giuliano et al.,2011;Joura et al.,2015;Joura et al.,2007;Paavonen et al.,2009)。这些试验没有对宫颈癌及其他癌症是否有效进行评估。从道德和实践的角度来说,首先,在参与者中不允许癌前病变进展为癌症,病变在发现时需及时进行治疗。其次,从 HPV 最初的感染到发展为宫颈癌是一个长达数十年的过程(Schiffman et al.,2007),花费数十年的时间去试验并评价是否有效治疗肿瘤的操作难度大。

有大量的流行病学证据证明 HPV 感染与宫颈癌前病变及宫颈癌的发生发展有关。世界卫生组织(WHO)的国际癌症研究机构认为 20 年前,有充分证据证明 HPV 类型为第 1 组人类致癌物(Cogliano et al.,2005)。HPV DNA 检测方法不断改进,研究表明 HPV DNA 在几乎 100% 的宫颈癌和相当比例的口咽(89%~95%)、肛门(93%)和生殖器癌(63%~88%)中均可被检出(Bosch et al.,2003;Chaturvedi,2010;

Muñoz,2000)。与对照组的相比,HPV病毒的感染与宫颈癌及其他 HPV相关的癌症发生率增加有很大的关系(Bosch et al.,2002;D'Souza et al.,2007;de Martel et al.,2012;Muñoz et al.,2006)。虽然大多数人可以清除HPV感染,但对许多妇女来说,感染可能持续数年,导致宫颈上皮内瘤变(CIN)最终会发展为癌症(Khan et al.,2005;Schiffman et al.,2007)。HPV病毒感染被认为是宫颈癌发生的必要条件(Franco et al.,1999;Muñoz,2000),也是口咽、肛门和生殖器癌发生的重要原因(Chaturvedi,2010)。这意味着,如果从一开始就可以预防HPV感染,那么所有宫颈癌和其他HPV相关的癌症的发生是可以避免的。HPV感染在宫颈癌发展中所起作用这一证据表明,HPV疫苗可预防HPV病毒感染导致的相关癌症。

虽然HPV疫苗抗肿瘤的效果尚未证实,反对接种HPV疫苗的人连其对其他疾病的疗效也选择了忽略。HPV疫苗对疣及癌前病变的对抗作用在已经接种疫苗的病例的最终疗效中得到了体现(Drolet et al.,2015)。

总之,临床试验虽然没有评估HPV疫苗对宫颈癌的疗效,但是并不代表HPV疫苗的接种与HPV感染、各种癌症和其他健康指标不存在因果关系。由于从HPV感染到宫颈癌发生发展之间存在很长的潜伏期,所以,还没有足够的时间证明HPV疫苗接种的时间对宫颈癌的发病率产生了影响;然而,HPV疫苗接种对减少宫颈癌前病变的发病率已经产生了可衡量的影响(Baldur-Felskov et al.,2014;Crowe et al.,2014;Mahmud et al.,2014)。批评者认为细胞学筛查排除了HPV疫苗接种的必要性,因为他们认为细胞学筛查在检测和预防治疗癌前病变是十分有效的(Rail et al.,2015;Tomljenovic et al.,2012b)。细胞学筛查与通过接种疫苗来预防这些病变有相同的效果。

## 二、在青春期的少年中HPV疫苗的效果没有体现

由于HPV疫苗接种起预防作用,而且HPV病毒最常见的是通过性传播,所以HPV疫苗接种计划建议面向还未开始性行为的儿童。

然而,临床试验 HPV 疫苗的效果的评估主要来源于年龄较大的儿童和成人。有人质疑在疫苗疗效尚未得到证实的年龄组中是否有必要推荐疫苗接种(Lippman et al.,2007;Nature Biotechnology,2007;Reist et al.,2007;Thompson et al.,2012)。

Ⅲ期临床试验从伦理和实践的角度对 HPV 疫苗在成人群体中的疗效进行评价。青春期前的人群主要是性经验缺乏和低 HPV 感染率(Cubie et al.,1998)。对接种疫苗后预防 HPV 感染和癌前病变疗效评估的侵入性检查是不允许对年轻人实行的,因为侵入性检查带来的好处微乎其微。由于儿童的感染率很低,该疫苗的效果直到青春期后期和成年早期才被评定。

虽然疫苗在儿童中的疗效还未得到评估,但是疫苗的安全性和免疫原性试验都表明疫苗可以在各个年龄组使用。通过对儿童和成人临床进行比较,结果表明 HPV 疫苗在所有年龄组有相似的安全性和耐受性(Block et al.,2006;Reisinger et al.,2007)。此外,通过三次疫苗接种,结果表明疫苗在诱导儿童产生的抗体滴度与年长者相比基本相等,甚至超过(Block et al.,2006;Dobson et al.,2013)。实验表明疫苗介导产生的抗体可以有效对抗 HPV 感染(Day et al.,2010)。由于幼年型组和高龄组均可诱导出高价抗体,这也表明疫苗在幼年型组同样具备非常高的疗效。

尽管在美国,疫苗接种的准许范围只能覆盖美国人口的 51%,通过对第一批青春期早期接种疫苗的女性进行监测,结果表明,14~19 岁女性中 HPV6、HPV11、HPV16、HPV18 的感染率减少了 64%(Markowitz et al.,2016)。而且在许多其他已经实施的 HPV 疫苗接种的国家,结果显示 HPV 感染率和生殖器疣发病率明显下降(Drolet et al.,2015)。

总之,基于现有的流行病学证据和越来越多儿童早期的监测数据,结果表明推荐对儿童进行疫苗接种。

## 三、HPV 有限类型保护与类型替换

目前的 HPV 疫苗只对少数几种 HPV 类型的感染具有抵抗作

用。这有限的抵抗作用使得人们担忧即使疫苗是有效的,但是针对一些疫苗无法抵抗的 HPV 感染,疫苗接种可能不会降低癌症的发病率。这些非疫苗抵抗的 HPV 感染仍会导致癌症的发生(Baden et al., 2007;Reist et al.,2007;Tomljenovic et al.,2012)。

第一批准许生产的 HPV 疫苗(Gardasil,Cervarix)主要是针对 HPV16 和 HPV18 感染的。这些疫苗对大部分 HPV 阳性的宫颈癌、肛门癌、口咽癌和生殖器癌的治疗是有效的(Backes et al.,2009;de Sanjose et al.,2010;De Vuyst et al.,2009;Kreimer et al.,2005;Li et al., 2011)。在 11% 的宫颈癌患者可以检测到有多种类型的 HPV DNA 的痕迹,HPV16、HPV18 阳性患者大约占到这些宫颈癌患者的 70% (Vaccarella et al.,2011)。也有证据表明疫苗对某些其他 HPV 类型提供了交叉抵抗作用(Brown et al.,2009;Wheeler et al.,2012)。新许可的疫苗(Gardasil 9)可抵抗导致宫颈癌发生的 90% HPV 类型的感染,包括 HPV16、HPV18、HPV31、HPV33、HPV45、HPV52、HPV58(Joura et al.,2015)。针对 HPV 感染导致的高发病率和死亡率,HPV 疫苗具有广泛的保护作用。此外,对于除 HPV16、HPV18 以外的其余可导致癌前病变的 HPV 的感染,HPV 疫苗也可以降低其病变的发病速率(Kjaer et al.,2010;Schiffman et al.,2007),因此,疫苗接种后应持续进行监测筛查活动。

在疫苗接种获得许可之前,研究人员就意识到接种疫苗后 HPV 类型替换的可能性(Elbasha et al.,2005)。接种疫苗可以导致非疫苗型 HPV 感染的增加,因为疫苗型 HPV 的抑制,打破了 HPV 生态平衡,使得非疫苗型 HPV 得以替换。在肺炎球菌疫苗的病例中曾观察到类型替换,这种疫苗同样只针对有限数量的肺炎球菌类型(Weinberger et al.,2011)。然而,在 HPV 的研究中,接种后的监测研究没有观察到非疫苗型 HPV 的显著增加(Drolet et al.,2015)。由于以下几个原因,接种后的 HPV 类型替代被广泛认为是不可能的。

1. 与肺炎球菌相比,没有证据表明 HPV 类型之间存在明显的竞争关系,从而可能导致类型替换(Chaturvedi et al.,2011;Thomas et al.,

2000；Tota et al.，2013；Vaccarella et al.，2011；Vaccarella et al.，2013）。此外，HPV 类型之间的交互抑制比疫苗交叉保护介导的类型替换作用更强（Elbasha et al.，2005）。

2. 考虑到 HPV 缓慢突变率，新的 HPV 类型想要迅速发展从而填补 HPV16、HPV18 遗留下的生态空缺，也是可能性极小的（Van Doorslaer，2013）。

3. 最后，非疫苗型 HPV 感染导致的肿瘤进展风险要比 HPV16 和 HPV18 感染导致的风险明显降低（Guan et al.，2012；Khan et al.，2005；Kjaer et al.，2010）。即使一些类型的替代最终发生，也不可能削弱 HPV 相关疫苗的有效性。

总之，HPV 疫苗能防止引起最高发病率和死亡率的人乳头状瘤病毒感染。随着新的多价疫苗的出现，将针对可以引起几乎所有 HPV 相关癌症的更多的 HPV 类型发挥更大作用，其他类型竞争导致类型替换的风险变得越来越不重要。此外，任何可以流行暴发的 HPV 类型都不会增加肿瘤发生的风险，疫苗接种的有效性不会因此降低。

## 第三节　安全性与风险性

### 一、与疫苗接种有关的严重不良事件

尽管目前有大量的证据支持 HPV 疫苗的安全性，但是疫苗接种和各种不良事件之间的关联仍然是围绕疫苗的最有争议的公众话题之一（Franco et al.，2012）。从疫苗许可接种以来，一些研究人员认为，还没有大量的长期数据可表明疫苗的安全性。他们主张应该行使预防原则，需要在大量使用疫苗前收集到更多的安全数据。随着时间的推移，他们坚持认为 HPV 疫苗和各种罕见的严重不良事件之间的联系没有引起科学界的重视（Dyer，2015；Tomljenovic et al.，2012a；Tomljenovic et al.，2012b）。HPV 疫苗的安全性，也是公众经常关注的

问题,各种抗疫苗团队以所谓的安全性为由(如一些研究人员所描述的)反对 HPV 疫苗(Bingham et al.,2009;Darden et al.,2013;Hendry et al.,2013;Kata,2010;Ogilvie et al.,2010)。

在疫苗项目实施之前,没有关于 HPV 疫苗效力的长期数据的说法是有争议的。疫苗中的铝佐剂已经使用了大约 60 年,被广泛认为是安全的(疫苗安全全球咨询委员会,2014;Lindblad,2004)。从 HPV 疫苗允许生产以来,研究者对数千个接种疫苗的青年女性与大龄女性做了大量的随机临床试验(RCTs),并对疫苗安全性、免疫原性及有效性进行了长达 4 年的随访评估。并且对妇女、男人和儿童的进一步随机对照试验也会在随后数年进行(Block et al.,2006;Castellsague et al.,2015;Einstein et al.,2011;Future Ⅱ Study Group,2007;Garland et al.,2007;Giuliano et al.,2015;Harper et al.,2006;Munoz et al.,2009;Paavonen et al.,2009;Reisinger et al.,2007;Schwarz et al.,2014;Vesikari et al.,2015;Villa et al.,2006)。随机对照试验是疗效及安全性结果的最强证据来源,也是科学健康研究的金标准。数据的可靠性来自 HPV 疫苗接种个体及对照组的随机化。随机化保证了 HPV 疫苗接种和未接种疫苗的个体发生 HPV 感染、疾病及不良事件的风险因素是一致的。当随机化完成时,两组之间的结果差异通常可以被解释为疫苗的有效性。一项关于 Gardasil 随机试验的数据表明,在 11 778 名接受 Gardasil 疫苗注射的受试者和 9 680 名使用安慰剂的受试者之间,严重不良事件的风险是非常相似的。在注射后 15 天两组严重不良事件的发生率分别为 0.5% 和 0.4%。而在整个研究期间两组严重不良事件的发生率分别为 0.9% 和 1%(FDA,2006)。更多的 Cervarix 试验的数据汇总后同样显示,在接近 30 000 名接受疫苗的女童和妇女中,接受疫苗接种受试者的严重不良事件的发生率与对照组相似,分别为 2.8% 和 3.1%。在疫苗接种组和对照组的女童和妇女之间,新的慢性或自身免疫性疾病的发病率没有差别(Descamps et al.,2009)。在这些试验中最常见的不良事件是注射部位疼痛、肿胀、头痛、疲劳和发热,而且疫苗组的发生率高于对照组(Block et al.,

2006；Future Ⅱ Study Group，2007；Schiller et al.，2012）。总的来说，这些大规模随机对照试验的结果表明 HPV 疫苗在某些人身上引起暂时性的不良反应（疼痛、肿胀、头痛、疲劳、发热）并不增加发生全身严重不良事件或慢性自身免疫性疾病的风险。

　　然而，随机对照试验不能评估罕见或长期不良事件的风险。因此，许多国家已开展了各种上市后的监测研究，以评估 HPV 疫苗的安全性。从疫苗生产以来，已有超过 2 亿剂量的疫苗分布在世界各地，这些都为评估疫苗安全性提供了大量数据（疫苗安全全球咨询委员会，2015）。第一个的数据是来源于一个疫苗接种后关于疾病不良反应和病例报道的一个被动报告。例如，美国的疫苗不良事件报告系统（VAERS）、加拿大不良事件的免疫监测系统和英国的黄卡计划都会收集疫苗接种个体的不良事件报告。截至 2014 年，在美国的疫苗不良事件报告系统收集了 6 700 万份的 Gardasil 疫苗的 25 176 例的不良事件报告（Stokley et al.，2014）。上报系统收集的最常见的不良反应是注射部位反应、头晕、晕厥、恶心和头痛（van't Klooster et al.，2011；Slade et al.，2009；Stokley et al.，2014）。接种的个体中检测到的罕见和严重不良事件的病例报告也已发表，如原发性卵巢功能不全、吉兰-巴雷综合征、过敏反应、静脉血栓栓塞、多发性硬化、脑血管炎、复杂区域疼痛综合征（CRPS）和体位性心动过速综合征（POTS）（Brinth et al.，2015；Brinth et al.，2015；疫苗安全全球咨询委员会，2015；Gruber et al.，2015；Ojha et al.，2014；Slade et al.，2009）。然而，因为没有比较标准，被动报告系统和病例报道的因果解释非常有限。接种疫苗的人仍然会受到其他疾病和致死原因的影响。疾病和不良健康结果可能与疫苗接种恰巧同时发生，而实际上与接种疫苗无关。被动报告系统和病例报道在更大的流行病学研究中对于更加彻底地检验结果是十分有用的。

　　独立研究者和监管机构，如世界卫生组织的全球疫苗安全咨询委员会，会定期复查疫苗批准上市后的监测数据，对有与疫苗相关有因果联系的严重不良事件病例报告进行鉴定。队列研究可以比较接种疫苗人群和对照人群之间的监测结果。与对照人群的比较可以确定接种疫苗的人群患病率是否大大高于未接种疫苗的人群。例如,在近100万瑞典和丹麦青年女性队列研究中,接种疫苗和未接种疫苗者发生静脉血栓栓塞、癫痫、幼年型关节炎以及许多其他自身免疫和神经系统疾病的发病率非常相似(Arnheim-Dahlström et al.,2013)。法国的一项研究显示,在接种疫苗的青年女性中吉兰 - 巴雷综合征的发病风险约增加 1/100 000(国家安全局的药品和保健品,2015),但这一结果在其他研究中没有出现(Gee et al.,2011;Grimaldi-Bensouda et al.,2014;Slade et al.,2009)。对研究结果进行总体比较后再次得出结论:接种疫苗的个体严重不良事件的发生率与慢性、神经和自身免疫疾病的发病率基本一致,虽然疾病发生率很低,也暗示 HPV 疫苗可能引起这些疾病(Arnheim-Dahlström et al.,2013;Chao et al.,2012;Donegan et al.,2013;Gee et al.,2011;全球疫苗安全咨询委员会,2014,2015;Grimaldi-Bensouda et al.,2014;Scheller et al.,2014;Scheller et al.,2015)。

　　大多数关于 HPV 疫苗安全性的争论是由安全数据的选择性报道引起的。对疫苗安全性的攻击通常只引用病例报道 / 被动报告系统的结果,而忽视或不报告更可信的来自随机对照试验和比较研究的结果。媒体经常从事件的轰动性和情感性的角度对接种疫苗的人中出现的罕见和严重疾病的病例进行报道。尽管这些疾病很罕见,并且缺乏证据证明与 HPV 疫苗有任何因果关系,但这些报告引起了公众对接种疫苗风险的认识产生了强烈的影响。例如,最近一系列的有关疫苗接种者发生 CRPS 和 POTS 的病例报道引起了欧洲药品局的审查。在仔细分析病例报道和流行病学数据后,该机构没有发现任何证据可表明这些疫苗接种女性的 CRPS 和 POTS 综合征的发生率与该年龄组的预期值不同(药物风险评估委员会,2015)。然而,在日本,大众媒体和社会媒体对病例的报道激起了公众的强烈反应。作为回应,在 2013 年日本卫生部、劳工部和福利部做出了暂停 HPV 疫苗接种的决定,但是这是一项政治上而非科学上的决定。这项决议破坏了公众对 HPV 疫苗信心,从而使疫苗覆盖率从约 70% 暴跌至 8%(Hanley et al.,2015;Konno et al.,2015a,b)。

总之,疫苗生产前和上市后研究的流行病学证据均强有力地证实 HPV 疫苗是安全的,与严重不良反应的无因果关系。疫苗的安全性多年来一直被科学界研究,并没有证据表明疫苗对自身免疫性或神经性疾病的发生存在因果效应。不幸的是,尽管有大量的证据支持这一点。但是在许多国家,关于疫苗安全性的谣言和误传破坏了公众对接种疫苗计划的信心。

## 二、促进肿瘤进展

部分研究认为接种疫苗可能促进感染 HPV 的妇女进展到宫颈上皮内病变(Spinosa et al.,2011;Suba et al.,2013;Tomljenovic et al.,2012b;Tomljenovic et al.,2013)。这一说法是基于对 Gardasil 疫苗的 FUTURE I 期试验的事后子分析。在接种疫苗之前已经感染 HPV16、HPV18、HPV6、HPV11 及血清反应阳性的女性中,接种 Gardasil 疫苗的妇女比接种安慰剂有更高的高级别内瘤变(CIN2/3)的发病率(11.1/100 人年 vs. 7.7/100 人年)(FDA,2006)。

然而,这一观察没有提供出疫苗促进 HPV 感染发展至 CIN 的证据。首先,观察到疫苗组和安慰剂组的差异无统计学意义。这一观察结果是由于样本量小,但也与 HPV 疫苗对感染的进展率没有影响这一结果一致。其次,对两组女性的进一步的比较显示,Gardasil 疫苗接种组的女性在疫苗接种前就比对照组的女性有着更高的巴氏涂片异常率。这表明,在疫苗接种前,CIN2/3 的高发生率部分归因于其他存在的危险因素,而与疫苗接种无关。最后,FUTURE II 期试验中没有观察到同样结果:在接种疫苗之前且已经感染 HPV16、HPV18、HPV6、HPV11 及血清反应阳性的女性中,接种 Gardasil 疫苗的妇女反而比接种安慰剂有更低的高级别上皮内瘤变 CIN2/3 的发病率(6.0/100 人年 vs. 6.3/100 人年)(FDA,2006)。进一步的研究已证实,HPV 疫苗不影响原有的感染清除率和进展率(Hildesheim et al.,2016;

Hildesheim et al.,2007;Syrjanen et al.,2009)。

总之,没有令人信服的证据表明疫苗会影响已经存在的 HPV 感染的持续性和发展性。此外,这种关注已经影响到 HPV 疫苗在未有过性行为的儿童中的接种计划。

## 三、接种疫苗会导致性亢奋

HPV 疫苗可有效针对性传播疾病。有些父母、保守的机构和伦理学家最初担心疫苗可能导致接种疫苗的儿童产生性亢奋(Forster et al.,2010;McQueen 2007;Smith et al.,2008;Waller et al.,2006;Zimmerman,2006)。如果接种疫苗的儿童认识到自己被保护免受性传播疾病和 / 或进行正常年轻人的性行为,这可能会增加他们的危险的性行为率和性滥交率。2007—2008 年加拿大阿尔伯塔省和安大略省天主教主教向家长和天主教学校的董事会董事发表声明,禁欲是预防性传播疾病的最好措施,并警告不要宣扬过早性生活(Smith et al.,2008;Wingle,2007)。随后,各天主教学校董事会以道德理由投票,不在学校提供疫苗(加拿大广播公司新闻,2008)。这些决定后来在公民干预下被推翻了(Cotter,2014;Guichon et al.,2013)。

多项研究已经证实,在青春期前儿童和青少年中接种 HPV 疫苗不会增加他们产生更多的危险性行为(Bednarczyk et al.,2012;Forster et al.,2012;Smith et al.,2015)。例如,在英国实施补种疫苗计划后的几个月里,一份关于 6% 的接种疫苗和 8% 的未接种疫苗女性的报告指出,她们在 16~18 岁进行初次性行为,表明接种疫苗没有影响其性启蒙率(Forster et al.,2012)。美国的一项对获得疫苗接种资格的 11~12 岁女童的研究显示,已接种疫苗的女童中性传播感染和妊娠的诊断率为 0.26/100 人年,而在获得疫苗接种资格 3 年内未接种者的诊断率为 0.25/100 人年(Bednarczyk et al.,2012)。在加拿大,8 年级符合学校 HPV 疫苗接种的女性群体妊娠和性传播感染的风险(5%~6%)与未接种疫苗的高中女性群体 (6%) 相似(Smith et al.,2015)。绝大多数的少女在接受 HPV 疫苗后仍然认为安全的性行为是重要的(Mullins et al.，2012)。

总之，有证据表明，接种 HPV 疫苗和 HPV 疫苗方案不会改变年轻女性的性行为、结果和态度。

## 第四节　效用

### 一、HPV 疫苗是一个为了利润的阴谋

HPV 疫苗是制药公司开发的一种迎合市场的产品。HPV 疫苗的商业开发，从设计到疫苗开发，到生产规模扩大到数千名妇女的临床试验，再到批准，是一项花费超过 10 年的昂贵而高风险的过程(Inglis et al.，2006)。因此，制药公司对疫苗的销售和市场化有着既得利益。人们自然怀疑是从一开始就是商业利益决定了 HPV 疫苗的效用(Gefenaite et al.，2012；Kata，2010；Porta et al.，2008；Reist et al.，2007；Tomljenovic et al.，2012b)。

疫苗的反对者认为，HPV 疫苗随机对照试验得出的关于疗效和安全性数据应该受到质疑，因为这些大多数随机对照试验都是赞助商出资提供资助的(Lippman et al.，2014；Tomljenovic et al.，2012b；Tomljenovic et al.，2013)。然而，除了如美国食品药品监督管理局(FDA)和欧洲药品管理局(European Medicines Agency)等监管机构的严格监督外，所有的临床试验都由独立的数据监测委员会进行监督，这些委员会不断审查安全数据，以确保试验参与者的伦理和安全利益。由一个公共美国联邦机构——美国国家癌症研究所(NCI)出资赞助的 HPV 疫苗的临床试验，也证实了生产商资助随机对照试验结果的疗效和安全性结果(Hildesheim et al.，2014)。

没有证据支持临床试验中关于科学和伦理的不当行为。还应强调的是，由于其高达数千万美元的高成本和需要在多个中心和国家进行，HPV 疫苗试验不可能由任何公共机构或慈善组织资助完成。只有大型制药公司才有能力为此类试验提供资金。NCI 能赞助 HPV

疫苗试验的独特的例子是基于制造商(葛兰素史克)对 NCI 研究中心(Costa Rica)的安排,而这个中心也是众多候选二价 HPV 疫苗研究中心之一。

由于 HPV 在普通人群中的患病率很高,所有妇女(最终所有男性)被认为是 HPV 疫苗的潜在市场(Nature Biotechnology,2007;Rothman et al.,2009)。在 2006 年 Gardasil 疫苗生产执照被批准以来,默克公司把疫苗的主要市场定位在了美国。尽管发达国家宫颈癌发病率很低(并且被认为是这样),但最初的市场营销却把重点放在宫颈癌的发病风险上(Mah et al.,2011;Rothman et al.,2009)。默克公司的营销策略包括:为 HPV 疫苗和疫苗接种任务的公共资金游说,对政治运动和妇女健康团体捐款,向专业医学协会提供教育补助,以及直接向消费者广告宣传(Colgrove et al.,2010;Haber et al.,2007;Rothman et al.,2009)。在一个特别有争议的例子中,默克公司为一位得克萨斯州州长的竞选捐赠了数千美元,该州长随后签署了一项强制实施 HPV 疫苗接种的行政命令,该命令后来被撤销(Nature Biotechnology,2007)。在公众产生负面反应之后,默克公司最终停止了在美国强制接种疫苗的游说活动。然而,随后许多围绕 HPV 疫苗安全性、有效性、实用性的争议,大大增加了公众对制药公司和政府的疫苗接种政策的不信任。许多人认为,疫苗是医药行业和政府谋取利润对公众而实施的阴谋(Kata,2010;Madden et al.,2012)。而且疫苗制造商在参与制定政策中加剧了公众的这种看法。

总之,商业利益影响了政策的制定和公众对 HPV 疫苗的看法。然而,HPV 疫苗的价值是一个需要独立被许多公共卫生专家和研究人员评估的问题。

## 二、安全有效的预防宫颈癌干预措施已经存在

宫颈癌筛查试验已经存在了几十年,而且在有筛查项目的国家,宫颈癌发病率和死亡率也大幅下降(Gustafsson et al.,1997;Sigurdsson,1999;Vizcaino et al.,2000)。虽然宫颈癌仍然是发展中国

家中女性的第二大癌症,但它现在只是发达国家癌症发病的第十位,很大程度上是由于筛查所致(Kane et al.,2012)。用于筛查试验的巴氏细胞学检查,对大多数妇女是安全的和可以接受的。大多数宫颈癌都是在正在筛查或从未筛查过的妇女身上发现的(Andrae et al.,2008;Kirschner et al.,2011;Leyden et al.,2005)。有人认为,由于筛查试验,宫颈癌的发病率很低,在目前的流行病学背景下,大规模的HPV疫苗接种是没有必要的。这种说法被芬兰卫生当局作为获得许可后拒绝接种HPV疫苗的理由(Syrjänen,2010)。因为疫苗的长期价值尚未得到证实,许多人担心对疫苗接种的重视可能会削弱宫颈癌筛查的使用(Harper et al.,2010;Lippman et al.,2007;Tomljenovic et al.,2013)。然而,这一论点忽略了宫颈癌筛查的缺点,而这些缺点可以通过疫苗接种来抵消。

对宫颈癌进行单细胞筛查的敏感性较低,只有55%~90%可以用于检测高级别瘤变(Arbyn et al.,2008)。与疫苗接种不同,宫颈癌筛查项目的成功取决于对成年女性的反复测试。重复检查和随访的必要性给卫生保健系统和妇女带来了巨大的负担。例如,估计宫颈癌筛查每年要花费美国66亿美元和英国2亿800万英镑(Brown et al.,2006;Chesson et al.,2012)。平均每筛查一个宫颈癌患者,就会有50~100名细胞学异常和癌前病变的妇女通过筛查被发现,他们需要每年进行适当的诊断、治疗和/或长期随访(美国疾病控制与预防中心,1994)。尽管学者们为确保项目质量付出了巨大努力,但由于检测结果假阴性、项目管理不善、随访失败或间期癌症,仍有许多妇女漏筛而被诊断出癌症(Janerich et al.,1995;Kirschner et al.,2011;Leyden et al.,2005)。而且筛查并非对所有宫颈癌都有效。筛查在预防25岁以下妇女宫颈癌(Lonnberg et al.,2012;Sasieni et al.,2009)或预防宫颈腺癌方面并不十分有效。在许多国家,宫颈癌的发病率一直在增加(Bulk et al.,2005;Lönnberg et al.,2015;Smith et al.,2000)。

虽然专家主张增加筛查依从性和减少程序无用性,如何成功地实施干预来降低宫颈癌的发病率和死亡率仍然是不确定的。尽管在过去的十年中，许多国家的筛查覆盖率停滞不前（美国疾病控制与预防中心，2013；Habbema et al.，2012；Machii et al.，2011）。这也反映出许多被边缘化的妇女与卫生系统接触的困难性。在许多国家宫颈癌的发病率和死亡率已经有所下降，这意味着宫颈癌筛查可能已经接近达到最大效益（Dickinson et al.，2012；Habbema et al.，2012；Lönnberg et al.，2015；Syrjänen 2010；Vaccarella et al.，2013）。

宫颈癌筛查的关注忽略了 HPV 疫苗可以预防其他 HPV 相关疾病。生殖器疣是非常令人痛苦的，也导致不可忽视的医疗费用（Chesson et al.，2012；Ostensson et al.，2015）。由于 HPV 疫苗接种计划，生殖器疣发病率明显下降（Ali et al.，2013；Drolet et al.，2015）。口咽、肛门、外阴、阴道和阴茎癌不能通过宫颈癌症筛查发现，但可以通过 HPV 疫苗预防。因为母体可以把疫苗介导的 HPV 抗体传递给儿童，罕见的潜在致命的儿童发作的复发性呼吸道乳头状瘤病也可以通过接种疫苗预防（Shah，2014）。

HPV 疫苗接种也对未接种疫苗的个体产生间接益处，这一现象称为群体效应。群体效应之所以发生，是因为接种疫苗的受保护的人不再受到感染，从而不会感染他人。因此预计 HPV 疫苗可降低接种疫苗和未接种疫苗个体的感染发病率。然而宫颈癌筛查的情况并非如此，只有接受筛查的妇女才有益处。部分批判者认为，实现疫苗群体效应需要高的疫苗接种覆盖率（Harper et al.，2010），但这显然是不真实的，因为接种疫苗后立即产生的群体效应减少了 HPV 传播。例如，监测数据显示，在澳大利亚实施女性 HPV 疫苗接种计划后，未接种疫苗的异性恋男性的生殖器疣发病率下降（Ali et al.，2013），在美国接种疫苗和未接种疫苗的女性青少年中疫苗类型的 HPV 流行率都有所下降（Kahn et al.，2012；Markowitz et al.，2013）。

有人认为宫颈癌筛查中使用的宫颈涂片检查和治疗流程比疫苗安全得多，因此大规模使用风险未知的疫苗在伦理上是不合理的（Tomljenovic et al.，2012b）。然而，筛查和治疗程序确实需要充分地记录危害，应该权衡疫苗接种的潜在不良影响。宫颈病变的治疗程序会引起疼痛、出血和心理困扰（O'Connor et al., 2016; Sharp et al., 2009）。宫颈病变的治疗也与不良的产科结局显著增加有关，如早产、流产、低出生体重和围生期死亡率（Arbyn et al., 2008; Kyrgiou et al., 2006; Kyrgiou et al., 2014）。这些不良的产科效应与 HPV 疫苗接种无关（Baril et al., 2015; Garland et al., 2009）。许多接受筛查的妇女都是育龄的妇女，她们中的许多人将面临终身筛查的不利影响。HPV 疫苗接种可以通过减少宫颈病变的发生率来显著降低这些不利影响。

总之，尽管宫颈癌筛查是非常有效的干预措施，但是有长期筛查计划的国家很可能通过筛查已经获得了大部分的好处。通过接种疫苗对 HPV 感染进行一级预防具有显著的优势。主要体现在有群体效应以及有单靠子宫颈筛查不能解决的各种疾病的预防。将接种疫苗和筛查相对立是适得其反的，并呈现出错误的二分法，因为两者都应作为宫颈癌综合预防计划的一部分。

## 三、HPV 疫苗价格过高，而且成本效益不高

HPV 疫苗是市场上最昂贵的儿童疫苗之一。获得许可后，Gardasil 三剂疗程花费约为 360 美元（Lancet, 2013）。多年来，批评人士质疑 HPV 疫苗接种计划的公共资助是否符合成本效益的资源利用，他们提出：①HPV 疫苗的长期益处是不确定的；②疫苗的成本高；③因为有效的宫颈癌筛查计划，大多数发达国家的宫颈癌发病率低（Lippman et al., 2008; Porta et al., 2008; Syrjänen, 2010; Thompson et al., 2012; Tomljenovic et al., 2013）。此外，由于疫苗疗效的持续时间不确定，人们可能需要隔一段时间行加强注射以维持保护效率，从而进一步增加了 HPV 疫苗方案的成本。

然而，大多数决策模型分析认为，对青春期前女性接种 HPV 疫苗在高收入国家中是使用合理的支付意愿来进行合理的干预措施（Brisson et al., 2013; Jit et al., 2008; Konno et al., 2010; Olsen et al., 2010; Seto et al., 2012）。这主要是因为疫苗接种避免了宫颈癌和其他 HPV 相关癌症发病率的增加，而且也提高了预期生活质量，以及也增

加了对宫颈癌、高级别宫颈病变和生殖器疣的预防。换句话说，对青春期前女性提供疫苗，即使每个剂量的成本高于在现有的宫颈癌筛查，但也是物有所值的。而公共健康 HPV 疫苗接种建议通常需明确地考虑到这些成本效益因素（加拿大免疫委员会，2014；Markowitz et al.，2007）。建模分析预测，对已经度过青春期的妇女接种疫苗，成本效益会降低（Jit et al.，2008；Kim et al.，2008）。这是因为很多女性在青春后期和成年期已经感染了 HPV，所以会降低了这些年龄段接种疫苗的成本效益。

　　疫苗的高零售成本和青少年缺乏接种疫苗的基础设施，在资源匮乏的环境中构成了重大的障碍（Kane et al.，2012）。然而，当按照收入分列各国的分层疫苗费用时，在大多数低收入和中等收入国家中，HPV 疫苗被认为是符合成本效益的（Fesenfeld et al.，2013；Goldie et al.，2008；Jit et al.，2014）。这些国家比高收入国家有更高的宫颈癌发病率和死亡率，将大大受益于疫苗接种。然而，并不奇怪是，成本效益分析对疫苗价格和折现率敏感。

　　建模分析一致认为，疫苗保护应持续至少 10 年，以使青春期前接种更具成本效益，因为这将是他们最有可能感染 HPV 的年龄（Elbasha et al.，2007；Jit et al.，2008；Kim et al.，2008）。虽然 HPV 疫苗提供保护的持续时间仍然不确定，但目前的证据表明，HPV 疫苗应可提供持久的免疫力。在积累了将近 10 年的随访数据中，最长临床试验也没有显示出随着时间的推移疫苗对 HPV16/HPV18 感染和相关病变的作用有任何减弱，这表明疫苗保护的持续时间远远超过 10 年（Ferris et al.，2014；Naud et al.，2011）。抗体滴度模型预测平均抗体滴度至少可保持 20 年（David et al.，2009；Fraser et al.，2007）。这些证据表明 HPV 疫苗的保护应该是持久的。目前还没有迹象表明需要加强接种才能维持保护。此外，鉴于 HPV 感染和宫颈癌的发展自然史，可以想象的是，疫苗保护的关键时期是在青春期后期。此时子宫颈处于最脆弱的阶段，并在子宫内膜上呈现化生上皮（Schiffman et al.，2007）。因此，即使这种疫苗保护最终会下降。在接下来的几年里接种疫苗也可以提供最大限度的保护。

总之,经济分析表明,即使有宫颈筛查项目的国家,针对青春期女性的 HPV 疫苗项目在许多情况下是一种成本效益高的干预措施。

# 第五节 伦理

## 一、缺乏知情同意和侵犯自我决定权

由于接种疫苗等公共卫生措施是为了提升人们的总体健康但却可能违背个人的偏好,所以可能被视为家长式的和侵犯个人自主权的行为(ElAmin et al.,2012;Schmidt,2012)。在过去的几十年里,社会发生了一些变化:拒绝家长作风,高认知水平患者增多,患者对科学和权威的疑问式接受(Gray,1999;Kata,2010)。由于错误的沟通策略、缺乏信息和强制方法,在 HPV 疫苗接种实践中存在许多关于自我决定权受到削弱的争议。

有人批评卫生部门和疫苗生产商将 HPV 疫苗作为应对公共卫生危机的抗癌疫苗,将 HPV 与宫颈癌混为一谈(Mah et al.,2011;Rail et al.,2015;Thompson,2013;Thompson et al.,2012;Tomljenovic et al.,2012b;Tomljenovic et al.,2013)。批评者认为,宫颈癌和其他与 HPV 相关的癌症的风险已经被误导性地扩大了,并且增加了 HPV 疫苗的公众接受度,疫苗的危害也在宣传中被隐藏起来。因此,他们认为,由于父母和子女未能给予充分的知情同意,HPV 疫苗接种不符合伦理规范(Lippman et al.,2014;Rail et al.,2015)。例如,HPV 疫苗宣传材料强调宫颈癌是世界范围内女性癌症死亡率的第二大原因,但未能指出发达国家由于进行宫颈筛查,这一死亡率已明显降低(Rothman et al.,2009)。然而,正如前面部分所讨论的,对疫苗效用的分析表明,HPV 疫苗确实可以相当程度地降低宫颈癌发病风险。HPV 疫苗作为抗癌疫苗这一设定,与疫苗计划的既定目标也是一致的,即减少 HPV 相关癌症的发病率,而不是消除 HPV 感染。

　　父母们仍然经常感到他们缺乏必要的信息来评估 HPV 疫苗的危害和好处，从而做出明智的决定（Hendry et al.，2013）。多年来，公共卫生机构制定了针对父母和青春期前儿童的各种宣传策略，如宣传材料、宣传活动、课内教育课程和知情同意书（La Vincente et al.，2015；Watson et al.，2009；Wilson et al.，2012）。然而，许多人不相信当局提供的信息，要么是因为他们认为公共卫生政策没有考虑到他们的个人需要，要么是因为对官方的普遍不信任（Braunack-Mayer et al.，2015；Gefenaite et al.，2012）。例如，一些国家的父母担心 HPV 疫苗是政府阴谋对其女儿绝育的手段，特别是在秘鲁，政府历来以公共卫生名义颁布强制绝育的政策（Bingham et al.，2009；Bosch，2002）。这就造成了一种不幸的情况：公众可能会拒绝其他来源提供的信息，例如互联网或社交网络。当在疫苗不是以学校为基础的情况下被同意接种的时候，医疗服务机构提供的关于 HPV 疫苗的建议可以提高人们对疫苗的接受度（Cates et al.，2010；Gamble et al.，2010；Rahman et al.，2015）。这可能是因为他们被认为是对患者的个人需求作出反应，而不是作为政府代理人执行政策的义务。

　　在一些情况下，国家会采取强制行动来增加 HPV 疫苗接种覆盖率。在美国，有 23 个州推行法案，使 HPV 疫苗强制接种成为入学的条件。最终有两个州颁布了授权（Colgrove et al.，2010）。由于制造商在政策制定过程中的过度影响、HPV 在校园的不可传播性，以及对政府强制的反感，这些原因导致各种利益相关者无法很好地处理这些诉求（Charo，2007；Colgrove et al.，2010；Haber et al.，2007）。以公共卫生为理由，为了防止 HPV 在教室传染的危害，政府对以前疫苗的规定是合理的。然而，HPV 在教室环境中是不传染的，这和入学的公共卫生前提相冲突。此外，HPV 疫苗通常被定义为抗癌疫苗。癌症作为一种非传染性疾病，强调个人护理而非公共健康，也应尊重个人对疫苗风险和获益的考量（Mah et al.，2011；Thompson et al.，2012）。分析人士普遍认为，增加 HPV 疫苗接种的强制性命令缺乏伦理上的合理性（Opel et al.，2008；Zimmerman，2006）。

总之，公共卫生论据对 HPV 疫苗的影响不如对其他疫苗的影响。相反，周围的关于 HPV 疫苗的论点都是自我抉择接种疫苗的风险和效益之后做出的选择。虽然公共卫生部门有义务对公众告知接种疫苗的相关知情同意的内容，但由于对个性化定制信息的需求增加和对机构的不信任需求增加，对公共部门提供这些信息而言常常是一个挑战。

## 二、受益最多的人最不可能接种疫苗

由于较有优势的个人通常能够更好地利用健康干预措施，人们担心 HPV 疫苗接种在一些 HPV 相关疾病中可能会导致一定的健康不平等性（Lippman et al.，2007；Polonijo et al.，2013；Thompson，2013）。在少数民族、教育程度低及社会经济地位低的地区里 HPV 相关的癌症发病率和死亡率普遍较高（Benard et al.，2008；Braaten et al.，2005；de Vries et al.，2015；新西兰卫生部，2008；Singh et al.，2004）。因为筛查率低，国家之间的不平等更加尖锐，几乎 90% 的宫颈癌死亡都发生在发展中国家（Torre et al.，2015）。疫苗接种受健康的社会决定因素影响，从 HPV 疫苗接种中受益最多的弱势群体也可为最不可能接种疫苗。在低收入国家，资源和基础设施的缺乏不仅阻碍宫颈癌筛查的进行，也影响了 HPV 疫苗接种计划的实施。截至 2014 年，有 57 个国家实现了 HPV 疫苗接种，其中只有少数几个是低收入国家（Herrero et al.，2015）。

针对这一情况的可能应对措施是针对高危 HPV 感染人群和 HPV 相关疾病人群进行疫苗接种。然而，以前的乙肝疫苗经验表明，对静脉注射吸毒者和男同性恋者（MSM）等高风险人群的靶向疫苗接种没有提高美国的疫苗接种率。结果仍然是推荐全民婴儿接种疫苗的决定（美国疾病控制与预防中心，1991）。因此，靶向 HPV 疫苗将不太可能成功预防 HPV 感染和减少健康不平等性。有针对性的疫苗接种策略也存在使目标人群污名化的风险。虽然有人认为，普遍接种疫苗对解决边缘化社会群体的困境没有多大作用，但是普遍接种疫苗可以被认为是符合社会公正目标的（Mah et al.，2011；Thompson et al.,2012)。

　　公开资助的以学校为基础的 HPV 疫苗接种计划可明显有效提高总体疫苗接种覆盖率和增加更多弱势群体接种覆盖面(Hansen et al.,2015;Hughes et al.,2014;新西兰卫生部,2008;Sinka et al.,2014)。边缘化的青春期儿童可能无法充分利用这些卫生服务,但在发达国家的入学率普遍较高。如加拿大的一项研究显示,与高社会经济地区女性相比,以诊所为接种点的低社会经济地区女性疫苗接种率较低(34% vs.41%),而以学校为接种点者疫苗接种率较高(83% vs.79%)(Musto et al.,2013)。同样,在新西兰以学校为接种点的太平洋和毛利女性的接种率(78%~88%)高于欧洲女性(63%)(Poole et al.,2012)。

　　疫苗报销也大大影响疫苗的接种。美国儿童报销计划涵盖 HPV 疫苗后,很可能导致越来越多的生活在贫困水平以下女童的疫苗覆盖率(67%)高于贫困线之上的女童的接种率(55%)(Elam-Evans et al.,2014)。

　　疫苗的普遍接种也会产生更多的群体效应,这有助于减少健康不平等性。有研究预测具有较高癌症发病率的弱势社会群体在相同覆盖率下接种疫苗时具有较大的绝对健康收益(Blakely et al.,2014),即使处于不利地位的个体的疫苗的接种率较低,但他们仍应该间接受益于 HPV 传播减少。即使最终接受筛查的女性疫苗接种率较低,但其宫颈癌发病率也有可能降低,而宫颈癌发生率的绝对不平等也有可能在接种后减少(Malagon et al.,2015)。因此,未接种疫苗的女性仍可间接从接种疫苗方案中受益。

　　HPV 疫苗还可以减少国家之间的不平等,因为在某些情况下,接种疫苗可能比常规宫颈癌筛查更可行(Tsu et al.,2008)。正在实施用以缩小高收入和低收入国家之间的卫生公平差距的各种方案。从2011 年开始,在一些中等收入国家实行了阶梯式的疫苗价格。2013年,GAVI 联盟开始支持发展中国家以较低的价格引入 HPV 疫苗。这一举动得益于与默克公司达成的价格协议(The Lancet,2013)。此后,GAVI 联盟已批准支持 20 个国家的示范项目,并允许卢旺达、乌干达和乌兹别克斯坦全国引进疫苗接种（Hanson et al.，2015）。然而，与宫颈癌筛查不同的是，低收入国家的 HPV 疫苗接种的益处仍然需要数十年累积才能显现。

总之，社会公正问题一直并将继续对全球 HPV 疫苗接种实践产生重要影响，这反映出人们越来越重视公共卫生中的卫生公平性问题。

## 三、无性别差异的疫苗接种

HPV 疫苗最初被定位为关于女性健康问题所使用的疫苗（Mah et al.，2011）。宫颈癌在所有 HPV 相关癌症中发病率最高，并与 HPV 感染有最强的因果关系（de Martel et al.，2012）。HPV 疫苗最初被测试并被批准用于女性，大多数疫苗接种计划最初只针对女性。然而，这种性别差异化的疫苗接种总是令人感到不安（Prue，2016；Tjalma et al.，2006）。男性也患有 HPV 相关的癌症和生殖器疣。与宫颈癌不同，没有筛查项目来预防男性 HPV 相关癌症，因此，HPV 疫苗接种对他们而言会成为唯一的预防性干预措施。由于 HPV 是通过性传播的，对男女均进行疫苗接种也被认为是男女分享性健康责任的一种方式（Luyten et al.，2014；Thompson et al.，2012）。在 2009 年，四价 HPV 疫苗获得美国食品药品监督管理局（FDA）批准，然而男性的常规疫苗接种实践并不普遍（美国疾病控制与预防中心，2010）。

男性接种 HPV 疫苗缓慢的最大原因可能是成本效益问题。由于女性向男性传播 HPV 的减少，女性的疫苗接种已导致男性人群产生显著的群体效应。传播模型预测男性的常规接种对男性和女性在减少 HPV 感染和宫颈癌发病率方面益处很小（Brisson et al.，2011；Jit et al.，2008）。然而，男性的疫苗接种计划的投入大约是之前 HPV 疫苗接种计划的 2 倍。成本效益分析一再得出结论：如果在女性中接种疫苗的覆盖率很高，那么增加男性参加常规疫苗接种计划不太可能具有成本效益（Burger et al.，2014；Chesson et al.，2011；Jit et al.，2008；Kim et al.，2007；Laprise et al.，2014；Pearson et al.，2014）。他们还普遍认为，增加女性的接种覆盖率比接种相当比例的男性更具成本效益。

然而,男性接种 HPV 疫苗可能会以较低的疫苗成本实现成本效益(Burger et al.,2014;Laprise et al.,2014;Pearson et al.,2014)。

尽管如此,许多 HPV 相关的癌症在男 - 性性行为者中被诊断出来,而这些癌症不太可能仅受女性接种疫苗的影响。在澳大利亚,异性恋中 21 岁以下的男性的生殖器疣诊断率下降了 82%,但男 - 男性行为中的男性其诊断率仅下降了 25%(Ali et al.,2013)。在男 - 男性接触者中,肛门癌的发病率是异性恋男性的 17 倍(Daling et al.,2004)。HPV 疫苗接种是一项干预措施,可以增加一个历来被卫生系统边缘化和服务不足的人口群体的卫生公平性。但是,针对男 - 男性行为者,有疫苗接种是否是有效的策略仍然值得商榷。许多男性在性行为开始之后,不愿意自己被识别或披露为男 - 男性行为者(Rank et al.,2012;Zou et al.,2014)。随着男 - 男性接触者年龄进入成年早期,疫苗的有效性和成本效益急剧下降(Kim,2010)。选择接种疫苗的男性可能因为针对性干预而感到羞耻。因此,从社会公正的角度来看,不分性别的疫苗接种计划是可取的,因为这将确保男性在最有效的年龄能够平等地获得干预,并且可能将男性疫苗接种覆盖率升至最高。

越来越多的卫生保健预算给政府带来了很大的压力,导致政府会要求按照成本效益原则来衡量卫生支出。尽管如此,一些司法管辖区现在已经出于健康、政治和伦理方面的原因,批准了不分性别的疫苗接种(美国疾病控制与预防中心,2011;国家免疫咨询委员会,2012)。

# 第六节　结论

大量证据支持现在的科学观点,即 HPV 疫苗是有效的、安全的和性价比高的。虽然经济利益会加快 HPV 疫苗接种的推广和实施,但健康、成本效益、社会公正和政治考虑已经成为促使全球推广 HPV 疫苗政策的重要因素。应该加大力度向利益相关者(家长、儿童、保健提供者)提供可靠的科学依据,保证人民的知情同意权,从而确保在世界范围内疫苗接种可以得到推广。

　　公共卫生方面的争议往往源于支持者和反对者之间关于科学证据的强烈的意见分歧。一般来说,每个阵营都会有选择地引用维持其论点的报道,从而扩大意见分歧(Cope et al.,2009;Trinquart et al.,2016)。关于 HPV 疫苗相关的许多争议都属于这种模式,绝大多数研究人员都赞成接种疫苗,但有少数人持续反对。尽管对 HPV 疫苗引起的经济利益冲突进行了很多审查,但非经济利益冲突(政治、学术、意识形态、宗教)对塑造公共理念非常重要,并促使个人对疫苗接种益处抱以期望。尽管如此,越来越多的监测数据已经开始表明 HPV 疫苗的有效性和安全性,如 HPV 感染率、生殖器疣和宫颈病变的发生率均明显下降,并且疫苗也没有表现出明显严重的副作用(Drolet et al.,2015;Markowitz et al.,2016;Vichnin et al.,2015)。这些数据表明支持推广和实施疫苗接种的观点是正确的。

　　公共卫生机构必须通过有效的沟通和政策来回应公众的争议。公共卫生信息会与例如媒体、互联网和社交网络等其他信息来源提供的信息形成竞争,但这些来源的信息许多都包含错误信息(Dunn et al.,2015;Habel et al.,2009;Kata,2010;Madden et al.,2012;Smith et al.,2008)。关于疫苗接种的风险和益处,家长经常缺少信息来源(Hendry et al.,2013)。遗憾的是,向家长提供教育材料可能不会显著提升疫苗接种的接受度(Dempsey et al.,2006)。这可能是因为公共卫生部门只能提供关于人口水平的总体风险和干预措施益处的信息,而不能提供每个人的具体风险和益处(Braunack-Mayer et al.,2015;Serpell et al.,2006)。尽管如此,当公共卫生政策被认为是相互矛盾或受到商业利益的不当影响时,公众对疫苗的信心就会受到破坏。有些例子值得注意,在日本暂停积极建议接种 HPV 疫苗后,疫苗覆盖率大幅下降;美国业界游说接种疫苗后引起了公众反感,以及导致政府暂停在印度接种 HPV 疫苗的示范项目(Colgrove et al.,2010;Hanley et al.,2015;Larson et al.,2010)。公共卫生政策应该是基于证据支持和透明的。

　　对 HPV 疫苗接种实践的持续公共审查仍然很重要。未来几年,宫颈癌筛查在 HPV 疫苗接种时代的作用将成为关键的争议话题

(Franco et al.,2006)。HPV 感染和癌前病变的患病率下降将导致筛查试验实施率的明显下降(Franco et al.,2009)。由于筛查的预测价值会下降,筛查方案将不得不重新设计从而以保持方案的质量,并在筛查的益处和危害之间保持可接受的平衡。由于筛查方案变化的影响以及公众对这些变化的认识,这可能会引起很多争议。在未来几年有关 HPV 疫苗的争议也将继续发展。

# 参考文献

van't Klooster TM, Kemmeren JM, van der Maas NAT, de Melker HE. Reported adverse events in girls aged 13–16 years after vaccination with the human papillomavirus (HPV)-16/18 vaccine in the Netherlands. Vaccine. 2011;29:4601–7. doi:10.1016/j.vaccine.2011.04.050.

Abdelmutti N, Hoffman-Goetz L. Risk messages about HPV, cervical cancer, and the HPV vaccine Gardasil: a content analysis of Canadian and U.S. National Newspaper Articles. Women Health. 2009;49:422–40. doi:10.1080/03630240903238776.

Agence Nationale de Sécurité du Médicament et des Produits de Santé. Vaccins anti-HPV et risque de maladies autoimmunes: étude pharmacoépidémiologique. 2015.

Ali H, Donovan B, Wand H, Read TR, Regan DG, Grulich AE, Fairley CK, Guy RJ. Genital warts in young Australians five years into national human papillomavirus vaccination programme: national surveillance data. BMJ. 2013;346:f2032. doi:10.1136/bmj.f2032.

Andrae B, Kemetli L, Sparen P, Silfverdal L, Strander B, Ryd W, Dillner J, Tornberg S. Screening-preventable cervical cancer risks: evidence from a nationwide audit in Sweden. J Natl Cancer Inst. 2008;100:622–9. doi:10.1093/jnci/djn099.

Arbyn M, Bergeron C, Klinkhamer P, Martin-Hirsch P, Siebers AG, Bulten J. Liquid compared with conventional cervical cytology: a systematic review and meta-analysis. Obstet Gynecol. 2008;111:167–77. doi:10.1097/01.AOG.0000296488.85807.b3.

Arbyn M, Kyrgiou M, Simoens C, Raifu AO, Koliopoulos G, Martin-Hirsch P, Prendiville W, Paraskevaidis E. Perinatal mortality and other severe adverse pregnancy outcomes associated with treatment of cervical intraepithelial neoplasia: meta-analysis. BMJ. 2008;337:a1284. doi:10.1136/bmj.a1284.

Arnheim-Dahlström L, Pasternak B, Svanström H, Sparén P, Hviid A. Autoimmune, neurological, and venous thromboembolic adverse events after immunisation of adolescent girls with quadrivalent human papillomavirus vaccine in Denmark and Sweden: cohort study. BMJ : British Medical Journal. 2013;347:f5906. doi:10.1136/bmj.f5906.

Backes DM, Kurman RJ, Pimenta JM, Smith JS. Systematic review of human papillomavirus prevalence in invasive penile cancer. Cancer Causes Control. 2009;20:449–57. doi:10.1007/s10552-008-9276-9.

Baden LR, Curfman GD, Morrissey S, Drazen JM. Human papillomavirus vaccine — opportunity and challenge. N Engl J Med. 2007;356:1990–1. doi:10.1056/NEJMe078088.

Baldur-Felskov B, Dehlendorff C, Munk C, Kjaer SK. Early impact of human papillomavirus vaccination on cervical neoplasia—Nationwide follow-up of young Danish women. J Natl Cancer Inst. 2014;106:djt460. doi:10.1093/jnci/djt460.

Baril L, Rosillon D, Willame C, Angelo MG, Zima J, van den Bosch JH, Van Staa T, Boggon R, Bunge EM, Hernandez-Diaz S, Chambers CD. Risk of spontaneous abortion and other pregnancy outcomes in 15–25 year old women exposed to human papillomavirus-16/18 AS04-adjuvanted vaccine in the United Kingdom. Vaccine. 2015;33:6884–91. doi:10.1016/j.vaccine.2015.07.024.

Beachler DC, Kreimer AR, Schiffman M, Herrero R, Wacholder S, Rodriguez AC, Lowy DR, Porras C, Schiller JT, Quint W, Jimenez S, Safaeian M, Struijk L, Schussler J, Hildesheim A, Gonzalez P, Group ftCRHVT. Multisite HPV16/18 vaccine efficacy against cervical, anal, and oral HPV infection. J Natl Cancer Inst. 2016;108:djv302. doi:10.1093/jnci/djv302.

Bednarczyk RA, Davis R, Ault K, Orenstein W, Omer SB. Sexual activity–related outcomes after human papillomavirus vaccination of 11- to 12-year-olds. Pediatrics. 2012;130:798–805.

Benard VB, Johnson CJ, Thompson TD, Roland KB, Lai SM, Cokkinides V, Tangka F, Hawkins NA, Lawson H, Weir HK. Examining the association between socioeconomic status and potential human papillomavirus-associated cancers. Cancer. 2008;113:2910–8. doi:10.1002/cncr.23742.

Bingham A, Drake J, LaMontagne D. Sociocultural issues in the introduction of human papillomavirus vaccine in low-resource settings. Arch Pediatr Adolesc Med. 2009;163:455–61. doi:10.1001/archpediatrics.2009.50.

Blakely T, Kvizhinadze G, Karvonen T, Pearson AL, Smith M, Wilson N. Cost-effectiveness and equity impacts of three HPV vaccination programmes for school-aged girls in New Zealand. Vaccine. 2014;32:2645–56. doi:10.1016/j.vaccine.2014.02.071.

Block SL, Nolan T, Sattler C, Barr E, Giacoletti KE, Marchant CD, Castellsagué X, Rusche SA, Lukac S, Bryan JT. Comparison of the immunogenicity and reactogenicity of a prophylactic quadrivalent human papillomavirus (types 6, 11, 16, and 18) L1 virus-like particle vaccine in male and female adolescents and young adult women. Pediatrics. 2006;118:2135–45.

Bosch X. Former Peruvian government censured over sterilisations. BMJ. 2002;325:236.

Bosch FX, de Sanjose S. Chapter 1: human papillomavirus and cervical cancer–burden and assessment of causality. J Natl Cancer Inst Monogr. 2003;2003:3–13.

Bosch FX, Lorincz A, Munoz N, Meijer CJ, Shah KV. The causal relation between human papillomavirus and cervical cancer. J Clin Pathol. 2002;55:244–65.

Braaten T, Weiderpass E, Kumle M, Lund E. Explaining the socioeconomic variation in cancer risk in the Norwegian women and cancer study. Cancer Epidemiol Biomark Prev. 2005;14:2591–7. doi:10.1158/1055-9965.epi-05-0345.

Braunack-Mayer A, Skinner SR, Collins J, Tooher R, Proeve C, O'Keefe M, Burgess T, Watson M, Marshall H. Ethical challenges in school-based immunization programs for adolescents: a qualitative study. Am J Public Health. 2015;105:1399–403. doi:10.2105/AJPH.2014.302280.

Brinth LS, Pors K, Theibel AC, Mehlsen J. Orthostatic intolerance and postural tachycardia syndrome as suspected adverse effects of vaccination against human papilloma virus. Vaccine. 2015;33:2602–5. doi:10.1016/j.vaccine.2015.03.098.

Brinth L, Theibel AC, Pors K, Mehlsen J. Suspected side effects to the quadrivalent human papilloma vaccine. Dan Med J. 2015;62:A5064.

Briones R, Nan X, Madden K, Waks L. When vaccines go viral: an analysis of HPV vaccine coverage on YouTube. Health Commun. 2012;27:478–85. doi:10.1080/10410236.2011.610258.

Brisson M, Laprise JF, Drolet M, Van de Velde N, Franco EL, Kliewer EV, Ogilvie G, Deeks SL, Boily MC. Comparative cost-effectiveness of the quadrivalent and bivalent human papillomavirus vaccines: a transmission-dynamic modeling study. Vaccine. 2013;31:3863–71. doi:10.1016/j.vaccine.2013.06.064.

Brisson M, van de Velde N, Franco EL, Drolet M, Boily MC. Incremental impact of adding boys to current human papillomavirus vaccination programs: role of herd immunity. J Infect Dis. 2011;204:372–6. doi:10.1093/infdis/jir285.

Brown RE, Breugelmans JG, Theodoratou D, Benard S. Costs of detection and treatment of cervical cancer, cervical dysplasia and genital warts in the UK. Curr Med Res Opin. 2006;22:663–70. doi:10.1185/030079906x99972.

Brown DR, Kjaer SK, Sigurdsson K, Iversen OE, Hernandez-Avila M, Wheeler CM, Perez G, Koutsky LA, Tay EH, Garcia P, Ault KA, Garland SM, Leodolter S, Olsson SE, Tang GW, Ferris DG, Paavonen J, Steben M, Bosch FX, Dillner J, Joura EA, Kurman RJ, Majewski S, Munoz N, Myers ER, Villa LL, Taddeo FJ, Roberts C, Tadesse A, Bryan J, Lupinacci LC,

Giacoletti KE, Sings HL, James M, Hesley TM, Barr E. The impact of quadrivalent human papillomavirus (HPV; types 6, 11, 16, and 18) L1 virus-like particle vaccine on infection and disease due to oncogenic nonvaccine HPV types in generally HPV-naive women aged 16–26 years. J Infect Dis. 2009;199:926–35. doi:10.1086/597307.

Bulk S, Visser O, Rozendaal L, Verheijen RH, Meijer CJ. Cervical cancer in the Netherlands 1989-1998: decrease of squamous cell carcinoma in older women, increase of adenocarcinoma in younger women. Int J Cancer. 2005;113:1005–9. doi:10.1002/ijc.20678.

Burger EA, Sy S, Nygard M, Kristiansen IS, Kim JJ. Prevention of HPV-related cancers in Norway: cost-effectiveness of expanding the HPV vaccination program to include pre-adolescent boys. PLoS One. 2014;9:e89974. doi:10.1371/journal.pone.0089974.

Canadian Immunization Committee. Recommendations for human papillomavirus immunization programs. Public Health Agency of Canada ed. Ottawa, ON: Public Health Agency of Canada; 2014. p. 52.

Castellsague X, Giuliano AR, Goldstone S, Guevara A, Mogensen O, Palefsky JM, Group T, Shields C, Liu K, Maansson R, Luxembourg A, Kaplan SS. Immunogenicity and safety of the 9-valent HPV vaccine in men. Vaccine. 2015;33:6892–901. doi:10.1016/j.vaccine.2015.06.088.

Cates JR, Shafer A, Carpentier FD, Reiter PL, Brewer NT, McRee A-L, Smith JS. How parents hear about human papillomavirus vaccine: implications for uptake. J Adolesc Health. 2010;47:305–8. doi:10.1016/j.jadohealth.2010.04.003.

CBC News. HPV vaccine refused by 2 Alberta Catholic school boards. 2008.

Centers for Disease Control and Prevention. Hepatitis B virus: a comprehensive strategy for eliminating transmission in the United States through universal childhood vaccination. Recommendations of the immunization practices advisory committee (ACIP). MMWR Recomm Rep. 1991;40:1–25.

Centers for Disease Control and Prevention. Results from the National Breast and cervical cancer early detection program, October 31, 1991–September 30, 1993. MMWR Morb Mortal Wkly Rep. 1994;43:530–4.

Centers for Disease Control and Prevention. FDA licensure of quadrivalent human papillomavirus vaccine (HPV4, Gardasil) for use in males and guidance from the advisory committee on immunization practices (ACIP). MMWR Morb Mortal Wkly Rep. 2010;59:630–2.

Centers for Disease Control and Prevention. Recommendations on the use of quadrivalent human papillomavirus vaccine in males–advisory committee on immunization practices (ACIP), 2011. MMWR Morb Mortal Wkly Rep. 2011;60:1705–8.

Centers for Disease Control and Prevention. Cervical cancer screening among women by hysterectomy status and among women aged ≥65 years - United States, 2000–2010. MMWR Morb Mortal Wkly Rep. 2013;61:1043–7.

Chao C, Klein NP, Velicer CM, Sy LS, Slezak JM, Takhar H, Ackerson B, Cheetham TC, Hansen J, Deosaransingh K, Emery M, Liaw KL, Jacobsen SJ. Surveillance of autoimmune conditions following routine use of quadrivalent human papillomavirus vaccine. J Intern Med. 2012;271:193–203. doi:10.1111/j.1365-2796.2011.02467.x.

Charo RA. Politics, parents, and prophylaxis — mandating HPV vaccination in the United States. N Engl J Med. 2007;356:1905–8. doi:10.1056/NEJMp078054.

Chaturvedi AK. Beyond cervical cancer: burden of other HPV-related cancers among men and women. J Adolesc Health. 2010;46:S20–6. doi:10.1016/j.jadohealth.2010.01.016.

Chaturvedi AK, Katki HA, Hildesheim A, Rodriguez AC, Quint W, Schiffman M, Van Doorn LJ, Porras C, Wacholder S, Gonzalez P, Sherman ME, Herrero R, Group CVT. Human papillomavirus infection with multiple types: pattern of coinfection and risk of cervical disease. J Infect Dis. 2011;203:910–20. doi:10.1093/infdis/jiq139.

Chesson HW, Ekwueme DU, Saraiya M, Dunne EF, Markowitz LE. The cost-effectiveness of male HPV vaccination in the United States. Vaccine. 2011;29:8443–50. doi:10.1016/j.vaccine.2011.07.096.

Chesson HW, Ekwueme DU, Saraiya M, Watson M, Lowy DR, Markowitz LE. Estimates of the annual direct medical costs of the prevention and treatment of disease associated with human papillomavirus in the United States. Vaccine. 2012;30:6016–9. doi:10.1016/j.vaccine.2012.07.056.

Cogliano V, Baan R, Straif K, Grosse Y, Secretan B, Ghissassi FE. Carcinogenicity of human papillomaviruses. Lancet Oncol. 2005;6:204. doi:10.1016/S1470-2045(05)70086-3.

Colgrove J, Abiola S, Mello MM. HPV vaccination mandates — Lawmaking amid political and scientific controversy. N Engl J Med. 2010;363:785–91. doi:10.1056/NEJMsr1003547.

Cope MB, Allison DB. White hat bias: examples of its presence in obesity research and a call for renewed commitment to faithfulness in research reporting. Int J Obes. 2009;34:84–8.

Cotter J. Last publicly funded school board to allow HPV vaccine: advocacy group: The Canadian Press., http://www.ctvnews.ca/health/last-publicly-funded-school-board-to-allow-hpv-vaccine-advocacy-group-1.1840330; 2014. Accessed 18 Feb 2016

Crowe E, Pandeya N, Brotherton JM, Dobson AJ, Kisely S, Lambert SB, Whiteman DC. Effectiveness of quadrivalent human papillomavirus vaccine for the prevention of cervical abnormalities: case-control study nested within a population based screening programme in Australia. BMJ. 2014;348:g1458. doi:10.1136/bmj.g1458.

Cubie HA, Plumstead M, Zhang W, de Jesus O, Duncan LA, Stanley MA. Presence of antibodies to human papillomavirus virus-like particles (VLPs) in 11–13-year-old schoolgirls. J Med Virol. 1998;56:210–6. doi:10.1002/(SICI)1096-9071(199811)56:3<210::AID-JMV6>3.0.CO;2-A.

Daling JR, Madeleine MM, Johnson LG, Schwartz SM, Shera KA, Wurscher MA, Carter JJ, Porter PL, Galloway DA, McDougall JK. Human papillomavirus, smoking, and sexual practices in the etiology of anal cancer. Cancer. 2004;101:270–80. doi:10.1002/cncr.20365.

Darden PM, Thompson DM, Roberts JR, Hale JJ, Pope C, Naifeh M, Jacobson RM. Reasons for not vaccinating adolescents: National Immunization Survey of teens, 2008–2010. Pediatrics. 2013;131:645–51. doi:10.1542/peds.2012-2384.

David MP, Van Herck K, Hardt K, Tibaldi F, Dubin G, Descamps D, Van Damme P. Long-term persistence of anti-HPV-16 and -18 antibodies induced by vaccination with the AS04-adjuvanted cervical cancer vaccine: modeling of sustained antibody responses. Gynecol Oncol. 2009;115:S1–6. doi:10.1016/j.ygyno.2009.01.011.

Day PM, Kines RC, Thompson CD, Jagu S, Roden RB, Lowy DR, Schiller JT. In vivo mechanisms of vaccine-induced protection against HPV infection. Cell Host Microbe. 2010;8:260–70. doi:10.1016/j.chom.2010.08.003.

De Vuyst H, Clifford GM, Nascimento MC, Madeleine MM, Franceschi S. Prevalence and type distribution of human papillomavirus in carcinoma and intraepithelial neoplasia of the vulva, vagina and anus: a meta-analysis. Int J Cancer. 2009;124:1626–36. doi:10.1002/ijc.24116.

Dempsey AF, Zimet GD, Davis RL, Koutsky L. Factors that are associated with parental acceptance of human papillomavirus vaccines: a randomized intervention study of written information about HPV. Pediatrics. 2006;117:1486–93.

Descamps D, Hardt K, Spiessens B, Izurieta P, Verstraeten T, Breuer T, Dubin G. Safety of human papillomavirus (HPV)-16/18 AS04-adjuvanted vaccine for cervical cancer prevention: a pooled analysis of 11 clinical trials. Hum Vaccin. 2009;5:332–40.

DeStefano F, Thompson WW. MMR vaccine and autism: an update of the scientific evidence. Expert Rev Vaccines. 2004;3:19–22.

Dickinson JA, Stankiewicz A, Popadiuk C, Pogany L, Onysko J, Miller AB. Reduced cervical cancer incidence and mortality in Canada: national data from 1932 to 2006. BMC Public Health. 2012;12:992. doi:10.1186/1471-2458-12-992.

Dobson SR, McNeil S, Dionne M, Dawar M, Ogilvie G, Krajden M, Sauvageau C, Scheifele DW, Kollmann TR, Halperin SA. Immunogenicity of 2 doses of HPV vaccine in younger adolescents vs 3 doses in young women: a randomized clinical trial. JAMA. 2013;309:1793–802.

Donegan K, Beau-Lejdstrom R, King B, Seabroke S, Thomson A, Bryan P. Bivalent human papillomavirus vaccine and the risk of fatigue syndromes in girls in the UK. Vaccine. 2013;31:4961–7. doi:10.1016/j.vaccine.2013.08.024.

Drolet M, Benard E, Boily MC, Ali H, Baandrup L, Bauer H, Beddows S, Brisson J, Brotherton JM, Cummings T, Donovan B, Fairley CK, Flagg EW, Johnson AM, Kahn JA, Kavanagh K, Kjaer SK, Kliewer EV, Lemieux-Mellouki P, Markowitz L, Mboup A, Mesher D, Niccolai L, Oliphant J, Pollock KG, Soldan K, Sonnenberg P, Tabrizi SN, Tanton C, Brisson M. Population-level impact and herd effects following human papillomavirus vaccination programmes: a systematic review and meta-analysis. Lancet Infect Dis. 2015;15:565–80. doi:10.1016/s1473-3099(14)71073-4.

D'Souza G, Kreimer AR, Viscidi R, Pawlita M, Fakhry C, Koch WM, Westra WH, Gillison ML. Case–control study of human papillomavirus and oropharyngeal cancer. N Engl J Med. 2007;356:1944–56. doi:10.1056/NEJMoa065497.

Dunn AG, Leask J, Zhou X, Mandl KD, Coiera E. Associations between exposure to and expression of negative opinions about human papillomavirus vaccines on social media: an observational study. J Med Internet Res. 2015;17:e144. doi:10.2196/jmir.4343.

Dyer O. Canadian academic's call for moratorium on HPV vaccine sparks controversy. BMJ. 2015;351:h5692. doi:10.1136/bmj.h5692.

Einstein MH, Baron M, Levin MJ, Chatterjee A, Fox B, Scholar S, Rosen J, Chakhtoura N, Meric D, Dessy FJ, Datta SK, Descamps D, Dubin G, Group HPVS. Comparative immunogenicity and safety of human papillomavirus (HPV)-16/18 vaccine and HPV-6/11/16/18 vaccine: follow-up from months 12-24 in a phase III randomized study of healthy women aged 18-45 years. Hum Vaccin. 2011;7:1343–58. doi:10.4161/hv.7.12.18281.

El Amin AN, Parra MT, Kim-Farley R. Ethical issues concerning vaccination requirements. Public Health Rev. 2012;34:14.

Elam-Evans LD, Yankey D, Jeyarajah J, Singleton JA, Curtis RC, MacNeil J, Hariri S. National, regional, state, and selected local area vaccination coverage among adolescents aged 13–17 years - United States, 2013. MMWR Morb Mortal Wkly Rep. 2014;63:625–33.

Elbasha EH, Dasbach EJ, Insinga RP. Model for assessing human papillomavirus vaccination strategies. Emerging Infectious Disease journal. 2007;13:28. doi:10.3201/eid1301.060438.

Elbasha EH, Galvani AP. Vaccination against multiple HPV types. Math Biosci. 2005;197:88–117. doi:10.1016/j.mbs.2005.05.004.

Ferris D, Samakoses R, Block SL, Lazcano-Ponce E, Restrepo JA, Reisinger KS, Mehlsen J, Chatterjee A, Iversen OE, Sings HL, Shou Q, Sausser TA, Saah A. Long-term study of a quadrivalent human papillomavirus vaccine. Pediatrics. 2014;134:e657–65. doi:10.1542/peds.2013-4144.

Fesenfeld M, Hutubessy R, Jit M. Cost-effectiveness of human papillomavirus vaccination in low and middle income countries: a systematic review. Vaccine. 2013;31:3786–804. doi:10.1016/j.vaccine.2013.06.060.

Food and Drug Administration. VRBPAC Background Document: Gardasil™ HPV Quadrivalent Vaccine, 18 May 2006. In: VRBPAC Meeting; 2006.

Forster AS, Marlow LAV, Stephenson J, Wardle J, Waller J. Human papillomavirus vaccination and sexual behaviour: cross-sectional and longitudinal surveys conducted in England. Vaccine. 2012;30:4939–44. doi:10.1016/j.vaccine.2012.05.053.

Forster A, Wardle J, Stephenson J, Waller J. Passport to promiscuity or lifesaver: press coverage of HPV vaccination and risky sexual behavior. J Health Commun. 2010;15:205–17. doi:10.1080/10810730903528066.

Franco EL, Cuzick J, Hildesheim A, de Sanjose S. Chapter 20: issues in planning cervical cancer screening in the era of HPV vaccination. Vaccine. 2006;24(Suppl 3):S3/171–7. doi:10.1016/j.vaccine.2006.05.061.

Franco EL, de Sanjose S, Broker TR, Stanley MA, Chevarie-Davis M, Isidean SD, Schiffman M. Human papillomavirus and cancer prevention: gaps in knowledge and prospects for research, policy, and advocacy. Vaccine. 2012;30(Suppl 5):F175–82. doi:10.1016/j.vaccine.2012.06.092.

Franco EL, Mahmud SM, Tota J, Ferenczy A, Coutlee F. The expected impact of HPV vaccination on the accuracy of cervical cancer screening: the need for a paradigm change. Arch Med Res. 2009;40:478–85. doi:10.1016/j.arcmed.2009.06.003.

Franco EL, Rohan TE, Villa LL. Epidemiologic evidence and human papillomavirus infection as a necessary cause of cervical cancer. J Natl Cancer Inst. 1999;91:506–11.

Fraser C, Tomassini JE, Xi L, Golm G, Watson M, Giuliano AR, Barr E, Ault KA. Modeling the long-term antibody response of a human papillomavirus (HPV) virus-like particle (VLP) type 16 prophylactic vaccine. Vaccine. 2007;25:4324–33. doi:10.1016/j.vaccine.2007.02.069.

Future II Study Group. Quadrivalent vaccine against human papillomavirus to prevent high-grade cervical lesions. N Engl J Med. 2007;356:1915–27. doi:10.1056/NEJMoa061741.

Gamble HL, Klosky JL, Parra GR, Randolph ME. Factors influencing familial decision-making regarding human papillomavirus vaccination. J Pediatr Psychol. 2010;35:704–15. doi:10.1093/

jpepsy/jsp108.

Garland SM, Ault KA, Gall SA, Paavonen J, Sings HL, Ciprero KL, Saah A, Marino D, Ryan D, Radley D, Zhou H, Haupt RM, Garner EIO. Pregnancy and infant outcomes in the clinical trials of a human papillomavirus type 6/11/16/18 vaccine: a combined analysis of five randomized controlled trials. Obstet Gynecol. 2009;114:1179–88. doi:10.1097/AOG.0b013e3181c2ca21.

Garland SM, Hernandez-Avila M, Wheeler CM, Perez G, Harper DM, Leodolter S, Tang GW, Ferris DG, Steben M, Bryan J, Taddeo FJ, Railkar R, Esser MT, Sings HL, Nelson M, Boslego J, Sattler C, Barr E, Koutsky LA, Females United to Unilaterally Reduce Endo/Ectocervical Disease II. Quadrivalent vaccine against human papillomavirus to prevent anogenital diseases. N Engl J Med. 2007;356:1928–43. doi:10.1056/NEJMoa061760.

Gee J, Naleway A, Shui I, Baggs J, Yin R, Li R, Kulldorff M, Lewis E, Fireman B, Daley MF, Klein NP, Weintraub ES. Monitoring the safety of quadrivalent human papillomavirus vaccine: findings from the vaccine safety datalink. Vaccine. 2011;29:8279–84. doi:10.1016/j.vaccine.2011.08.106.

Gefenaite G, Smit M, Nijman HW, Tami A, Drijfhout IH, Pascal A, Postma MJ, Wolters BA, van Delden JJM, Wilschut JC, Hak E. Comparatively low attendance during human papillomavirus catch-up vaccination among teenage girls in the Netherlands: insights from a behavioral survey among parents. BMC Public Health. 2012;12:498. doi:10.1186/1471-2458-12-498.

Giuliano AR, Isaacs-Soriano K, Torres BN, Abrahamsen M, Ingles DJ, Sirak BA, Quiterio M, Lazcano-Ponce E. Immunogenicity and safety of Gardasil among mid-adult aged men (27–45 years)—the MAM study. Vaccine. 2015;33:5640–6. doi:10.1016/j.vaccine.2015.08.072.

Giuliano AR, Palefsky JM, Goldstone S, Moreira ED, Penny ME, Aranda C, Vardas E, Moi H, Jessen H, Hillman R, Chang Y-H, Ferris D, Rouleau D, Bryan J, Marshall JB, Vuocolo S, Barr E, Radley D, Haupt RM, Guris D. Efficacy of Quadrivalent HPV vaccine against HPV infection and disease in males. N Engl J Med. 2011;364:401–11. doi:10.1056/NEJMoa0909537.

Global Advisory Committee on Vaccine Safety. Statement on the continued safety of HPV vaccination. Geneva; 2014.

Global Advisory Committee on Vaccine Safety. Global advisory committee on vaccine safety: statement on safety of HPV vaccines. Geneva: World Health Organization; 2015.

Goldie SJ, O'Shea M, Campos NG, Diaz M, Sweet S, Kim S-Y. Health and economic outcomes of HPV 16,18 vaccination in 72 GAVI-eligible countries. Vaccine. 2008;26:4080–93. doi:10.1016/j.vaccine.2008.04.053.

Gray JAM. Postmodern medicine. The. Lancet. 1999;354:1550–3. doi:10.1016/S0140-6736(98)08482-7.

Grimaldi-Bensouda L, Guillemot D, Godeau B, Bénichou J, Lebrun-Frenay C, Papeix C, Labauge P, Berquin P, Penfornis A, Benhamou PY, Nicolino M, Simon A, Viallard JF, Costedoat-Chalumeau N, Courcoux MF, Pondarré C, Hilliquin P, Chatelus E, Foltz V, Guillaume S, Rossignol M, Abenhaim L, The P-AIDSG. Autoimmune disorders and quadrivalent human papillomavirus vaccination of young female subjects. J Intern Med. 2014;275:398–408. doi:10.1111/joim.12155.

Gruber N, Shoenfeld Y. A link between human papilloma virus vaccination and primary ovarian insufficiency: current analysis. Curr Opin Obstet Gynecol. 2015;27:265–70. doi:10.1097/gco.0000000000000183.

Guan P, Howell-Jones R, Li N, Bruni L, de Sanjose S, Franceschi S, Clifford GM. Human papillomavirus types in 115,789 HPV-positive women: a meta-analysis from cervical infection to cancer. Int J Cancer. 2012;131:2349–59. doi:10.1002/ijc.27485.

Guichon JR, Mitchell I, Buffler P, Caplan A. Citizen intervention in a religious ban on in-school HPV vaccine administration in Calgary, Canada. Prev Med. 2013;57:409–13. doi:10.1016/j.ypmed.2013.06.005.

Gustafsson L, Ponten J, Zack M, Adami HO. International incidence rates of invasive cervical cancer after introduction of cytological screening. Cancer Causes Control. 1997;8:755–63.

Habbema D, De Kok IM, Brown ML. Cervical cancer screening in the United States and the Netherlands: a tale of two countries. Milbank Q. 2012;90:5–37. doi:10.1111/j.1468-0009.2011.00652.x.

Habel MA, Liddon N, Stryker JE. The HPV vaccine: a content analysis of online news stories. J Womens Health (Larchmt). 2009;18:401–7. doi:10.1089/jwh.2008.0920.

Haber G, Malow RM, Zimet GD. The HPV vaccine mandate controversy. J Pediatr Adolesc Gynecol. 2007;20:325–31. doi:10.1016/j.jpag.2007.03.101.

Hanley SJ, Yoshioka E, Ito Y, Kishi R. HPV vaccination crisis in Japan. Lancet. 2015;385:2571. doi:10.1016/S0140-6736(15)61152-7.

Hansen BT, Campbell S, Burger E, Nygård M. Correlates of HPV vaccine uptake in school-based routine vaccination of preadolescent girls in Norway: a register-based study of 90,000 girls and their parents. Prev Med. 2015;77:4–10. doi:10.1016/j.ypmed.2015.04.024.

Hanson CM, Eckert L, Bloem P, Cernuschi T. Gavi HPV programs: application to implementation. Vaccine. 2015;3:408–19. doi:10.3390/vaccines3020408.

Harper DM, Franco EL, Wheeler CM, Moscicki AB, Romanowski B, Roteli-Martins CM, Jenkins D, Schuind A, Costa Clemens SA, Dubin G, Group HPVVS. Sustained efficacy up to 4.5 years of a bivalent L1 virus-like particle vaccine against human papillomavirus types 16 and 18: follow-up from a randomised control trial. Lancet. 2006;367:1247–55. doi:10.1016/S0140-6736(06)68439-0.

Harper DM, Nieminen P, Paavonen J, Lehtinen M. Cervical cancer incidence can increase despite HPV vaccination. Lancet Infect Dis. 2010;10:594–5. doi:10.1016/S1473-3099(10)70182-1.

Hendry M, Lewis R, Clements A, Damery S, Wilkinson C. "HPV? Never heard of it!": a systematic review of girls' and parents' information needs, views and preferences about human papillomavirus vaccination. Vaccine. 2013;31:5152–67. doi:10.1016/j.vaccine.2013.08.091.

Herrero R, González P, Markowitz LE. Present status of human papillomavirus vaccine development and implementation. Lancet Oncol. 2015;16:e206–16. doi:10.1016/S1470-2045(14)70481-4.

Hildesheim A, Gonzalez P, Kreimer AR, Wacholder S, Schussler J, Rodriguez AC, Porras C, Schiffman M, Sidawy M, Schiller JT, Lowy DR, Herrero R. Impact of human papillomavirus (HPV) 16 and 18 vaccination on prevalent infections and rates of cervical lesions after excisional treatment. Am J Obstet Gynecol. 2016;215:212.e1–212.e15. doi:10.1016/j.ajog.2016.02.021.

Hildesheim A, Herrero R, Wacholder S, Rodriguez AC, Solomon D, Bratti MC, Schiller JT, Gonzalez P, Dubin G, Porras C, Jimenez SE, Lowy DR, Costa Rican HPVVTG. Effect of human papillomavirus 16/18 L1 viruslike particle vaccine among young women with preexisting infection: a randomized trial. JAMA. 2007;298:743–53. doi:10.1001/jama.298.7.743.

Hildesheim A, Wacholder S, Catteau G, Struyf F, Dubin G, Herrero R, CVTG. Efficacy of the HPV-16/18 vaccine: final according to protocol results from the blinded phase of the randomized Costa Rica HPV-16/18 vaccine trial. Vaccine. 2014;32:5087–97. doi:10.1016/j.vaccine.2014.06.038.

Hughes A, Mesher D, White J, Soldan K. Coverage of the English national human papillomavirus (HPV) immunisation programme among 12 to 17 year-old females by area-level deprivation score, England, 2008 to 2011. Euro Surveill. 2014;19:20677.

Inglis S, Shaw A, Koenig S. Chapter 11: HPV vaccines: Commercial Research & Development. Vaccine. 2006;24(Suppl 3):S99–S105. doi:10.1016/j.vaccine.2006.05.119.

Janerich DT, Hadjimichael O, Schwartz PE, Lowell DM, Meigs JW, Merino MJ, Flannery JT, Polednak AP. The screening histories of women with invasive cervical cancer, Connecticut. Am J Public Health. 1995;85:791–4.

Jit M, Brisson M, Portnoy A, Hutubessy R. Cost-effectiveness of female human papillomavirus vaccination in 179 countries: a PRIME modelling study. Lancet Glob Health. 2014;2:e406–14. doi:10.1016/s2214-109x(14)70237-2.

Jit M, Choi YH, Edmunds WJ. Economic evaluation of human papillomavirus vaccination in the United Kingdom. BMJ. 2008;337:a769.

Joura EA, Giuliano AR, Iversen O-E, Bouchard C, Mao C, Mehlsen J, Moreira ED, Ngan Y, Petersen LK, Lazcano-Ponce E, Pitisuttithum P, Restrepo JA, Stuart G, Woelber L, Yang YC, Cuzick J, Garland SM, Huh W, Kjaer SK, Bautista OM, Chan ISF, Chen J, Gesser R, Moeller E, Ritter M, Vuocolo S, Luxembourg A. A 9-valent HPV vaccine against infection and intraepithelial neoplasia in women. N Engl J Med. 2015;372:711–23. doi:10.1056/NEJMoa1405044.

Joura EA, Leodolter S, Hernandez-Avila M, Wheeler CM, Perez G, Koutsky LA, Garland SM, Harper DM, Tang GW, Ferris DG, Steben M, Jones RW, Bryan J, Taddeo FJ, Bautista OM, Esser MT, Sings HL, Nelson M, Boslego JW, Sattler C, Barr E, Paavonen J. Efficacy of a quadrivalent prophylactic human papillomavirus (types 6, 11, 16, and 18) L1 virus-like-particle vaccine against high-grade vulval and vaginal lesions: a combined analysis of three randomised clinical trials. Lancet. 2007;369:1693–702. doi:10.1016/s0140-6736(07)60777-6.

Kahn JA, Brown DR, Ding L, Widdice LE, Shew ML, Glynn S, Bernstein DI. Vaccine-type human papillomavirus and evidence of herd protection after vaccine introduction. Pediatrics. 2012;130:e249–56. doi:10.1542/peds.2011-3587.

Kane MA, Serrano B, de Sanjosé S, Wittet S. Implementation of human papillomavirus immunization in the developing world. Vaccine. 2012;30(Suppl 5):F192–200. doi:10.1016/j.vaccine.2012.06.075.

Kata A. A postmodern Pandora's box: anti-vaccination misinformation on the internet. Vaccine. 2010;28:1709–16. doi:10.1016/j.vaccine.2009.12.022.

Khan MJ, Castle PE, Lorincz AT, Wacholder S, Sherman M, Scott DR, Rush BB, Glass AG, Schiffman M. The elevated 10-year risk of cervical precancer and cancer in women with human papillomavirus (HPV) type 16 or 18 and the possible utility of type-specific HPV testing in clinical practice. J Natl Cancer Inst. 2005;97:1072–9. doi:10.1093/jnci/dji187.

Kim JJ. A cost-effectiveness analysis of targeted HPV vaccination of men who have sex with men in the United States. Lancet Infect Dis. 2010;10:845–52. doi:10.1016/S1473-3099(10)70219-X.

Kim JJ, Andres-Beck B, Goldie SJ. The value of including boys in an HPV vaccination programme: a cost-effectiveness analysis in a low-resource setting. Br J Cancer. 2007;97:1322–8. doi:10.1038/sj.bjc.6604023.

Kim JJ, Goldie SJ. Health and economic implications of HPV vaccination in the United States. N Engl J Med. 2008;359:821–32. doi:10.1056/NEJMsa0707052.

Kirschner B, Poll S, Rygaard C, Wahlin A, Junge J. Screening history in women with cervical cancer in a Danish population-based screening program. Gynecol Oncol. 2011;120:68–72. doi:10.1016/j.ygyno.2010.09.021.

Kjaer SK, Frederiksen K, Munk C, Iftner T. Long-term absolute risk of cervical intraepithelial neoplasia grade 3 or worse following human papillomavirus infection: role of persistence. J Natl Cancer Inst. 2010;102:1478–88. doi:10.1093/jnci/djq356.

Konno R, Hanley J, Miyagi E. Comparison of safety statements from national authorities and international health bodies for HPV vaccine. EUROGIN 2015, Sevilla, Spain; 2015a.

Konno R, Hanley J, Miyagi E. HPV vaccine concerns in Japan–social and political background. EUROGIN 2015, Sevilla, Spain; 2015b.

Konno R, Sasagawa T, Fukuda T, Van Kriekinge G, Demarteau N. Cost-effectiveness analysis of prophylactic cervical cancer vaccination in Japanese women. Int J Gynecol Cancer. 2010;20:385–92. doi:10.1111/IGC.0b013e3181d189b8.

Kreimer AR, Clifford GM, Boyle P, Franceschi S. Human papillomavirus types in head and neck squamous cell carcinomas worldwide: a systematic review. Cancer Epidemiol Biomark Prev. 2005;14:467–75. doi:10.1158/1055-9965.EPI-04-0551.

Kyrgiou M, Koliopoulos G, Martin-Hirsch P, Arbyn M, Prendiville W, Paraskevaidis E. Obstetric outcomes after conservative treatment for intraepithelial or early invasive cervical lesions: systematic review and meta-analysis. Lancet. 2006;367:489–98. doi:10.1016/S0140-6736(06)68181-6.

Kyrgiou M, Mitra A, Arbyn M, Stasinou SM, Martin-Hirsch P, Bennett P, Paraskevaidis E. Fertility and early pregnancy outcomes after treatment for cervical intraepithelial neoplasia: systematic review and meta-analysis. BMJ. 2014;349:g6192. doi:10.1136/bmj.g6192.

La Vincente SF, Mielnik D, Jenkins K, Bingwor F, Volavola L, Marshall H, Druavesi P, Russell FM, Lokuge K, Mulholland EK. Implementation of a national school-based human papillomavirus (HPV) vaccine campaign in Fiji: knowledge, vaccine acceptability and information needs of parents. BMC Public Health. 2015;15:1257. doi:10.1186/s12889-015-2579-3.

Laprise JF, Drolet M, Boily MC, Jit M, Sauvageau C, Franco EL, Lemieux-Mellouki P, Malagon T, Brisson M. Comparing the cost-effectiveness of two- and three-dose schedules of human papillomavirus vaccination: a transmission-dynamic modelling study. Vaccine. 2014;32:5845–53. doi:10.1016/j.vaccine.2014.07.099.

Larson HJ, Brocard P, Garnett G. The India HPV-vaccine suspension. Lancet. 2010;376:572–3. doi:10.1016/S0140-6736(10)60881-1.

Leyden WA, Manos MM, Geiger AM, Weinmann S, Mouchawar J, Bischoff K, Yood MU, Gilbert J, Taplin SH. Cervical cancer in women with comprehensive health care access: attributable factors in the screening process. J Natl Cancer Inst. 2005;97:675–83. doi:10.1093/jnci/dji115.

Li N, Franceschi S, Howell-Jones R, Snijders PJ, Clifford GM. Human papillomavirus type distribution in 30,848 invasive cervical cancers worldwide: variation by geographical region, histological type and year of publication. Int J Cancer. 2011;128:927–35. doi:10.1002/ijc.25396.

Lindblad EB. Aluminium adjuvants—in retrospect and prospect. Vaccine. 2004;22:3658–68. doi:10.1016/j.vaccine.2004.03.032.

Lippman A, Boscoe M, Scurfield C. Do you approve of spending $300 million on HPV vaccination?: NO. Can Fam Physician. 2008;54:175–7.

Lippman A, Cattapan A, Holloway K. Evidence and the marketing of the HPV vaccine. In: Impact Ethics. https://impactethics.ca/2014/11/04/evidence-and-the-marketing-of-the-hpv-vaccine/. 2014. Accessed 22 Feb 2016.

Lippman A, Melnychuk R, Shimmin C, Boscoe M. Human papillomavirus, vaccines and women's health: questions and cautions. CMAJ. 2007;177:484–7. doi:10.1503/cmaj.070944.

Lonnberg S, Anttila A, Luostarinen T, Nieminen P. Age-specific effectiveness of the Finnish cervical cancer screening programme. Cancer Epidemiol Biomark Prev. 2012;21:1354–61. doi:10.1158/1055-9965.epi-12-0162.

Lönnberg S, Hansen BT, Haldorsen T, Campbell S, Schee K, Nygård M. Cervical cancer prevented by screening: long-term incidence trends by morphology in Norway. Int J Cancer. 2015;137:1758–64. doi:10.1002/ijc.29541.

Luyten J, Engelen B, Beutels P. The sexual ethics of HPV vaccination for boys. HEC Forum. 2014;26:27–42. doi:10.1007/s10730-013-9219-z.

Machii R, Saito H. Time trends in cervical cancer screening rates in the OECD countries. Jpn J Clin Oncol. 2011;41:731–2. doi:10.1093/jjco/hyr058.

Madden K, Nan X, Briones R, Waks L. Sorting through search results: a content analysis of HPV vaccine information online. Vaccine. 2012;30:3741–6. doi:10.1016/j.vaccine.2011.10.025.

Mah CL, Deber RB, Guttmann A, McGeer A, Krahn M. Another look at the human papillomavirus vaccine experience in Canada. Am J Public Health. 2011;101:1850–7. doi:10.2105/ajph.2011.300205.

Mahmud SM, Kliewer EV, Lambert P, Bozat-Emre S, Demers AA. Effectiveness of the quadrivalent human papillomavirus vaccine against cervical dysplasia in manitoba, Canada. J Clin Oncol. 2014;32:438–43. doi:10.1200/JCO.2013.52.4645.

Malagon T, Drolet M, Boily MC, Laprise JF, Brisson M. Changing inequalities in cervical cancer: modeling the impact of vaccine uptake, vaccine herd effects, and cervical cancer screening in the post-vaccination era. Cancer Epidemiol Biomark Prev. 2015;24:276–85. doi:10.1158/1055-9965.epi-14-1052.

Markowitz LE, Dunne EF, Saraiya M, Lawson HW, Chesson H, Unger ER. Quadrivalent human papillomavirus vaccine: recommendations of the advisory committee on immunization practices (ACIP). MMWR Recomm Rep. 2007;56:1–24.

Markowitz LE, Hariri S, Lin C, Dunne EF, Steinau M, McQuillan G, Unger ER. Reduction in human papillomavirus (HPV) prevalence among young women following HPV vaccine introduction in the United States, National Health and nutrition examination surveys, 2003–2010. J Infect Dis. 2013;208:385–93. doi:10.1093/infdis/jit192.

Markowitz LE, Liu G, Hariri S, Steinau M, Dunne EF, Unger ER. Prevalence of HPV after introduction of the vaccination program in the United States. Pediatrics. 2016;137:e20151968. doi:10.1542/peds.2015-1968.

de Martel C, Ferlay J, Franceschi S, Vignat J, Bray F, Forman D, Plummer M. Global burden of cancers attributable to infections in 2008: a review and synthetic analysis. Lancet Oncol. 2012;13:607–15. doi:10.1016/S1470-2045(12)70137-7.

McQueen M. HPV vaccines are not the answer! Toronto, ON: Canadian Catholic Bioethics Institute; 2007.

Mullins T, Zimet GD, Rosenthal SL, et al. Adolescent perceptions of risk and need for safer sexual behaviors after first human papillomavirus vaccination. Arch Pediatr Adolesc Med. 2012;166:82–8. doi:10.1001/archpediatrics.2011.186.

Muñoz N. Human papillomavirus and cancer: the epidemiological evidence. J Clin Virol. 2000;19:1–5. doi:10.1016/S1386-6532(00)00125-6.

Muñoz N, Castellsagué X, de González AB, Gissmann L. Chapter 1: HPV in the etiology of human cancer. Vaccine. 2006;24(Suppl 3):S1–S10. doi:10.1016/j.vaccine.2006.05.115.

Munoz N, Manalastas R Jr, Pitisuttithum P, Tresukosol D, Monsonego J, Ault K, Clavel C, Luna J, Myers E, Hood S, Bautista O, Bryan J, Taddeo FJ, Esser MT, Vuocolo S, Haupt RM, Barr E, Saah A. Safety, immunogenicity, and efficacy of quadrivalent human papillomavirus (types 6, 11, 16, 18) recombinant vaccine in women aged 24–45 years: a randomised, double-blind trial. Lancet. 2009;373:1949–57. doi:10.1016/s0140-6736(09)60691-7.

Musto R, Siever JE, Johnston JC, Seidel J, Rose MS, McNeil DA. Social equity in human papillomavirus vaccination: a natural experiment in Calgary Canada. BMC Public Health. 2013;13:640. doi:10.1186/1471-2458-13-640.

National Advisory Committee on Immunization. Update On Human Papillomavirus (HPV) Vaccines. Canada Communicable Disease Report, vol 38. Public Health Agency of Canada; 2012.

Nature Biotechnology. Flogging Gardasil. Nat Biotech. 2007;25:261.

Naud P, Roteli-Martins CM, Teixeira JC, Borba P, Sanchez N, Geeraerts B, Zahaf T, Descamps D. HPV-16/18 Vaccine: sustained immunogenicity and efficacy up to 9.4 years. In: 27th international papillomavirus conference and clinical workshop, Berlin, Germany, 2011.

New Zealand Ministry of Health. The HPV (Human Papillomavirus) immunisation programme: national implementation strategic overview. 2008.

O'Connor M, Gallagher P, Waller J, Martin CM, O'Leary JJ, Sharp L. Adverse psychological outcomes following colposcopy and related procedures: a systematic review. BJOG. 2016;123:24–38. doi:10.1111/1471-0528.13462.

Ogilvie G, Anderson M, Marra F, McNeil S, Pielak K, Dawar M, McIvor M, Ehlen T, Dobson S, Money D, Patrick DM, Naus M. A population-based evaluation of a publicly funded, school-based HPV vaccine program in British Columbia, Canada: parental factors associated with HPV vaccine receipt. PLoS Med. 2010;7:e1000270. doi:10.1371/journal.pmed.1000270.

Ojha RP, Jackson BE, Tota JE, Offutt-Powell TN, Singh KP, Bae S. Guillain–Barre syndrome following quadrivalent human papillomavirus vaccination among vaccine-eligible individuals in the United States. Hum Vaccin Immunother. 2014;10:232–7. doi:10.4161/hv.26292.

Olsen J, Jepsen MR. Human papillomavirus transmission and cost-effectiveness of introducing quadrivalent HPV vaccination in Denmark. Int J Technol Assess Health Care. 2010;26:183–91. doi:10.1017/s0266462310000085.

Opel DJ, Diekema DS, Marcuse EK. A critique of criteria for evaluating vaccines for inclusion in mandatory school immunization programs. Pediatrics. 2008;122:e504–10. doi:10.1542/peds.2007-3218.

Ostensson E, Froberg M, Leval A, Hellstrom AC, Backlund M, Zethraeus N, Andersson S. Cost of preventing, managing, and treating human papillomavirus (HPV)-related diseases in Sweden before the introduction of Quadrivalent HPV vaccination. PLoS One. 2015;10:e0139062. doi:10.1371/journal.pone.0139062.

Paavonen J, Naud P, Salmeron J, Wheeler CM, Chow SN, Apter D, Kitchener H, Castellsague X, Teixeira JC, Skinner SR, Hedrick J, Jaisamrarn U, Limson G, Garland S, Szarewski A, Romanowski B, Aoki FY, Schwarz TF, Poppe WA, Bosch FX, Jenkins D, Hardt K, Zahaf T, Descamps D, Struyf F, Lehtinen M, Dubin G, Group HPS. Efficacy of human papillomavirus (HPV)-16/18 AS04-adjuvanted vaccine against cervical infection and precancer caused by oncogenic HPV types (PATRICIA): final analysis of a double-blind, randomised study in young women. Lancet. 2009;374:301–14. doi:10.1016/S0140-6736(09)61248-4.

Pearson AL, Kvizhinadze G, Wilson N, Smith M, Canfell K, Blakely T. Is expanding HPV vaccination programs to include school-aged boys likely to be value-for-money: a cost-utility analysis in a country with an existing school-girl program. BMC Infect Dis. 2014;14:351. doi:10.1186/1471-2334-14-351.

Pharmacovigilance Risk Assessment Committee. HPV vaccines Article-20 procedure - Assessment report. London: European Medicines Agency; 2015.

Polonijo AN, Carpiano RM. Social inequalities in adolescent human papillomavirus (HPV) vaccination: a test of fundamental cause theory. Soc Sci Med. 2013;82:115–25. doi:10.1016/j.socscimed.2012.12.020.

Poole T, Goodyear-Smith F, Petousis-Harris H, Desmond N, Exeter D, Pointon L, Jayasinha R. Human papillomavirus vaccination in Auckland: reducing ethnic and socioeconomic inequities. Vaccine. 2012;31:84–8. doi:10.1016/j.vaccine.2012.10.099.

Porta M, Gonzalez B, Marquez S, Artazcoz L. Doubts on the appropriateness of universal human papillomavirus vaccination: is evidence on public health benefits already available? J Epidemiol Community Health. 2008;62:667. doi:10.1136/jech.2007.073528.

Prue G. Human papillomavirus: a strong case for vaccinating boys. Trends in Urology & Men's Health. 2016;7:7–11. doi:10.1002/tre.499.

Rahman M, Laz TH, McGrath CJ, Berenson AB. Provider recommendation mediates the relationship between parental human papillomavirus (HPV) vaccine awareness and HPV vaccine initiation and completion among 13- to 17-year-old U.S. adolescent children. Clin Pediatr (Phila). 2015;54:371–5. doi:10.1177/0009922814551135.

Rail G, Lippman A. Appel urgent à un moratoire sur la vaccination contre les VPH. Montréal, QC: Le Devoir; 2015.

Rank C, Gilbert M, Ogilvie G, Jayaraman GC, Marchand R, Trussler T, Hogg RS, Gustafson R, Wong T. Acceptability of human papillomavirus vaccination and sexual experience prior to disclosure to health care providers among men who have sex with men in Vancouver, Canada: implications for targeted vaccination programs. Vaccine. 2012;30:5755–60. doi:10.1016/j.vaccine.2012.07.001.

Reisinger KS, Block SL, Lazcano-Ponce E, Samakoses R, Esser MT, Erick J, Puchalski D, Giacoletti KE, Sings HL, Lukac S. Safety and persistent immunogenicity of a quadrivalent human papillomavirus types 6, 11, 16, 18 L1 virus-like particle vaccine in preadolescents and adolescents: a randomized controlled trial. Pediatr Infect Dis J. 2007;26:201–9.

Reist MT, Klein R. Why are we experimenting with drugs on girls? The Age. http://www.theage.com.au/news/opinion/why-are-we-experimenting-with-drugs-on-girls/2007/05/24/1179601570922.html. 2007. Accessed 5 Apr 2016.

Rothman SM, Rothman DJ. Marketing hpv vaccine: implications for adolescent health and medical professionalism. JAMA. 2009;302:781–6. doi:10.1001/jama.2009.1179.

de Sanjose S, Quint WG, Alemany L, Geraets DT, Klaustermeier JE, Lloveras B, Tous S, Felix A, Bravo LE, Shin HR, Vallejos CS, de Ruiz PA, Lima MA, Guimera N, Clavero O, Alejo M, Llombart-Bosch A, Cheng-Yang C, Tatti SA, Kasamatsu E, Iljazovic E, Odida M, Prado R, Seoud M, Grce M, Usubutun A, Jain A, Suarez GA, Lombardi LE, Banjo A, Menendez C, Domingo EJ, Velasco J, Nessa A, Chichareon SC, Qiao YL, Lerma E, Garland SM, Sasagawa T, Ferrera A, Hammouda D, Mariani L, Pelayo A, Steiner I, Oliva E, Meijer CJ, Al-Jassar WF, Cruz E, Wright TC, Puras A, Llave CL, Tzardi M, Agorastos T, Garcia-Barriola V, Clavel C, Ordi J, Andujar M, Castellsague X, Sanchez GI, Nowakowski AM, Bornstein J, Munoz N, Bosch FX, Retrospective International S, Group HPVTTS. Human papillomavirus genotype attribution in invasive cervical cancer: a retrospective cross-sectional worldwide study. Lancet Oncol. 2010;11:1048–56. doi:10.1016/S1470-2045(10)70230-8.

Sasieni P, Castanon A, Cuzick J. Effectiveness of cervical screening with age: population based case-control study of prospectively recorded data. BMJ. 2009;339:b2968.

Scheller N, Pasternak B, Svanström H, Hviid A. Quadrivalent human papillomavirus vaccine and the risk of venous thromboembolism. JAMA. 2014;312:187–8. doi:10.1001/jama.2014.2198.

Scheller NM, Svanstrom H, Pasternak B, Arnheim-Dahlstrom L, Sundstrom K, Fink K, Hviid A. Quadrivalent HPV vaccination and risk of multiple sclerosis and other demyelinating diseases of the central nervous system. JAMA. 2015;313:54–61. doi:10.1001/jama.2014.16946.

Schiffman M, Castle PE, Jeronimo J, Rodriguez AC, Wacholder S. Human papillomavirus and cervical cancer. Lancet. 2007;370:890–907. doi:10.1016/S0140-6736(07)61416-0.

Schiller JT, Castellsagué X, Garland SM. A review of clinical trials of human papillomavirus prophylactic vaccines. Vaccine. 2012;30:F123–38. doi:10.1016/j.vaccine.2012.04.108.

Schmidt H. Public health ethics. In: Chadwick R, editor. Encyclopedia of applied ethics. 2nd ed. San Diego, CA: Academic; 2012. p. 685–95.

Schwarz TF, Huang LM, Lin TY, Wittermann C, Panzer F, Valencia A, Suryakiran PV, Lin L, Descamps D. Long-term immunogenicity and safety of the HPV-16/18 AS04-adjuvanted vaccine in 10- to 14-year-old girls: open 6-year follow-up of an initial observer-blinded, randomized trial. Pediatr Infect Dis J. 2014;33:1255–61. doi:10.1097/inf.0000000000000460.

Serpell L, Green J. Parental decision-making in childhood vaccination. Vaccine. 2006;24:4041–6. doi:10.1016/j.vaccine.2006.02.037.

Seto K, Marra F, Raymakers A, Marra CA. The cost effectiveness of human papillomavirus vaccines: a systematic review. Drugs. 2012;72:715–43. doi:10.2165/11599470-000000000-00000.

Shah KV. A case for immunization of human papillomavirus (HPV) 6/11-infected pregnant women with the quadrivalent HPV vaccine to prevent juvenile-onset laryngeal papilloma. J Infect Dis. 2014;209:1307–9. doi:10.1093/infdis/jit611.

Sharp L, Cotton S, Cochran C, Gray N, Little J, Neal K, Cruickshank M. After-effects reported by women following colposcopy, cervical biopsies and LLETZ: results from the TOMBOLA trial. BJOG. 2009;116:1506–14. doi:10.1111/j.1471-0528.2009.02263.x.

Sigurdsson K. The Icelandic and Nordic cervical screening programs: trends in incidence and mortality rates through 1995. Acta Obstet Gynecol Scand. 1999;78:478–85.

Singh GK, Miller BA, Hankey BF, Edwards BK. Persistent area socioeconomic disparities in U.S. incidence of cervical cancer, mortality, stage, and survival, 1975–2000. Cancer. 2004;101:1051–7. doi:10.1002/cncr.20467.

Sinka K, Kavanagh K, Gordon R, Love J, Potts A, Donaghy M, Robertson C. Achieving high and equitable coverage of adolescent HPV vaccine in Scotland. J Epidemiol Community Health. 2014;68:57–63. doi:10.1136/jech-2013-202620.

Slade BA, Leidel L, Vellozzi C, et al. Postlicensure safety surveillance for quadrivalent human papillomavirus recombinant vaccine. JAMA. 2009;302:750–7. doi:10.1001/jama.2009.1201.

Smith MJ, Ellenberg SS, Bell LM, Rubin DM. Media coverage of the measles-mumps-rubella vaccine and autism controversy and its relationship to MMR immunization rates in the United States. Pediatrics. 2008;121:e836–43. doi:10.1542/peds.2007-1760.

Smith RW, Henry F, Pettipas G, Motiuk D, Chatlain M, Bouchard L. A Message from the Alberta Catholic Bishops to Parents, Trustees, Superintendents of Education of Catholic School Boards and to the Catholic Educational Community. In: The Catholic Archdiocese of Edmonton. http:// www.caedm.ca/Archbishop/PastoralLetters/MessageonHPVVaccinationProgramJune2008. aspx. 2008. Accessed 17 Feb 2016.

Smith LM, Kaufman JS, Strumpf EC, Lévesque LE. Effect of human papillomavirus (HPV) vaccination on clinical indicators of sexual behaviour among adolescent girls: the Ontario grade 8 HPV vaccine cohort study. Can Med Assoc J. 2015;187:E74–81. doi:10.1503/cmaj.140900.

Smith HO, Tiffany MF, Qualls CR, Key CR. The rising incidence of adenocarcinoma relative to squamous cell carcinoma of the uterine cervix in the United States—a 24-year population-based study. Gynecol Oncol. 2000;78:97–105. doi:10.1006/gyno.2000.5826.

Spinosa JP, Riva C, Biollaz J. Letter to the editor response to the article of Luisa Lina villa HPV prophylactic vaccination: the first years and what to expect from now, in press. Cancer Lett. 2011;304:70. doi:10.1016/j.canlet.2011.01.024.

Stokley S, Jeyarajah J, Yankey D, Cano M, Gee J, Roark J, Curtis RC, Markowitz L. Human papillomavirus vaccination coverage among adolescents, 2007-2013, and postlicensure vaccine safety monitoring, 2006-2014–United States. MMWR Morb Mortal Wkly Rep. 2014;63:620–4.

Suba EJ, Gonzalez-Mena LE, Van Thai NE, Raab SS. RE: population-level impact of the bivalent, quadrivalent, and candidate nonavalent human papillomavirus vaccines: a comparative model-based analysis. J Natl Cancer Inst. 2013;105:664.; discussion 665–6. doi:10.1093/jnci/djt060.

Syrjänen KJ. Prophylactic HPV vaccines: the Finnish perspective. Expert Rev Vaccines.

2010;9:45–57. doi:10.1586/erv.09.140.

Syrjanen S, Waterboer T, Sarkola M, Michael K, Rintala M, Syrjanen K, Grenman S, Pawlita M. Dynamics of human papillomavirus serology in women followed up for 36 months after pregnancy. J Gen Virol. 2009;90:1515–26. doi:10.1099/vir.0.007823-0.

The Lancet. GAVI injects new life into HPV vaccine rollout. Lancet. 2013;381:1688. doi:10.1016/S0140-6736(13)61058-2.

Thomas KK, Hughes JP, Kuypers JM, Kiviat NB, Lee SK, Adam DE, Koutsky LA. Concurrent and sequential acquisition of different genital human papillomavirus types. J Infect Dis. 2000;182:1097–102. doi:10.1086/315805.

Thompson A. Human papilloma virus, vaccination and social justice: an analysis of a Canadian school-based vaccine program. Public Health Ethics. 2013;6:11–20. doi:10.1093/phe/pht010.

Thompson A, Polzer J. School based HPV vaccination for girls in Ontario. In: Population and public health ethics. Canadian Institutes of Health Research - Institute of Population and Public Health ed. Toronto, ON: Cases from Research, Policy, and Practice; 2012. p. 103–13.

Tjalma WA, van Damme P. Who should be vaccinated against human papillomavirus? Int J Gynecol Cancer. 2006;16:1498–9. doi:10.1111/j.1525-1438.2006.00620.x.

Tomljenovic L, Shaw C. Death after quadrivalent human papillomavirus (HPV) vaccination: causal or coincidental. Pharmaceut Reg Affairs S. 2012a;12:2–001.

Tomljenovic L, Shaw CA. Too fast or not too fast: the FDA's approval of Merck's HPV vaccine Gardasil. J Law Med Ethics. 2012b;40:673–81. doi:10.1111/j.1748-720X.2012.00698.x.

Tomljenovic L, Shaw CA. Human papillomavirus (HPV) vaccine policy and evidence-based medicine: are they at odds? Ann Med. 2013;45:182–93. doi:10.3109/07853890.2011.645353.

Tomljenovic L, Wilyman J, Vanamee E, Bark T, Shaw CA. HPV vaccines and cancer prevention, science versus activism. Infectious Agents and Cancer. 2013;8:6–6. doi:10.1186/1750-9378-8-6.

Torre LA, Bray F, Siegel RL, Ferlay J, Lortet-Tieulent J, Jemal A. Global cancer statistics, 2012. CA Cancer J Clin. 2015;65:87–108. doi:10.3322/caac.21262.

Tota JE, Ramanakumar AV, Jiang M, Dillner J, Walter SD, Kaufman JS, Coutlee F, Villa LL, Franco EL. Epidemiologic approaches to evaluating the potential for human papillomavirus type replacement postvaccination. Am J Epidemiol. 2013;178:625–34. doi:10.1093/aje/kwt018.

Trinquart L, Johns DM, Galea S. Why do we think what we know? A metaknowledge analysis of the salt controversy. Int J Epidemiol. 2016;45:251–60. doi:10.1093/ije/dyv184.

Tsu VD, Levin CE. Making the case for cervical cancer prevention: what about equity? Reprod Health Matters. 2008;16:104–12. doi:10.1016/s0968-8080(08)32411-2.

Vaccarella S, Clifford GM, Howell-Jones R, Snijders PJ, Franceschi S, International Agency for Research on Cancer Multicentric Cervical Cancer Study Group. Author's reply to: multiple human papillomavirus genotype infections in cervical cancer progression in the study to understand cervical cancer early endpoints and determinants. Int J Cancer. 2011;129:1283–5. doi:10.1002/ijc.25774.

Vaccarella S, Lortet-Tieulent J, Plummer M, Franceschi S, Bray F. Worldwide trends in cervical cancer incidence: impact of screening against changes in disease risk factors. Eur J Cancer. 2013;49:3262–73. doi:10.1016/j.ejca.2013.04.024.

Vaccarella S, Plummer M, Franceschi S, Gravitt P, Papenfuss M, Smith D, Villa L, Ponce EL, Giuliano AR. Clustering of human papillomavirus (HPV) types in the male genital tract: the HPV in men (HIM) study. J Infect Dis. 2011;204:1500–4. doi:10.1093/infdis/jir595.

Vaccarella S, Soderlund-Strand A, Franceschi S, Plummer M, Dillner J. Patterns of human papillomavirus types in multiple infections: an analysis in women and men of the high throughput human papillomavirus monitoring study. PLoS One. 2013;8:e71617. doi:10.1371/journal.pone.0071617.

Van Doorslaer K. Evolution of the papillomaviridae. Virology. 2013;445:11–20. doi:10.1016/j.virol.2013.05.012.

Vesikari T, Brodszki N, van Damme P, Diez-Domingo J, Icardi G, Petersen LK, Tran C, Thomas S, Luxembourg A, Baudin M. A randomized, double-blind, phase III study of the immunogenicity and safety of a 9-valent human papillomavirus L1 virus-like particle vaccine (V503) versus Gardasil(R) in 9-15-year-old girls. Pediatr Infect Dis J. 2015;34:992–8. doi:10.1097/

inf.0000000000000773.

Vichnin M, Bonanni P, Klein NP, Garland SM, Block SL, Kjaer SK, Sings HL, Perez G, Haupt RM, Saah AJ, Lievano F, Velicer C, Drury R, Kuter BJ. An overview of Quadrivalent human papillomavirus vaccine safety: 2006 to 2015. Pediatr Infect Dis J. 2015;34:983–91. doi:10.1097/inf.0000000000000793.

Villa LL, Ault KA, Giuliano AR, Costa RL, Petta CA, Andrade RP, Brown DR, Ferenczy A, Harper DM, Koutsky LA, Kurman RJ, Lehtinen M, Malm C, Olsson SE, Ronnett BM, Skjeldestad FE, Steinwall M, Stoler MH, Wheeler CM, Taddeo FJ, Yu J, Lupinacci L, Railkar R, Marchese R, Esser MT, Bryan J, Jansen KU, Sings HL, Tamms GM, Saah AJ, Barr E. Immunologic responses following administration of a vaccine targeting human papillomavirus types 6, 11, 16, and 18. Vaccine. 2006;24:5571–83. doi:10.1016/j.vaccine.2006.04.068.

Vizcaino AP, Moreno V, Bosch FX, Munoz N, Barros-Dios XM, Borras J, Parkin DM. International trends in incidence of cervical cancer: II. Squamous-cell carcinoma. Int J Cancer. 2000;86:429–35.

de Vries E, Arroyave I, Pardo C, Wiesner C, Murillo R, Forman D, Burdorf A, Avendaño M. Trends in inequalities in premature cancer mortality by educational level in Colombia, 1998–2007. J Epidemiol Community Health. 2015;69:408–15. doi:10.1136/jech-2014-204650.

Wakefield AJ, Murch SH, Anthony A, Linnell J, Casson DM, Malik M, Berelowitz M, Dhillon AP, Thomson MA, Harvey P, Valentine A, Davies SE, Walker-Smith JA. RETRACTED: Ileal-lymphoid-nodular hyperplasia, non-specific colitis, and pervasive developmental disorder in children. Lancet. 1998;351:637–41. doi:10.1016/S0140-6736(97)11096-0.

Waller J, Marlow LAV, Wardle J. Mothers' attitudes towards preventing cervical cancer through human papillomavirus vaccination: a qualitative study. Cancer Epidemiol Biomark Prev. 2006;15:1257–61. doi:10.1158/1055-9965.epi-06-0041.

Watson M, Shaw D, Molchanoff L, McInnes C. Challenges, lessons learned and results following the implementation of a human papilloma virus school vaccination program in South Australia. Aust N Z J Public Health. 2009;33:365–70. doi:10.1111/j.1753-6405.2009.00409.x.

Weinberger DM, Malley R, Lipsitch M. Serotype replacement in disease after pneumococcal vaccination. Lancet. 2011;378:1962–73. doi:10.1016/S0140-6736(10)62225-8.

Wheeler CM, Castellsague X, Garland SM, Szarewski A, Paavonen J, Naud P, Salmeron J, Chow SN, Apter D, Kitchener H, Teixeira JC, Skinner SR, Jaisamrarn U, Limson G, Romanowski B, Aoki FY, Schwarz TF, Poppe WA, Bosch FX, Harper DM, Huh W, Hardt K, Zahaf T, Descamps D, Struyf F, Dubin G, Lehtinen M, Group HPS. Cross-protective efficacy of HPV-16/18 AS04-adjuvanted vaccine against cervical infection and precancer caused by non-vaccine oncogenic HPV types: 4-year end-of-study analysis of the randomised, double-blind PATRICIA trial. Lancet Oncol. 2012;13:100–10. doi:10.1016/S1470-2045(11)70287-X.

Wilson SE, Karas E, Crowcroft NS, Bontovics E, Deeks SL. Ontario's school-based HPV immunization program: school board assent and parental consent. Can J Public Health. 2012;103:34–9.

Wingle J. Ontario bishops message on HPV innoculation in Catholic schools. https://ccrl.ca/2007/09/ontario-bishops-message-on-hpv-innoculation-in-catholic-schools/. 2007. Accessed 18 Feb 2016.

Wolfe RM, Sharp LK. Anti-vaccinationists past and present. BMJ. 2002;325:430–2. doi:10.1136/bmj.325.7361.430.

Zimmerman RK. Ethical analysis of HPV vaccine policy options. Vaccine. 2006;24:4812–20. doi:10.1016/j.vaccine.2006.03.019.

Zou H, Grulich AE, Cornall AM, Tabrizi SN, Garland SM, Prestage G, Bradshaw CS, Hocking JS, Morrow A, Fairley CK, Chen MY. How very young men who have sex with men view vaccination against human papillomavirus. Vaccine. 2014;32:3936–41. doi:10.1016/j.vaccine.2014.05.043.

# 第六章
# 对生活质量的影响

Neil K. Chadha

## 缩写

健康相关生活质量（health-related quality of life，HRQOL）

健康效用指数 3（health utilities index version 3，HUI3）

儿童型复发性呼吸道乳头状瘤病（juvenile-onset recurrent respiratory papillomatosis，JORRP）

儿童嗓音障碍指数（pediatric vocal handicap index，PVHI）

儿童嗓音结局调查（pediatric voice outcome survey，PVOS）

儿童嗓音相关生活质量（pediatric voice-related quality of life，PVRQOL）

复发性呼吸道乳头状瘤病（recurrent respiratory papillomatosis，RRP）

健康调查量表 36（short form 36，SF36）

嗓音活动和参与简介（voice activity and participation profile，VAPP）

嗓音障碍指数（vocal handicap index，VHI）

嗓音障碍指数 -10（vocal handicap index-10，VHI10）

嗓音症状量表（voice symptom scale，VoiSS）

嗓音结局调查（voice outcome survey，VOS）

嗓音相关生活质量（voice-related quality of life，VRQOL）

# 第一节　概述

生活质量是由影响全球生活满意度的广泛概念组成,其中包括健康、住房、就业、安全、人际关系、教育和休闲等。生活质量的概念在医疗保健中越来越重要,那些受健康或疾病影响最严重的生活问题被称为"健康相关的生活质量"(HRQOL)。HRQOL 包括定量评估疾病对患者身心健康影响的方法和措施(Bergner,1989)。

早期的方法是专家根据医疗护理和流动性,使用"客观"评分量表来评估患者的生活质量。之后的方法是评估患者对多项目问卷调查的"主观"反应,患者在心理健康、身体健康和社会幸福感等许多生活领域给予评分。像 SF36 和 HUI3 这些调查问卷是可以通用的,它们可以应用于各种医疗条件。在比较不同健康状况对资源分配或成本分析的影响时,这种广泛的适用性是有利的,但缺点是缺乏灵敏度来检测细微变化,同时也缺乏个体疾病独特表现的特异度。

越来越多的 HRQOL 被认为是评估和比较更多同质疾病治疗干预结果的重要指标。为此目的,疾病特异性 HRQOL 量表被设计出来以对健康生活质量和疾病症状进行评估。在本章中,讨论了复发性呼吸道乳头状瘤病中存在的生活质量相关问题,并回顾了复发性呼吸道乳头状瘤病临床研究中健康相关的生活质量测量的历史用法及其结果。

# 第二节　复发性呼吸道乳头状瘤病的
# 健康质量影响

复发性呼吸道乳头状瘤病(RRP)是儿童声音嘶哑第二位的常见原因,同时也是儿童喉部最常见的良性肿瘤。RRP 是由人乳头状瘤病毒(HPV)引起的病毒感染,最常见的是 HPV6 和 HPV11。RRP可分为两个临床亚群:幼年型和成人型。幼年型好发于 5 岁以下的儿童。

  RRP 最常见的症状表现是持续声嘶、发声无力、嗓音低沉、气息声或紧张的声音，严重的情况下，有的患者可能会失声。喉部乳头状病变的体积和位置，以及它们如何干扰正常的声带功能，可能解释患者声音缺陷的不同。发生在声带上的病变，特别是影响前连合的病变，哪怕是相对较小的病变，也可以早期引起声音嘶哑。随着疾病进展肿瘤体积增大会导致气道直径减小而发生呼吸困难。这经常与吸气和 / 或呼气喘鸣有关，因为病变引起通过喉部的气流形成湍流。在轻度病例中，RRP 患者的嗓音和呼吸道症状可能会在几个月或几年内逐渐发展，但在侵袭性病例中，症状可能会迅速进展。幼儿最常见的表现是哭声嘶哑无力、持续的咳嗽、吞咽困难和喘息。尽管在幼儿病例中呼吸道危害更为常见，但成年人特别是在运动和锻炼也可能出现呼吸困难。RRP 的自然病史各有不同，大多数儿童需要反复内镜手术切除以确保呼吸道通畅性和足够的嗓音质量。

  公众使用生活质量量表来评估 RRP 对呼吸道和嗓音的潜在影响，探索病情的自然病史，从而进行干预措施。严重 RRP 患儿一生中需要的外科手术次数可能会超过 100 次，以维持呼吸道通畅和发声。因此，长期以来人们一直怀疑，除了疾病本身对嗓音和呼吸影响外，频繁的手术治疗可能导致患者及其家属的身体和心理上的困扰。

## 第三节　　总体健康状况与疾病特异性<br>生活质量评估

  遗传学、疾病特异性和症状特异性等量表可用于对 RRP 中 HRQOL 进行评估。一些通用的量表除了评估具有普遍重要性的健康方面的内容外，还可以比较不同患者人群中的 HRQOL。相比之下，疾病特异性的量表试图捕捉疾病对患者功能和健康的特定影响，对所讨论的疾病的临床重要差异性更敏感。Derkay 等于 1998 年提出了第一个被广泛认可的用于测量 RRP 患者 HRQOL 的疾病特异性量表（Derkay et al., 1998）。该评分系统由两部分组成：基于患者的嗓音、喘鸣、呼吸窘迫和手术紧迫性的"临床评分"（图 6-1）和根据受影响的喉部亚区数量的"解剖分数"。虽然 Derkay-Coltrera 解剖评分已被广泛用于临床和研究，但 Derkay-Coltrera 临床评分没被应用或验证为 HRQOL 工具。

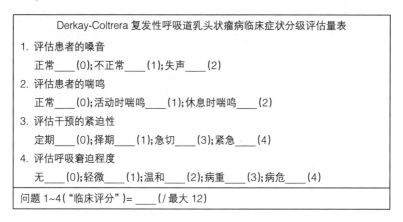

图 6-1　临床评分、改良 Derkay-Coltrera RRP 分期 / 严重程度评分（Derkay et al.,1998）

　　不幸的是，目前还没有一种经过验证的疾病特异性量表可以来评估 RRP 的 HRQOL。由于 RRP 患者最常见的症状是嗓音质量的改变，检测嗓音相关生活质量的量表主要成为测量其 HRQOL 的替代工具。幸运的是，存在许多经过验证的嗓音相关的生活质量指标可以评估任何嗓音障碍的严重程度。虽然 RRP 症状表现并无特异性，但这些量表也可以很容易地应用于 RRP，对嗓音相关生活质量的影响进行评估。

## 第四节　复发性呼吸道乳头状瘤病一般健康相关的生活质量评估

　　RRP 的 HRQOL 评估量表是应用 2000 年 Hill 等使用的健康调

查量表 36（SF36）。SF36 是一项由 36 个项目组成的患者报告健康调查量表，由躯体、社会和心理健康等 8 个方面组成。尽管这项研究受到小规模和不完全应答率的限制（36 名受访者仅有 26 名受访者回答了问卷），最后的统计结果表明 RRP 患者的 HRQOL 评分低于一般人群。分值低的地方主要集中在"角色限制（躯体）""能量/活力""疼痛"和"社会功能"等方面。在疾病较多的患者中，这种效应显现得更为明显。但是"心理健康"和"一般健康认知"方面，两组之间的差异很小。

在 2005 年，Lindman 等采用儿科生活质量量表（PedQL 4.0），首次对儿童 RRP 的一般 HRQOL 进行评估（Lindman et al.，2005）。PedQL 量表是由针对儿童和青少年的 23 个项目调查所组成，包括儿童及其父母对"躯体""情感""社交"和"学校功能"等方面的自我评估。该研究还包括 22 名 2~18 岁的健康儿童。研究发现，RRP 患儿在所有项目的评分都比预期的健康儿童分值要低。此外，5~18 岁的 RRP 患儿的自我报告得分与其他慢性疾病儿童的自我报告得分相似。

近年来，健康效用测量的概念越来越重要，因为它是一种对健康评估非常实用经济的方法。通过使用健康效用指数 3（HUI3），首次将这种一般 HRQOL 运用于 RRP 的评估（Chadha et al.，2010）。HUI3 是在儿童群体中来评估的其健康效用和生活质量的指标，其由视觉、听觉、言语、离床活动、灵活性、情绪、认知和疼痛 8 个方面组成，每个方面具有 5~6 个级别的划分。这项研究包括所有 20 名 RRP 儿童，年龄在 17 个月~17 岁之间。平均 HUI3 评分为 0.76 分，这与年龄相仿的人群中的囊性纤维化发病率相当（Chadha et al.，2010）。

15D 问卷是一个关于 HRQOL 的 15 个方面问题的问卷。科研人员进一步使用 15D 问卷来进行调查。这个调查旨在观察 JORRP 患者成年后疾病对 HRQOL 的影响。该中心（Ilmarinen et al.，2011）已知有 18 名成年 RRP 患者，其年龄为 22~71 岁，平均 40 岁。在这项研究中，HRQOL 平均得分（0.91）略低于对照组（0.95）。其中有 4 个参与者都处于完全缓解状态，没有活动性疾病。

研究人员试图使用家庭生活影响量表（IFS）来探索有 RRP 儿童家庭的情况。IFS 是一个经过验证的包含 27 个项目的量表，使用经济、社会、家庭和应变四个维度来衡量照顾者对长期照顾患者对家庭生活影响的看法。20 名患儿的 IFS 评分平均为 0.75（0= 影响最小，1= 影响最大）（Chadha et al.，2010）。IFS 综合得分高者与产妇精神症状、儿童健康状况差、儿童适应能力差以及儿童住院率增加有关。

## 第五节　复发性呼吸道乳头状瘤病嗓音相关的生活质量评估

以前，临床医师使用感知测量、成像或声学测量来衡量嗓音障碍的严重程度和结局。随后，医师以及治疗这些患者的语言治疗师开发出大量的患者自我报告的指标，其中许多可以被认为是可以评估 HRQOL 的指标。这些指标包括对嗓音功能障碍的功能、机体、心理 / 情绪和社会影响的问题的评估（表 6-1）（Branski et al.，2010）。这些指标中的很多都适用于儿童，并且在不同的人群中受到了不同程度的验证。由于 RRP 患者通常主要受到嗓音障碍的重大影响，检测嗓音相关 QOL 已经成为检测 RRP HRQOL 的替代工具。

Chadha 等使用验证过的儿童相关量表首次进行了 RRP 患者嗓音相关的 QOL 研究。在 2010 年，他们采用儿童嗓音相关的生活质量（PVRQOL）量表探讨嗓音功能障碍对儿童躯体、情感和社会交往的影响。这项研究发现，参与调查的 20 名 RRP 儿童的平均评分明显低于其他儿科常见的嗓音疾病患儿（Chadha et al.，2010）。

研究者使用了嗓音障碍指数（VHI）对 25~85 岁（成年后缓解）的 34 名成人型 RRP 患者嗓音相关生活质量进行评估（van Nieuwenhuizen et al.，2010）。这项研究发现，至少 2/3 的患者有轻微的嗓音障碍。在成年人中使用 VHI 研究发现，尽管所有 RRP 患者具有轻度或中度的嗓音障碍，患者与对照组嗓音相关的生活质量的区别没有显著差异（Ilmarinen et al.，2011）。

表6-1　9例成人与儿童嗓音相关生活质量指标的比较，显示内容和处理领域的显著差异（Branski et al. 2010）

| 量表 | VHI | VHI10 | VRQOL | VOS | VAPP | VoiSS | PVHI | PVRQOL | PVOS |
|---|---|---|---|---|---|---|---|---|---|
| 项目数 | 30 | 10 | 10 | 5 | 28 | 30 | 23 | 10 | 4 |
| 领域： | | | | | | | | | |
| 交流 | | | | × | × | × | | | × |
| 社会 | | | × | × | × | × | | × | × |
| 心理 | × | × | × | | × | | × | × | |
| 生理 | × | × | × | | | | × | × | |
| 功能 | × | × | × | | | | × | × | |
| 工作/学习 | | | | × | × | × | | | |
| 嗓音变化 | | | | | | × | | | |

注：VHI. 嗓音障碍指数；VHI10. 嗓音障碍指数-10；VRQOL. 嗓音相关的生活质量；VOS. 嗓音结局调查；VAPP. 嗓音活动和参与量表；VoiSS. 嗓音症状量表；PVHI. 儿童嗓音障碍指数；PVRQOL. 儿童嗓音相关的生活质量；PVOS. 儿童嗓音结局调查。

在一项研究中，在 143 名患各种喉部疾病的成人中，20 名 RRP 患者的 VHI 平均值与其他喉部病变如声带息肉、声带囊肿、单侧 Reinke 水肿、声带小结和声带沟的患者的评分相似，但是比单侧声带麻痹患者的 VHI 评分低（Stuut et al.，2014）。最近一项研究将 VHI 的问题从 30 个问题减少到 10 个问题（VHI-10），结果显示 43 例成人 RRP 手术时的平均术前评分为 40 分，提示患者有轻微至中度的嗓音障碍（Kupfer et al.，2016）。

## 第六节 疾病严重程度与
## 生活质量评估的关系

大多数关于 RRP 干预效果的研究都集中在疾病对气道影响的严重程度上，并且以病变的大小和喉部亚区受累的数量来衡量。这种评估疾病严重程度的解剖学方法已经广泛普及并应用于 Derkay-Coltrera 解剖评分系统。虽然其提供了一种评估疾病活动性有效且一致的方法，但在 RRP HRQOL 研究开始之前，尚不清楚临床医师通过疾病体积所评估的疾病严重程度是否与患者 QOL 报告的疾病严重程度相关。Chadha 等首先发现 Derkay-Coltrera 疾病解剖分数与嗓音指标或整体健康效用评估并不相关（Chadha et al.，2010）。这一发现证实了喉内乳头状瘤的解剖范围单一因素并不是 RRP 对健康和嗓音负面影响的可靠预测因子。尽管在评估新的治疗手段时，气道内乳头状瘤范围的缩小显然是有意义的，但在未来的治疗试验中也应该围绕以患者为中心的健康相关的和嗓音相关的生活质量来展开。

关于成人 RRP 患者的另一项研究试图使用多元回归分析来寻找嗓音相关 QOL 与疾病严重程度之间的相关性。他们探讨发病年龄、手术时间、疾病位置，以及上次手术后的时间等因素是否能预测 VHI 评分。他们发现 VHI 降低仅有的显著预测因子是距上次手术时间短及被动的应对方式，疾病解剖因素并不是显著预测因子（van Nieuwenhuizen et al.，2010）。

Kupfer 等设计了一个关于 46 名成年活动性 RRP 患者的研究,以探讨每次手术时解剖范围与嗓音相关生活质量之间是否存在相关性(Kupfer et al.,2016)。他们回顾性地收集了这些患者的 93 次手术的相关数据,包括手术时的 Derkay-Coltrera 解剖评分和至少 30 天内的最新 VHI-10 评分。他们发现这些变量之间具有显著的相关性。解剖范围越大,VHI 越高。这项研究表明,VHI-10 可以被认为是评估疾病严重程度的一个很好的指标,反映了与嗓音相关的生活质量和疾病解剖学严重程度(Kupfer et al.,2016)。遗憾的是,这项工作的一个局限性是每次手术都被单独分析进行统计,因此多个数据点是从单个患者中分别得到的,从而产生了一个潜在的偏倚。

## 第七节　进一步工作的方向

我们已经在文献中讨论了为 RRP 制订一个有效且独特的疾病特异性 HRQOL 评估工具的必要性,但迄今仍未完成制订(Lindman et al.,2005;Chadha et al.,2010)。一套设计科学合理的评估方案将涉及多个步骤,包括开放式访谈、焦点小组访谈和现场测试。考虑到如此复杂,所涉及的方面可能需要多机构合作。一旦得到验证,它将作为临床和研究结果的衡量标准,由于其对 RRP 更具特异性,因此比一般的 HRQOL 更敏感。

## 参考文献

Bergner M. Quality of life, health status, and clinical research. Med Care. 1989;27(3):S148–56.

Branski RC, Cukier-Blaj S, Pusic A, Cano SJ, Klassen A, Mener D, Patel S, Kraus DH, Branski RC, et al. Measuring quality of life in dysphonic patients: a systematic review of content development in patient-reported outcomes measures. J Voice. 2010;24(2):193–8.

Chadha NK, Allegro J, Barton M, Hawkes M, Harlock H, Campisi P. The quality of life and health utility burden of recurrent respiratory papillomatosis in children. Otolaryngol Head Neck Surg. 2010;143(5):685–90.

Derkay CS, Malis DJ, Zalzal G, Wiatrak BJ, Kashima HK, Coltrera MD. A staging system for assessing severity of disease and response to therapy in recurrent respiratory papillomatosis. Laryngoscope. 1998;108(6):935–7.

Hill DS, Akhtar S, Corroll A, Croft CB. Quality of life issues in recurrent respiratory papillomatosis. Clin Otolaryngol Allied Sci. 2000;25(2):153–60.

Ilmarinen T, Nissilä H, Rihkanen H, Roine RP, Pietarinen-Runtti P, Pitkäranta A, Aaltonen LM. Clinical features, health-related quality of life, and adult voice in juvenile-onset recurrent respiratory papillomatosis. Laryngoscope. 2011;121(4):846–51.

Kupfer RA, Çadalli Tatar E, Barry JO, Allen CT, Merati AL. Anatomic Derkay score is associated with voice handicap in laryngeal papillomatosis in adults. Otolaryngol Head Neck Surg. 2016;154(4):689–92.

Lindman JP, Lewis LS, Accortt N, Wiatrak BJ. Use of the pediatric quality of life inventory to assess the health-related quality of life in children with recurrent respiratory papillomatosis. Ann Otol Rhinol Laryngol. 2005;114(7):499–503.

van Nieuwenhuizen AJ, Rinkel RN, de Bree R, Leemans CR, Verdonck-de Leeuw IM. Patient reported voice outcome in recurrent respiratory papillomatosis. Laryngoscope. 2010;120(1):188–92.

Stuut M, Robin EA, Gi TP, Dikkers FG. Change of voice handicap index after treatment of benign laryngeal disorders. Eur Arch Otorhinolaryngol. 2014;271(5):1157–62.

# 第七章
# 成人复发性呼吸道乳头状瘤病治疗现状

R. Jun Lin, Clark A. Rosen

## 第一节　概述

复发性呼吸道乳头状瘤病(RRP)是良性的上皮增生,与感染HPV有关。低危型HPV亚型HPV6和HPV11是最常见的病原体。RRP在儿童和成人阶段都可见。据现有报道,成人型RRP发病率为30/10万~100/10万(Lindeberg et al., 1990)。常见于20~40岁,男性多发(Cohn et al., 1981)。通常认为成人型RRP的严重性比幼年型RRP低。这个观点可能源于儿童气道较窄,增加了儿童对疾病症状的易感性。外科手术切除是标准治疗方法,但是不能治愈该病。对于侵袭性疾病,还需要局部、系统性辅助治疗。辅助治疗会在单独的章节讨论。由于疾病的复发特性,手术的主要作用是控制疾病、维持气道通畅,减小多次手术后的并发症,例如声带瘢痕、早期喉蹼形成等,以保护发音功能。

## 第二节　外科治疗

### 一、门诊手术

门诊手术在20世纪90年代开始流行(Woo, 2006),科技进步促进了门诊手术的发展,例如高清内镜系统和光纤激光系统。高清芯片的内镜在图像和视频的清晰度上有极大的提高,同时借助喉镜、气管镜和食管镜的治疗通道,导管、活检钳和注射器等可以用于喉部给药和手术操作。光纤传导的多种波长的激光也可借助内镜用于治疗,如脉冲染料激光(pulsed dye laser,PDL)、脉冲磷酸钾钛(KTP)激光和二氧化碳激光(OmniGuide™ fiber 或 FiberLase™)。

门诊手术的优点包括可以实时评估嗓音、声带闭合和黏膜振动,以及可以立即看到治疗结果。此外,就 RRP 的复发性而言,门诊手术避免(降低)了全身麻醉风险,缩短恢复时间以及误工、休学时间等,同时有助于降低治疗费用。研究表明,相比于手术室手术,门诊手术每台至少可以节省 5 000 美元花费(Rees et al.,2007)。纤维内镜下手术是另一节省费用的方法,因为这样还可省去了手术室所需的辅助仪器、人员以及激光设备(Hillel et al.,2015)。这对于在无手术室条件的环境下完成操作,也是一种有效的方法。

门诊手术的安全性和有效性已被证实。Koufman 曾报道 443 例进行门诊激光手术的病例,其中 212 例(52.2%)是 RRP 患者(Rees et al.,2006)。只有 4 例发生并发症(0.9%),包括 1 例血管迷走神经性晕厥事件,2 例声带出血,1 例 PDL 激光尖端在气道中断裂而立即取出。在接受门诊 PDL 激光治疗的 328 例患者中,平均舒适度为 7.4(10 为最小不适),87% 的患者更倾向于接受门诊手术治疗(Zeitels et al.,2004)。

Zeitels 等首先描述了在门诊手术采用激光治疗喉乳头状瘤(Zeitels et al.,2004)。他们使用 585nm 波长的 PDL 激光对 51 名声带发育不良或 RRP 患者共进行了 82 次门诊手术治疗。只有 5 次手术因暴露不佳或不适而中止。在成功治疗的病例中,有 88% 的患者病灶减小 50%,剩余 12% 的患者病灶减小 25%~50%。几年后,他们又试验了 532nm 波长的 KTP 激光治疗 RRP(Zeitels et al.,2006a)。KTP 激光易于被氧合血红蛋白吸收,增加脉冲宽度更易于形成连续的血管内凝血,从而减少出血(Zeitels et al.,2006b;Broadhurst et al.,2007)。目前光纤激光模式已经广泛用于 RRP 的门诊治疗。

小的 RRP 病变也可以在门诊使用经口器械或通过治疗性喉镜的工作通道使用活检钳等冷器械治疗,但这类方法治疗效果有限。本章侧重于 RRP 的门诊激光治疗。

## (一) 适应证

患者的选择和共同的决策是必不可少的。术前讨论包括手术方式以及涉及的详细步骤,评估还包括患者的依从性和焦虑程度。一般说来,焦虑且无法耐受柔性喉镜的患者不适合未使用镇静药的门诊治疗。此外,咽反射特别敏感者也要排除。还要考虑患者的解剖特征、健康状态和疾病负担。患者的鼻腔要能通过有 2.1mm 通道的喉镜(外径 5mm)。对于身体健康状况不适合全身麻醉的患者,不使用镇静药的治疗是更好的选择。然而,这些患者在手术过程中可能仍然需要监测。对于这些患者,手术可以在内镜检查室进行,或在有持续监测能力的手术室进行。文献研究表明,50% 的 RRP 患者伴有上皮角化不全,发生恶变者不到 3%(Schraff et al.,2004;Baumann et al.,2009)。因此,作者认为鉴于疾病的不同阶段,第一次 PPR 手术应该在手术室进行,并且要得到确切的活检结果。

## (二) 手术流程和设备

手术时患者端坐于手术椅上,手术需要一名助手协助(Mallur et al.,2012)。具体操作细节参见 Mallur 和 Rosen 的文章(Mallur et al.,2012)。手术医师在手术过程中要注意利多卡因的用量,4% 利多卡因的总剂量为 2mg/kg,最大 5mg/kg。用 50∶50 的 4% 利多卡因和羟甲唑啉(Afrin™)浸泡鼻用脱脂棉片进行鼻内麻醉。用 3mL 4% 的利多卡因喷雾麻醉咽和喉(图 7-1)。经鼻孔插入有 2.1mm 工作通道的柔性喉镜,使用套管经操作通道滴入 4% 利多卡因进一步麻醉会厌和声带。

术前应确保做好激光的防护,治疗室内的每个人都应佩戴激光防护镜。门外应张贴激光警告标志。KTP 激光光纤需要防护导管以避免擦伤喉镜操作通道内壁(图 7-2)。术者手持喉镜,助手通过操作通道穿过激光光纤导管。激光对准 RRP 病灶治疗。激光器通常设定

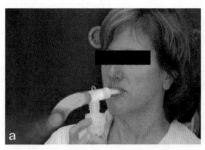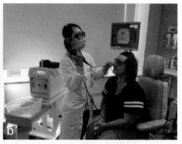

图 7-1　手术流程

a. 手术前患者接受 3mL 利多卡因喷雾处理。b. 患者位置与治疗室设置，KTP 激光机在房间左侧。医师和患者都佩戴激光防护镜。室内有两台监视器，医师使用一台，助手使用一台（第二台监视器在图片外）（图 a 摘自 Rosen et al.，2008 文章中的图 33-3）。

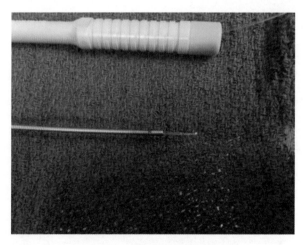

图 7-2　KTP 激光光纤导管系统

KTP 激光光纤穿过一个内导管，再通过喉镜操作通道，以避免损坏操作通道。注意 KTP 激光光纤需要通过导管的远端，以便手术过程中随时调节光纤长度。

为 30~35W,脉冲宽度 15ms,2 脉冲 /s。每次手术都要记录总的激光焦耳能量和照射时间,对深层组织的损伤也要记录。Mallur 等建立了5 级治疗效应分级系统,来描述 KTP 激光治疗过程中常见的末端组织效应(表 7-1,图 7-3)(Mallur et al.,2014)。术者可以从最低的 KTP治疗效应开始,逐渐增加强度。需要根据 RRP 病变位置的不同,设置不同的 KTP 效应强度。例如,在前连合上病变,一侧声带上用 KTP 4,在对侧声带上用 KTP 1,这样的治疗效果更好,可以避免两侧术后声带表面的相互接触,从而减少声带前端粘连的形成。由于喉部进行了局部麻醉,建议患者在术后 2 小时禁食水。

表 7-1　脉冲 532nm 磷酸氧钛钾(KTP)激光治疗效应分级

| 治疗分级 | 组织效应 |
| --- | --- |
| KTP V | 非接触式,血管破坏 |
| KTP 1 | 非接触式,上皮完整,上皮发白 |
| KTP 2 | 非接触式,上皮破坏,在上皮中有轻微的"裂口" |
| KTP 3 | 选择接触或非接触式,上皮消融,无组织切除 |
| KTP 4 | 接触,上皮消融与组织切除 |

注:改编自 Mallur et al.,2014。

### (三) 优、缺点

优点方面首先 RRP 患者通常需要多次手术,门诊应用 KTP 激光治疗 RRP 病变,可避免患者使用多种全身麻醉药。较小的 RRP 病灶可通过钳取(touch-up)的方式切除。门诊手术患者未使用镇静药,这样手术前后患者可以自己开车往返。此外,门诊手术和手术室手术相比,术后所需的恢复时间短,这就意味着耽误工作或学习的时间减少了。缺点包括治疗较大的 RRP 病变时比较费时,治疗不像患者在全身麻醉时那样精确。而且在激光治疗的同时进行活检是很困难的,因为继发性出血会减弱激光的效应。门诊 KTP 激光手术的并发症包括血管迷走神经反应,喉镜通过鼻腔导致鼻出血,以及声带前端粘连。

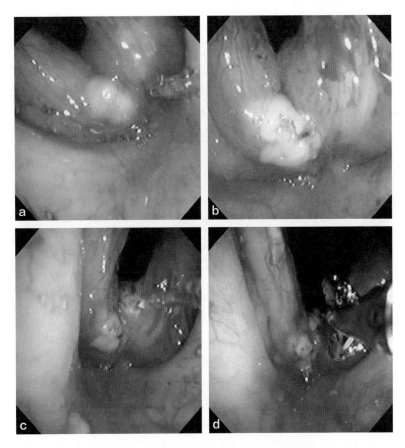

**图 7-3　KTP 激光治疗的各种末端组织效应**

a. KTP 1 级；b. KTP 2 级；c. KTP 3 级，使用接触模式；d. 治疗后的 RRP 残留组织可以通过喉镜的操作通道使用纤维抓钳清除干净。

## 二、手术室手术

　　支撑喉镜下显微手术是治疗 RRP 的长期且有效的方法。医师按照嗓音外科手术原则在全身麻醉下进行手术（Rosen et al., 2008）。患者一般用 5 号气管插管，对于声门下或气管内有病变的可以考虑喷射通气或暂时拔除插管的方法进行手术。最大号的支撑喉镜可用于

RRP病灶的定位,手术过程中需要多次调整支撑喉镜以便充分暴露病变。手术过程的风险包括与支撑喉镜相关的风险,如咽喉痛、下颌骨痛、舌肿胀、味觉改变、牙脱落、唇或牙龈撕裂。RRP患者往往需要经历多次手术,因此,全身麻醉药累积的风险、声带瘢痕和声带前端粘连的风险都需要考虑。医师可以选择不同的手术技术和器械,手术技术的选择取决于病变特点、可用的设备和手术医师的习惯。以下介绍各种技术的优缺点。

## (一) $CO_2$ 激光

$CO_2$激光一直是一种治疗RRP的传统方法。$CO_2$激光的波长为10 600nm,能被细胞内的水吸收,因此$CO_2$激光耦合到手术显微镜上,可以有效而且精确地气化RRP病变,术中出血也非常少。Dedo报道了244例RRP患者每2个月进行一次$CO_2$激光手术(Dedo et al.,2001)。有37%的患者病情得到缓解,6%的患者疾病得到控制(3年没有复发),17%的患者痊愈(5年没有复发)。

手术室里$CO_2$激光安全防护是非常重要的。激光束可以从喉镜金属内壁中反射出来,被激光照射能伤害眼睛或皮肤。如果没有湿纱布保护来吸收激光能量,甚至可引起失火,造成患者受伤。此外,还发现激光造成的烟雾中含有活跃的病毒DNA,这是潜在的感染源(Kashima et al.,1991)。在麻醉气体所提供的富氧环境中,气道有起火的可能性。在所有可能的情况下,均应使用低流量$FiO_2$设置(<30%),并在气道内放置盐水纱布以保护气管插管。患者的脸可用湿毛巾包裹。手术室所有人员应佩戴激光防护镜。为了进一步减少激光烟雾,必须使用抽吸排烟器,门外张贴激光警告标志。$CO_2$激光的缺点包括对周围正常组织的热损伤以及理论上病毒颗粒进入这些创面的风险。长期以来,$CO_2$激光一直被耳鼻咽喉科医师广泛使用。包括显微操作器和扫描激光传输系统在内的最近技术进步,使其成为喉部手术更有力的工具。$CO_2$激光的使用需外科医师熟练操作,并由专门的激光小组进行设备维护。

## (二) KTP 激光(脉冲)

血管溶解激光,如KTP选择性地消融乳头状瘤微血管,由于其选择性吸收氧合血红蛋白,因此,对周围组织的热损伤很少。KTP最早是在2007年被报道用于全身麻醉下经显微喉镜治疗RRP(Burns et al.,2007)。这项研究中,23例患者共进行了35次手术。大约80%的患者在没有新的声带粘连出现的情况下,90%以上的疾病得到控制。通常KTP激光设置与门诊的设置相同,如上所述的标准的激光安全防护也同样适用(见上文)。KTP末端组织效应被记录在门诊的流程中。

### (三) 显微电动吸切器

在21世纪初,动力装置首次被用于RRP手术。两项研究表明,显微电动吸切器减少了手术时间,造成的软组织效应也最小(El-Bitar et al.,2002;Patel et al.,2003)。显微电动吸切器可以去除喉部RRP病变而不会造成热损伤。如果吸力装置上安装过滤装置,也可采集组织标本。这些标本是零碎地收集的,而不是整块的。尽管如此,通过显微电动吸切器获得的组织已经被证明可以用于病理诊断(McGarry et al.,1997),这是内镜鼻窦手术的常规做法。与$CO_2$激光治疗相比,没有烟雾暴露问题。此外,与$CO_2$激光相比,显微电动吸切器术后疼痛相近但嗓音质量有提高(Pasquale et al.,2003)。因为不需要昂贵的激光设备和人员,节约了成本。术中出血可通过手术切除前黏膜下注射或在手术部位使用肾上腺素棉片压迫解决。应从最小的显微电动吸切器钻头使用开始。笔者通常使用2.9mm刀头(美敦力®,明尼阿波利斯,明尼苏达州)。显微电动吸切器的初始转速设置为500rpm,并可以相应调整。显微电动吸切器刀片应在距RRP病灶处约1~2mm处,使用其吸力将RRP组织拉向钻头,从而远离底层的深层组织。这种技术对于大体积的、带蒂的RRP病变很适用。其主要缺点是仪器的尺寸较大,有时可能会妨碍手术视线。当可以很好地控制和具有良好的视线时,可以实现精确的RRP切除。

### (四) 冷器械

冷器械技术包括黏膜微瓣切除或杯状钳切除RRP(Rosen et al.,2008)。这些技术,特别是微瓣技术,可以精确地去除整个RRP的生长上皮细胞,提供组织活检。与使用显微电动吸切器类似,也没有烟雾。缺点是手术时间较长。在微瓣掀起之前,可以通过注射肾上腺素来止血,和/或应用肾上腺素棉片,在病灶移除后的手术部位进行止血。该技术是解决声带边缘孤立散在的病变的理想方式。

## 第三节　成人型复发性呼吸道乳头状瘤病手术治疗的争议

### 一、成人型 RRP:门诊治疗还是手术室治疗

在门诊治疗和手术室治疗 RRP 各有利弊。在哪里治疗患者,取决于医疗机构是否配备了完善的门诊治疗的流程,以及患者是否能耐受清醒状态下的手术及 RRP 的疾病负担(图 7-4)。一般情况下,RRP 的第一次治疗应在手术室进行,以便对疾病进行适当分期及取得组织标本。活体组织检查也可以在门诊进行。不同于声带白斑的活检,RRP 的最终病理诊断不受活检钳大小的影响。然而,门诊活

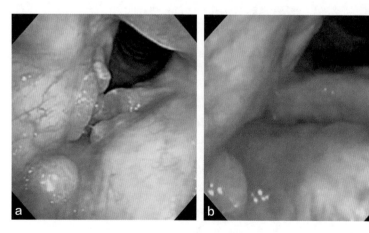

图 7-4　同一患者的不同疾病状态

a. 大的 RRP 病灶,最好是在手术室手术;b. 手术室手术后,少量的 RRP 病灶残留在左声带的上表面和会厌根部。这些病变在门诊用 KTP 激光处理。

体组织检查的问题是,不能像全身麻醉下那样精确。此外,活体组织检查将不可避免地导致出血。血液能吸收激光能量,从而限制了对RRP治疗部位的作用。因此,直达显微喉镜检查仍然是喉部病理检查最佳方法。如果患者能够接受非镇静麻醉下的治疗,有少量残余病灶时,可以考虑在后续的RRP管理中采取门诊手术的方式。

## 二、手术间隔时间

目前对成人RRP患者的手术间隔尚无共识。治疗的目标是清除病变、气道维护和嗓音质量保留。然而,这在疾病严重程度和个体上差异很大。如果患者病变范围广泛,一次手术不能清除干净,或病变复发较快,建立常规的手术间隔可能是合适的。手术通常间隔4~6周进行,使上次手术部位在下一次手术前能够痊愈。前连合病变通常按部位分次进行,以预防声带前端粘连。先治疗一侧声带,在4~6周后进行另一侧声带的治疗。或者在声带两侧应用不同的KTP组织效应,以防止形成相同的接触创面。一旦疾病得到控制,患者可以在需要时定期在门诊或手术室进行"补充性"检查或治疗。

## 三、活体组织检查的时间间隔

在成人型RRP,中度或重度上皮异型增生的发生率差别很大,10%~55%不等(Karatayli-Ozgursoy et al.,2016)。据报道,在不同的研究中,乳头状瘤病恶变的发生率为2%~5%(Karatayli-Ozgursoy et al.,2016;Lee et al.,2008)。在最近对159名成人和幼年型RRP患者的回顾性研究中,6%的患者被诊断为异型增生,5%被诊断为癌前病变。性别、吸烟或西多福韦注射与异型增生或癌变没有相关性。所有的乳头状瘤病癌前病变的病例均为儿童患者,并且是在肺部起源,这与以往的观察结果一致,即肺部播散与RRP有较高恶性转化风险相关(Derkay et al.,2010)。

HPV11已被证明可以导致更严重的RRP进程(Mounts et al.,1984;Omland et al.,2014)。Gerien等报道,13%的重度RRP患者在

$(27.2 \pm 8)$ 年内出现了恶变（Gerein et al.，2005 年），所有这些患者都是 HPV11 阳性。在这项研究中，6 名患者有肺部病变，其中 4 名患者在 $(14.6 \pm 6.3)$ 年内发展为肺恶性肿瘤。这些患者也是 HPV11 阳性。因此，最初的 RRP 病灶活体组织检查和 HPV 病毒分型，在患者咨询中对于疾病的自然病程和恶变的风险都很重要。目前还没有临床指南建议定期 RRP 活体组织检查间隔和时间间隔应该是多久。RRP 病变是否需要活体组织检查取决于患者的症状和外科医师的临床判断。在有侵袭性的 HPV 亚型，如 HPV11 的患者中，活体组织检查可能应该频繁进行。此外，对此类患者应常规胸部影像学检查，如胸部 X 线，以排除肺传播。

# 第四节 结论

RRP 是一种上呼吸道疾病，最常见的发病部位是喉部，主要治疗方法是外科手术切除。随着现代技术的进步，在手术室和门诊都可以进行 RRP 治疗。根据设备的可用性和外科医师的习惯，可以采用不同的手术技术。对于 RRP 患者的手术或活体组织检查间隔没有明确的共识。

## 参考文献

Baumann JL, Cohen S, Evejen AN, et al. Human papillomavirus in early laryngeal carcinoma. Laryngoscope. 2009;119(8):1531–7.

Broadhurst MS, Akst LM, Burns JA, Kobler JB, Heaton JT, Anderson RR, et al. Effects of 532 nm pulsed-KTP laser parameters on vessel ablation in the avian chorioallantoic membrane: implications for vocal fold mucosa. Laryngoscope. 2007;117(2):220–5.

Burns JA, Zeitels SM, Akst LM, Broadhurst MS, Hillman RE, Anderson R. 532 nm pulsed potassium-Titanyl-phosphate laser treatment of laryngeal papillomatosis under general anesthesia. Laryngoscope. 2007;117:1500–4.

Cohn AM, Kos JT II, Taber LH, Adam E. Recurring laryngeal papilloma. Am J Otolaryngol. 1981;2(2):129–32.

Dedo HH, Yu KC. $CO_2$ laser treatment in 244 patients with respiratory papillomatosis. Laryngoscope. 2001;111:1639–44.

Derkay CS, Faust RA. Recurrent respiratory papillomatosis. In: Cummings otolaryngology – head and neck surgery. 5th ed. Maryland Heights, MO: Mosby; 2010. p. 2884–95.

El-Bitar MA, Zalzal GH. Powered instrumentation in the treatment of recurrent respiratory papillomatosis. Arch Otolaryngol Head Neck Surg. 2002;128:425–8.

Gerein V, Rastorguev E, Gerein J, Draf W, Schirren J. Incidence, age at onset, and potential reasons of malignant transformation in recurrent respiratory papillomatosis patients: 20 years experience. Otolaryngol Head Neck Surg. 2005;132:392–4.

Hillel AT, Ochsner MC, Johns MM 3rd, Klein AM. A cost and time analysis of laryngology procedures in the endoscopy suite versus the operating room. Laryngoscope. 2015;126(6):1385–9.

Karatayli-Ozgursoy S, Bishop JA, Hillel A, Akst L, Best SRA. Risk factors for dysplasia in recurrent respiratory papillomatosis in an adult and pediatric population. Ann Otol Rhinol Laryngol. 2016;125(3):235–41.

Kashima HK, Kessis T, Mounts P, Shaw K. Polymerase chain reaction identification of human papillomavirus DNA in $CO_2$ laser plume from recurrent respiratory papillomatosis. Otolaryngol Head Neck Surg. 1991;104(2):191–5.

Koufman JA, Rees CJ, Frazier WD, Kilpatrick LA, Wright SC, Halum SL, Postma GN. Office-based laryngeal laser surgery: a review of 443 cases using three wavelengths. Otolaryngol Head Neck Surg. 2007;137(1):146–51.

Lee LA, Cheng AJ, Fang TJ, et al. High incidence of malignant transformation of laryngeal papilloma in Taiwan. Laryngoscope. 2008;118:50–5.

Lindeberg H, Elbrond O. Laryngeal papillomas: the epidemiology in a Danish subpopulation 1965–1984. Clin Otolaryngol Allied Sci. 1990;15(2):125–31.

Mallur PS, Rosen CA. Techniques for the laryngology assistant: providing optimal visualization. Oper Tech Otolaryngol. 2012;23(3):197–202.

Mallur PS, Johns MM 3rd, Amin MR 3rd, Rosen CA. Proposed classification system for reporting 532-nm pulsed potassium titanyl phosphate laser treatment effects on vocal fold lesions. Larygoscope. 2014;124:1170–5.

McGarry GW, Gana P, Adamson B. The effect of microdebriders on tissue for histological diagnosis. Clin Otolaryngol Allied Sci. 1997;22(4):375–6.

Mounts P, Kashima H. Association of human papillomavirus subtype and clinical course in respiratory papillomatosis. Laryngoscope. 1984;94:28–33.

Omland T, Akre H, Lie KA, Jebsen P, Sandvik L, Brondbo K. Risk factors for aggressive recurrent respiratory papillomatosis in adults and juveniles. PLoS One. 2014;9(11):1–13.

Pasquale K, Wiatrak B, Woolley A, Lewis L. Microdebrider versus $CO_2$ laser removal of recurrent respiratory papillomas: a prospective analysis. Laryngoscope. 2003;113:139–43.

Patel N, Rowe M, Tunkel D. Treatment of recurrent respiratory papillomatosis in children with the microdebrider. Ann Otol Rhinol Laryngol. 2003;112:7–10.

Rees CJ, Halum SL, Wijewickrama RC, Koufman JA, Postma GN. Patient tolerance of in-office pulsed dye laser treatments to the upper aerodigestive tract. Otolaryngol Head Neck Surg. 2006;134:1023–7.

Rees CJ, Postma GN, Koufman JA. Cost savings of unsedated office-based laser surgery for laryngeal papillomas. Ann Otol Rhinol Laryngol. 2007;116(1):45–8.

Rosen CA, Simpson CB. Operative techniques in laryngology. Berlin: Springer; 2008.

Schraff S, Derkay CS, Burke B, Lawson L. American Society of Pediatric Otolaryngology members' experience with recurrent respiratory papillomatosis and the use of adjuvant therapy. Arch Otolaryngol Head Neck Surg. 2004;130(9):1039–42.

Woo P. Office-based laryngeal procedures. Otolaryngol Clin N Am. 2006;39:111–33.

Zeitels SM, Franco RA, Dailey SH, Burns JA, Hillman RE, Anderson RR. Office-based treatment of glottal dysplasia and papillomatosis with the 585-nm pulsed dye laser and local anesthesia. Ann Otol Rhinol Laryngol. 2004;113:265–76.

Zeitels SM, Akst LM, Burns JA, Hillman RE, Broadhurst MS, Anderson RR. Pulsed angiolytic laser treatment of ectasia and varices in singers. Ann Otol Rhinol Laryngol. 2006a;115(8):571–80.

Zeitels SM, Akst LM, Burns JA, Hillman RE, Broadhurst MS, Anderson RR. Office-based 532-nm pulsed KTP laser treatment of glottal papillomatosis and dysplasia. Ann Otol Rhinol Laryngol. 2006b;115(9):679–85.

# 第八章

# 儿童复发性呼吸道乳头状瘤病的治疗现状

Sarah N. Bowe，Christopher J. Hartni

## 第一节　概述

复发性呼吸道乳头状瘤病(RRP)是一种罕见的疾病,是儿童喉部最常见的良性肿瘤。虽然主要症状是声音嘶哑,声音的变化容易被忽视,但由于气道阻塞可能引起严重的后果。这一章将重点介绍儿童 RRP 的现代管理。病毒学将简要讨论,重点关注疾病的严重程度。将介绍且临床特征,包括病史、体检、气道内镜和分期评估。主要的重点将在外科处理,包括冷器械、显微电动吸切器、激光技术,以及麻醉问题。简要讨论联合治疗,即辅助治疗与手术治疗相结合。最后,将介绍应用肿瘤标本的细胞培养技术进行个性化治疗的新机会。

## 第二节　病毒学

长期以来,人们一直不清楚复发性呼吸道乳头状瘤病的感染源,但直到 1980 年,人乳头状瘤病毒(HPV)的 DNA 才在喉乳头状瘤中被 DNA 印迹杂交技术识别。随后,在尖锐湿疣中发现同样的病毒,提示这两种疾病可能有共同的病原体(Quick et al.,1980)。幼年型 RRP 主要是 HPV6 和 / 或 HPV11 感染的结果。

据报道,有些 HPV 类型比其他类型更易引起侵袭性疾病。1984 年,Mounts 和 Kashima 证明了 HPV6c 可以导致疾病广泛扩散,需要手术的频率更高,常常需要气管切开(Mounts et al.,1984)。同样,Padayachee 和 Prescott 回顾性分析了 20 例喉乳头状瘤病,发现 HPV6 引起的疾病比 HPV11 引起的疾病更有侵袭性(Padayachee et al.,1993)。

与此相反,大多数发表的数据表明,与 HPV11 感染有关的 RRP 在严重程度和临床表现上更严重。Rimell 等对 19 例儿童 RRP 患者进行了回顾性分析。研究采用 PCR 技术,在石蜡切片标本中进行人乳头状瘤病毒的分型。作者发现 HPV11 与早期和更严重的气道阻塞有显著的相关性,与 HPV6(Rimell et al.,1997)相比,气管切开的必要性更大。使用类似的技术,Rabah 等在 61 个喉部活体组织检查标本上进行了病毒检测。与 HPV6 患者相比,HPV11 患者更有可能出现更长时间的疾病活动,每例患者的手术时间更长,并且需要更多次数的外科手术。此外,其中 3 例 HPV11 患者发展成浸润性乳头状瘤病和气管鳞状细胞癌,其中有 2 例死于此病(Rabah et al.,2001)。

直到 2004 年,研究 HPV 类型对疾病严重程度影响的文献主要是通过回顾性的数据分析进行的,通常使用的是手术几年后的石蜡病理标本。1993 年 Wiatrak 等设计一项为期 10 年的前瞻性纵向研究,评估流行病学因素、使用新型评分系统评估疾病程度和检测 HPV 类型(Wiatrak et al.,2004)。在 58 个 HPV 阳性标本中,HPV11 的患者有更高的严重程度评分,需要更频繁的手术干预,并需要辅助治疗来控制病情进展。此外,HPV11 患者明显更易出现气管疾病,需要气管切开,并发展为肺部疾病(Wiatrak et al.,2004)。

虽然许多研究已经阐明了 HPV 类型与临床疾病行为之间的关系,但没有一个研究同时考虑其他变量,尤其是年龄。例如,Rabah 等注意到 HPV11(36.2 个月)患者的诊断年龄与 HPV6(48.2 个月)相比有统计学上的显著差异(Rabah et al.,2001)。Buchinsky 及其同事利用与 RRP 工作组合作获得的新鲜的喉活体组织检查标本来进一步研究这种关系(Buchinsky et al.,2008)。对 180 例患者进行了至少 1 年的临床数据分析,并对单一 HPV 类型感染进行了分析。作者预先定义了"侵袭性"为总手术次数 >10 次、每年手术 >4 次、远端受累和气管切开。HPV11 患者的严重程度评分是 HPV6 患者的 3.9 倍（$P=0.017$）（Buchinsky et al.,2008 年）。还注意到,HPV11 的患者（平均确诊年龄为 2.4 岁）比 HPV6（平均确诊年龄为 3.4 岁）的患者诊断时更年幼（$P=0.014$）。这样,通过多元线性回归和多元 logistic 回归分析的方法发现,HPV 分型不仅与疾病过程相关,同时也与年龄相关（Buchinsky et al.,2008）。

　　总而言之,早期的回顾性研究产生了矛盾的结果,某些研究认为 HPV6 表现得更具侵袭性（Mounts et al.,1984;Padayachee et al.,1993）,而另一些研究更倾向于是 HPV11（Rimell et al.,1997;Rabah et al.,2001 年）。Wiatrak 等在其前瞻性研究中发现,与 HPV6 型相比,HPV11 型患者的疾病严重程度表现在更多方面（Wiatrak et al.,2004）。Buchinsky 及其同事证实,HPV11 有更严重的临床病程。此外,他们发现 HPV 类型与患者的年龄有关,这就是为什么如果不是同时考虑患者的年龄,人们会发现 HPV 类型和临床病程之间相关（Buchinsky et al.,2008）。

# 第三节　临床特征

## 一、病史

　　复发性呼吸道乳头状瘤多发生在同时有纤毛或鳞状上皮的解剖部位。喉部是最常见的发病部位,尤其是会厌喉面的中段,室带的上、下缘,以及声带的下表面（图 8-1,Kashima et al.,1993）。因此,最常见的症状是声音嘶哑。然而,在婴儿时期,声音嘶哑只表现为轻微的声音变化或虚弱的哭声,持续时间长达 1 年或更长。在这些病例中,疾病的进展可能导致继发气道阻塞（Derkay,1995）。相反,在声门之外引起的病变可能首先出现进行性呼吸道症状,包括喘鸣。因此可能被误诊为喉软化症、声带小结、哮吼、变态反应、哮喘或支气管炎

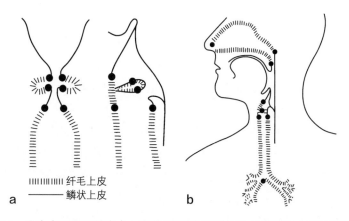

图 8-1　喉(a)和呼吸道(b)上皮的解剖学表现显示,在鳞状上皮与纤毛交界处,复发性呼吸道乳头状瘤易发(经 Kashima et al.,1993 的许可发表)。

(Wiatrak et al.,2004)。

临床上,发声困难评价决定于评价标准的灵敏度。当然,在患有严重呼吸困难的儿童,气道管理将优先于嗓音问题。与此相反,在门诊患者中,有慢性或经常性的嗓音障碍的患者,可能会进行更加系统的评估(Faust,2003)。如果可能的话,有必要搜集完整的病史,除了详细的嗓音变化病史,还包括出生史、用药史和外科手术史等。

与出生史有关的因素包括产妇年龄、既往分娩的数量和方式以及 HPV 感染史。据推测,大多数 RRP 的儿童是在通过受感染产道的分娩过程中通过垂直传播获得感染的,超过 50% 的生育 RRP 儿童的母亲有明显的尖锐湿疣病史(Hallden et al.,1986)。也有人指出,幼年型 RRP 患者不仅是顺产,而且常见于年轻女性(<20 岁)的第一胎。推测可能是因为初产妇通常第二产程更长,导致儿童长时间暴露于生殖器 HPV。此外,新发的病灶比长期的病灶更容易脱落病毒,加剧了在年轻女性中引起该病的风险(Shah et al.,1998)。

有多种疾病都可能导致和加剧发声障碍,包括变态反应、哮喘、支气管炎和胃食管反流病(gastroesophageal reflux disease,GERD)。其中 GERD 被认为是 RRP 的潜在危险因素和手术后的并发症。事实上,严重的 RRP 患者需要多次手术,对全身治疗的反应较差(Borkowski et al.,1999),但在治疗 GERD 后,复发明显减少。此外,根据手术的频率和前连合的病变被认为是"高风险"的患者,在抗反流治疗的基础上,可以减少软组织并发症的出现,特别是瘢痕和喉蹼的形成(Holland et al.,2002)。

了解详细的外科手术史是必须的,以确定手术过程中是否可能使喉返神经处于危险状态(如永久动脉导管结扎)。此外,之前的详细插管情况应记录在案,包括需要插管的情况、插管困难情况、导管的型号、插管时间以及在拔管后需要重新插管的情况(Faust,2003)。当考虑在围生期可能进行气管插管,也应采用同样的方法。

应记录嗓音变化病史,包括发病时间、诱发因素、疾病时间表、加重或减轻因素、严重程度等。此外需要评估可能表现为吞咽(如吞咽困难、误吸)或呼吸障碍(如喘鸣)的症状。

## 二、体格检查

对患有发声困难的儿童,必须进行系统的、详细的体格检查。无论检查设置如何,评估都必须从呼吸窘迫的快速评估开始。应评估呼吸速率,以及可能提示疲劳的呼吸速率的变化。应观察患者是否存在鼻翼扇动或辅助使用颈部或胸部肌肉。最后,发绀的表现预示着可能很快呼吸衰竭。如果患者有明显的痛苦迹象,在内镜检查、气管插管和气管切开设备准备就绪的情况下,最好进行进一步的检查。这决定于急诊室、儿科重症监护病房还是手术室等资源可以应用的情况。

对生命体征的评估,尤其是脉搏血氧饱和度测量,可以提供关于呼吸状态的客观信息(Derkay et al.,2015)。然而,氧饱和度可能不是最可靠的评估近端气道(喉或气管)阻塞严重程度的指标,因为在这种情况下,低氧血症的机制经常是通气不足。根据肺泡气体方程的原理,动脉血二氧化碳分压($PaCO_2$)的增加与脉搏血氧饱和度($SpO_2$)的降低不成比例(Fouzas et al.,2011)。因此,临床的表现通常更为可靠,因为婴儿在突然失代偿之前可以看起来维持足够的灌注。

听诊通常被认为是评估中最重要的部分(Derkay et al.,2015)。在听诊器的帮助下,通过鼻、张口、颈部和胸部的听诊可以帮助定位呼吸道阻塞部位。正常呼吸周期的变化,包括一个较短的吸气期和较长的呼气相,可能都会被评估。当吸气开始时有喘鸣,如气道进一步阻塞,往往发展到双相喘鸣则为气道梗阻恶化表现。随着听诊位置的变化,喘鸣性质波动可以协助诊断。例如,RRP患儿呼吸一般不会因体位而发生变化,而喉软化症的患儿呼吸则在俯卧位中得到改善(Derkay et al.,2015)。

对病情平稳的发声障碍的患者,完整的头颈部检查是必须的。耳科检查包括是否有既往或目前的耳科疾病,应进行全面的、适合患者年龄的听力评估。鼻科检查应明确是否有鼻中隔偏曲、鼻甲异常、鼻漏及鼻息肉。口咽部检查包括检查腭结构的完整性和软腭活动情况。在某些情况下,乳头状瘤可能在口腔或口咽中被发现,因为这是RRP最常发生喉外播散的部位,约30%的RRP儿童会出现这种情况。应行颈部触诊以评估颈部肿块的存在。最后,应该评估脑神经。

## 三、气道内镜检查

对发声障碍的患者柔性纤维喉镜是诊断、评估的基础。内镜可以检查每侧鼻腔、后鼻孔的通畅情况,在鼻咽水平,可以确定腺样体的大小和腭咽闭合功能,进一步往下可以观察到声门上和包括声带的声门部位结构和功能。最后,检查口咽、下咽和喉部的黏膜和鳞状上皮是否存在肿块或病变。纤维喉镜检查记录的视频可以逐帧检查,这对不能配合的患儿很有帮助,因为检查必须快速进行。此外,这还可为患者和家庭的宣教提供帮助(Faust,2003)。

组织学上,复发性呼吸道乳头状瘤病是黏膜增殖相关的、导致的多个指状突起与中央纤维血管核心的复层鳞状上皮覆盖新生物(Abramson et al.,1987)。有两种可能的生长模式。在显微镜下,由于在黏膜表面分布生长而呈现出天鹅绒般的外观(Derkay et al.,2015);

大体观或外生模式更为突出。这些病变呈粉红色至白色,无蒂或有蒂,并有"菜花"或"葡萄"样的凸起(图 8-2)。

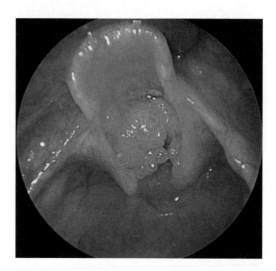

图 8-2　纤维喉镜下粗大、外生性乳头状瘤病的外观

完整的病史、体格检查和纤维喉镜检查,可以诊断出几乎所有的复发性呼吸道乳头状瘤病。然而,偶尔也有需要术中内镜诊断的病例(Faust,2003)。任何对 RRP 有怀疑但不能配合纤维喉镜检查的患者,应在手术室内麻醉下进行评估。此外,由于 RRP 可能存在于多个部位,包括声带的下表面,术中内镜检查可能是必须的,它可以提供增强的可视化检查来获得准确的诊断(Kashima et al.,1993)。

## 第四节　麻醉注意事项

复发性呼吸道乳头状瘤病患者的麻醉管理具有挑战性。与任何喉部手术一样,麻醉师和外科医师必须共享相同的操作空间,以维持气道和治疗疾病。因此,在术前和术中管理中,麻醉师和外科医师之间的有效沟通是最重要的。麻醉技术可以根据儿童的年龄、诊断、氧合和通气的潜在损害和可能的治疗方式进行调整（Swanson et al.，2015）。

在自发通气中，患者维持自己的呼吸，使手术野暴露良好，有助于诊断和管理。麻醉可以通过静脉注射（硫喷妥钠、氯胺酮或丙泊酚）或吸入（七氟烷）麻醉药与氧气诱导（Swanson et al.，2015）。吸入技术，所需的药物浓度需要一个微小的平衡，需要足以防止咳嗽和喉痉挛，但也要避免心血管的抑制和呼吸暂停。用短效药物来实现这一点是很困难的。用 4% 利多卡因由雾化器或注射器局部麻醉，可提供额外的麻醉，降低对全身麻醉药的需求。当局部使用利多卡因时，重要的是根据儿童的体重，不能超过最大剂量限度。此外，辅助药物，如丙泊酚，可用于减少或替代吸入麻醉药（Swanson et al.，2015）。

呼吸暂停（再）插管技术为喉部提供了畅通无阻的通路，但只是间歇性的（Swanson et al.，2015）。在插管前，可用呼吸道局部麻醉进行诱导。置入喉镜，充分暴露病变后固定喉镜。然后取出插管，外科医师在患者呼吸暂停时进行诊断或治疗。如果二氧化碳上升或氧饱和度下降，插管就可以直接插入。这个过程可以重复，直到手术完成（Swanson et al.，2015）。虽然这可以提供类似于自发通气的可视化和操作，但由于气管导管的重复放置，潜在的病毒传播已经引起了人们关注（Derkay et al.，2015）。

在计划使用连续插管的情况下，建议使用"激光安全"气管导管，以避免在激光使用期间意外点燃管道（Derkay et al.，2015）。即便导管受到保护，气囊仍然容易破裂，应该用潮湿的纱布覆盖。气囊充满生理盐水也可以作为额外的保护措施。亚甲蓝或其他可见染料通常与生理盐水混合，以帮助检测气囊穿孔情况。无论如何，在整个手术过程中，导管仍在手术区域内，可能会减少视野，特别是在声门后和声门下区（Derkay et al.，2015）。喷射通气提供了另一种麻醉方式，可以完全显示声门。需要使用静脉诱导麻醉药，如丙泊酚，并使用肌肉松弛药。在局部麻醉后，通过附加的喷射通气装置支撑喉镜（Swanson et al.，2015）。由于涉及高的压力，最好将喷射气流管近端放置在喉镜的末端。然而,在这个位置有可能进一步将乳头状瘤传播到气管及支气管(Derkay et al.,2015)。在病情较重的患者中,使用喷射通气可能性受限,否则会导致严重的并发症。特别是喉部病变、气道狭窄或活瓣样病变,可能发生严重流出梗阻,从而导致胸内压力增加,并发气胸或纵隔气肿(Derkay et al.,2015)。肌肉松弛不足也会产生流出阻塞。因此,喷射式通气在考虑使用之前需要一定的麻醉经验。

在某些情况下,严重急性呼吸窘迫综合征患者可能需要气管切开。一般来说,在治疗 RRP 过程中,由于担心黏膜损伤会导致疾病进展到远端气道,往往犹豫是否采用气管切开术(Cole et al.,1989;Kashima et al.,1993 年)。例如,俄罗斯一组 40 例下气道 RRP 的患者中,气管套管的放置被认为是导致 92.5% 的患者乳头状瘤扩展的根本原因(Soldatski et al.,2005)。相比之下,Shapiro 及其同事们注意到,他们的气管切开的患者年龄更小,疾病范围更广,通常在气管切开之前累及远端气道(Shapiro et al.,1996)。因此,气管切开本身是否会导致黏膜的乳头状瘤扩散,或气管切开的必要性是否表明更严重的疾病状态,仍不清楚。无论如何,在气管切开不可避免时,只要病变清除干净,气道恢复通畅,就建议尽早拔管。

几种不同的麻醉技术可用于 RRP 的诊断和管理。这些选择取决于患儿的年龄、疾病程度、呼吸状况和治疗方式。此外,必须考虑到麻醉师和外科医师的熟悉度和舒适度。无论技术如何,在手术室中,所有成员之间的沟通与配合对于成功的气道管理是至关重要的。

# 第五节 分期评价

最初的分期系统通常是在临床试验的过程中发展起来的。虽然提出了一些建议,但大多数研究人员和临床医生并没有采用统一的标准,导致复发性呼吸道乳头状瘤病文献及医生之间关于患者管理的交流混乱。Kashima 等提出了统一评分系统的最初概念,作为评估干扰素治疗的多中心研究的一部分(Kashima et al.,1985)。但这个系统的喉部亚结构信息很有限,例如没有表示侧别。此外,在确定气道管腔阻塞的百分比方面也有很大的主观性,缺乏疾病严重程度的评估措施(Derkay et al.,1998)。Lusk 及其同事将气道分开为左右两侧,但仅仅是在声门部位,没有考虑到喉部以外的疾病(Lusk et al.,1987)。与 Kashima 及其同事相似,仍有相当的主观性,并缺乏功能评估(Kashima et al.,1985;Derkay et al.,1998)。

　　最常用的评估系统的作者,与 RRP 特别工作组和协同抗病毒研究小组 HPV 分组委员会开发了一个综合分级系统,包括功能评估、引入发病部位数值分级和最终的疾病严重程度评分,以及疾病负荷的图表(表 8-1,图 8-3,Derkay et al.,1998)。首先,对患者的临床病程提出 6 个问题,包括对患者嗓音的说明、喘鸣、呼吸状态以及当前干预的迫切性。在 6 个主观评估中,每增加 4 分生成一个临床评分。然后,

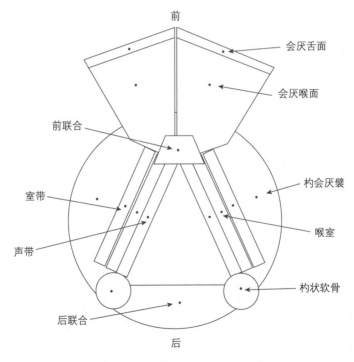

图 8-3　构成解剖评分的喉部标准化图

**表 8-1　基于临床和解剖评分的分期系统**

复发性喉乳头状瘤患者的评分评价

病人姓名：　　　　　手术日期：　　　　　手术医生：　　　　　病例编号：

1. 自上次乳头状瘤手术后　__年__月__日　不知道__　第一次手术__

2. 计算今天的手术，在过去的1年内有多少次乳头状瘤手术？　__

3. 患者今天的声音：__失声，__不正常，__正常，__其他

4. 患者的喘鸣声：__没有，__活动后出现，__安静状态下出现，__不知道

5. 手术干预的紧迫性：__择期，__急迫，__紧急

每一个部位，得分为：0=无，1=表面病变，2=凸起病变，3=粗大病变

喉

| 会厌：__ | 舌面：__ | 喉表面：__ |
|---|---|---|
| 杓会厌壁：__ | 右侧：__ | 左侧：__ |
| 室带：__ | 右侧：__ | 左侧：__ |
| 声带：__ | 右侧：__ | 左侧：__ |
| 杓状软骨：__ | 右侧：__ | 左侧：__ |

续表

前联合:_____ 后联合:_____
声门下:_____

气管
上 1/3:_____ 中 1/3:_____ 下 1/3:_____
支气管:右:_____ 左:_____
气管造瘘口:_____

其他
鼻:_____ 软腭:_____ 咽:_____ 食管:_____ 肺:_____ 其他:_____

总分 _____

9 个喉部位点,5 个气管内点,以及 6 个其他位点,每个位点评分 0 到 3(0= 无,1= 表面病变,2= 突起病变,3= 粗大病变)。总分是通过对各个位点的分数相加得出的。此外,在标准化的图表上记录病灶及活检和治疗的部位。最后结合临床和解剖分数产生总分(Derkay et al.,1998)。

当以内镜录像进行评分时,一些作者发现了儿童耳鼻咽喉科医师的内部评分和内部评分一致性之间的差异(Behar et al.,1999;Todd,1997)。相比之下,Hester 等在使用 Derkay 等的分期系统时发现了高度一致性(Hester et al.,2003;Derkay et al.,1998 年)。15 例训练有素的儿童耳鼻咽喉科医师对 10 例 RRP 患者的内镜录像进行评估。90% 的患者平均总得分的标准误差小于 1,表明总体评分的低方差和高可靠性(Hester et al.,2003)。此外,这一分期系统已经显示了其在手术间隔时间上的预测价值(Derkay et al.,2004)。在一个大型医学中心使用该分期系统评估了 17 例 RRP 患者,建立了各种回归模型。作为一项重要的发现,总分 20 的儿童,被认为是高危人群,他们的下一次手术的时间可能比总得分不到 20 的儿童要早 120 天(Derkay et al.,2004)。虽然这项研究是试验性的,但其为更大规模的持续工作提供了支持。这些努力的结果是,目前分期系统由美国儿科耳鼻咽喉学会(ASPO)提供,供其成员们使用(Derkay et al.,1998)。

## 第六节　手术治疗

目前儿童 RRP 的治疗标准是在保留正常的解剖结构的同时,着重于乳头状瘤病灶的切除。目标是提供足够的气道,提高嗓音质量,并限制并发症,例如喉蹼形成或气道狭窄。手术治疗的主要方法是使用 $CO_2$ 激光,再加上手术显微镜(Wiatrak et al.,2004)。事实上,92% 的受访医生将 $CO_2$ 激光作为首次诊断 RRP 的首选治疗方法,70% 的医生继续使用这种方法作为唯一治疗方法(Derkay,1995)。

$CO_2$ 激光器的发射波长为 10 600nm,将光转化为热能,热能被细胞内的水吸收，使细胞有效地蒸发。最新一代的激光微点显微操纵器使外科医师能够在 400mm 焦距下使用 250mm 的光斑和在 250mm 焦距下使用 160mm 的光斑（Derkay et al.，2015）。因此，热能可以精确传递，减少间接组织损伤。然而，外科医师必须认识到更深层次的组织层次和周围的结构，特别是在困难的治疗区域，如声带和前、后连合，因为过度使用激光可能会导致难以接受的瘢痕和声带功能的异常。产生的烟雾包括水蒸气、蒸发的组织物质以及活跃的病毒 DNA（Abramson et al.，1990；Hallmo et al.，1991；Kashima et al.，1991）。因此，一个机械排烟系统以及适当的个人防护装备，包括 N95 或 N100 防毒面具，对手术室人员的安全是必要的（Kuhar，2013）。最后，就像所有激光的使用一样，可能存在着气道着火的风险，并且在整个过程中应采取适当的安全预防措施。

　　由于使用显微操纵器与显微镜联合后操作的固有局限性，研究人员开始探索替代技术。在 1997 年，Bergler 等在纤维喉镜下使用了氩等离子凝固技术（argon plasma coagulation，APC）治疗一个进展期 RRP 的 7 岁女童，她对 $CO_2$ 激光和干扰素治疗的疗效欠佳。APC 是一种单极电外科手术，在此过程中，电能通过电离作用转移到目标组织（即可导电的）氩气，没有电直接与组织接触。由于等离子体遵循最小电阻的路径，可在正面及切线方向上治疗，可以治疗不易到达的区域。疾病得到很好控制，包括远端气管疾病的治疗，没有副作用或并发症（Bergler et al.，1997）。

　　从 20 世纪 90 年代末开始，对其他激光方案进行了评估。Bower 及其同事们在一项比较闪光泵染料（FPD）激光和 $CO_2$ 激光的前瞻性随机试验中评估了应用 FPD 激光的可行性和安全性（Bower et al.，1998）。9 例 2~20 岁患有严重 RRP 患者被纳入了研究。患者左侧喉部用 $CO_2$ 激光治疗，右侧喉部行 FPD 激光治疗。FPD 激光治疗的 5 例患者术后 2 周内乳头状瘤的体积减小了 90% 或更多。作者注意到 FPD 激光凝固而非气化组织，这可能减少了瘢痕形成，同时还减少由于烟雾而导致的不安全性（Bower et al.，1998）。

利用光和可变激光介质,脉冲染料激光(pulsed dye laser,PDL)可以调到特定波长,以最大限度地被吸收,血液的靶向发色团为577nm。PDL激光的工作波长为585nm(Derkay et al.,2015)。1998年,McMillan及其同事们研究了PDL作为RRP治疗的一种最小创伤替代方法(McMillan et al.,1998)。在他们的试验研究中,3名喉乳头状瘤患者使用一种特殊设计的微型机械,在非关键区域的6~10J/cm² 内用PDL处理。而声带上的手术则采用标准的 $CO_2$ 激光治疗。作者观察到用PDL处理的区域的上皮表面完整,而乳头状瘤完全消退,$CO_2$ 处理的则相反(McMillan et al.,1998)。在10例患者中,Valdez及其同事们发现所有接受PDL治疗的患者乳头状瘤都消退了。此外,作者还第一个提出了通过纤维喉镜进行治疗,并在2名患者身上应用(Valdez et al.,2001)。Zeitels等在临床上使用灵活的纤维喉镜的操作通道,对82例复发性喉乳头状瘤病(30例)或声带不典型增生(52例)的病例进行了治疗。他们注意到,在68例(88%)中有50%或更大比例的疾病消退,其余的12%中有25%~50%的疾病消退(Zeitels et al.,2004)。2007年,Hartnick及其同事报道了PDL治疗幼年型RRP的安全性和有效性,特别关注于声带和前连合病变的治疗(图8-4)。在23例患者中,随访3个月至1年,未发现声带瘢痕或前连合喉蹼。作者认为,PDL可以进行更积极的手术切除,因为保留了声带的上皮细胞,同时

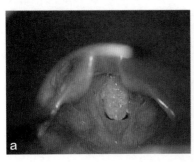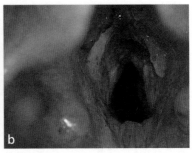

图8-4    复发性呼吸道乳头状瘤病脉冲染料激光

a.治疗前;b.治疗后。

能保持嗓音质量(Hartnick et al.,2007)。

随着他们对 PDL 治疗的经验的丰富,Zeitels 及其同事发现了许多缺点,并试图用磷酸氧钛钾(KTP)激光(Zeitels et al.,2006)来解决这些局限性。磷酸氧钛钾(KTP)激光的波长为 532nm,比 PDL 的 585nm 波长更能被氧合血红蛋白吸收。此外,与 PDL 有关的出血经常是由于血管壁破裂,与其极短的脉宽相关(0.5ms)。与此相反,KTP 的脉宽为 15ms,有更有效的血管内凝血与较慢的腔内加热作用,可减少血管壁破裂。最后,KTP 激光输出可以通过较小的光纤传输,为 0.3~0.4mm,而 PDL 的输出为 0.6mm。在操作通道内增加的空间为吸血和抽吸分泌物提供了通道,从而提高了工作效率(Zeitels et al.,2006)。从 2005 年 7 月到 2006 年 3 月,36 例乳头状瘤病患者成功地使用 KTP 激光治疗且无并发症(Zeitels et al.,2006)。此后不久,Burns 及其同事在全身麻醉下通过显微喉镜,使用 KTP 激光进行了手术(Burns et al.,2007),37 例喉乳头状瘤病患者共进行了 55 次手术。在近期随访中,通过视频喉镜对 35 例患者进行检查,28 例(80%)有 90% 或更大比例病灶消退。所有患者的发声功能均有改善。此外,93% 有前连合病变的患者没有喉蹼形成(Burns et al.,2007)。同样地,在 JORRP 也建议使用脉冲 KTP 激光治疗敏感区域,包括室带、声带、前连合,以及光基的病变(Maturo et al.,2012)(图 8-5)。

尽管采用了精细的外科治疗原则,激光手术尤其是使用 $CO_2$ 激光,使用的热能仍可分散到周围的组织中,因此,采用了冷器械切除法,特别是在声带区域,遵循了声带显微外科、黏膜下解剖和显微器械的原则(Derkay et al.,2015)。Zeitels 和 Sataloff 研究了 22 例成人声门型乳头状瘤病患者的复发模式,他们接受了喉显微外科显微黏膜瓣切除术。在未接受前期治疗的 6 例患者中,至少随访 2 年没有出现疾病复发(Zeitels et al.,1999)。进一步的研究在儿童人群中显示了很好效果:32 例 JORRP 患者行喉内显微手术(endolaryngeal microsurgery,EM),复发率为 71.9%,复发平均间隔为 1.9 年。因此,EM 是一种安全的技术,能够准确切除乳头状瘤,尽管复发仍然很常

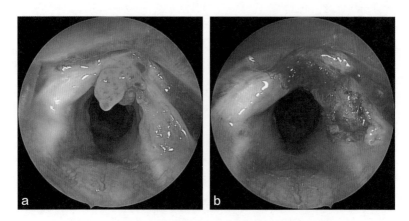

图 8-5　弥漫性的声门上和声门区复发性呼吸道乳头状瘤病

a. KTP 激光治疗前；b. KTP 激光治疗后。

见（Uloza，2000）。

　　用于 JORRP 治疗的方案最新技术是显微电动吸切器技术。鼻窦显微电动吸切器初步应用于喉部，以去除粗大的外生的乳头状瘤（图 8-6）。特别是，刀片的角度和长度的延长使得该工具在支撑喉镜中得以使用（Myer et al.，1999）。El-Bitar 和 Zalzal 回顾了 73 例手术患者（23 例激光，50 例显微电动吸切器），观察术后并发症和手术时间。在显微电动吸切器手术组中没有任何软组织并发症。此外，尽管这些患者有更活跃的病变，但显微电动吸切器治疗的时间较短（El-Bitar 和 Zalzal，2002）。Patel 及其同事对 1998 年 12 月至 2001 年 10 月期间治疗的 18 例 RRP 患者进行了回顾，这些患者中最初接受 $CO_2$ 激光治疗（127 次），分析期间改行显微电动吸切器手术（50 次），与 $CO_2$ 激光切除术相比，平均手术时间减少了 26.8 分钟。其临床意义在于麻醉风险和治疗费用降低，特别是这组患者中，每名患者的平均手术次数为 10 次（Patel et al.，2003）。在对 19 名幼年型患者进行的一项小型随机对照研究中，Pasquale 等对 $CO_2$ 激光和显微电动吸切器手术进行了比较，发现了显微电动吸切器手术在术后 24 小时疼痛评分相同，嗓音质量提高，手术时间缩短，并降低了成本。事实上，2002 年对 ASPO 成员

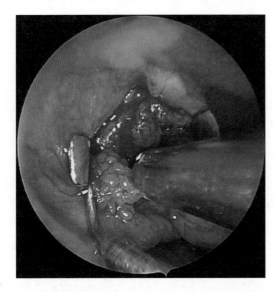

图 8-6 粗大的外生性乳头状瘤,用喉显微电动吸切器切除

进行的一项最新调查发现,显微电动吸切器手术现在受到青睐(52.7%的受访者),超过了用激光的(41.9%的受访者),这与之前调查中支持$CO_2$激光的占92%,形成了鲜明的对比(Schraff et al.,2004;Derkay,1995)。

不幸的是,没有一种治疗方法可以完全消除潜在的疾病进程,即使没有临床上明显的乳头状瘤,潜伏的病毒仍然存在。无论治疗方法如何,目标都是一样的:创造一个安全的气道,优化嗓音质量,避免组织损伤,减少疾病的传播,减少并发症,缩短手术时间及延长手术间隔时间(Derkay et al.,2015)。

## 第七节 联合治疗(手术治疗和同期辅助治疗)

大约20%的RRP患儿除了手术治疗外需要某种辅助治疗(Schraff et al.,2004)。最广泛采用的开始辅助治疗的标准是每年接受4次以上的外科手术,气道内快速生长或远端多部位播散(Derkay et al.,

2015)。在联合治疗中,手术治疗(即:激光治疗)和辅助治疗都用于控制疾病进程。

贝伐单抗(Avastin,Genentech,旧金山,加利福尼亚州)是一种重组的人单克隆抗体,它抑制血管内皮生长因子(vascular endothelial growth factor,VEGF)的形成,从而成为血管生成的有效抑制剂(Ribatti,2009)。在 KTP 激光治疗 4~6 周后复发的 10 例双侧喉乳头状瘤病成年患者的试验组,进行了 5 次贝伐单抗注射治疗。所有 10 例患者均有超过 90% 的缓解,其中 4 例患者完全缓解。此外,所有 10 例患者发声功能有显著改善。因此,由于互补的作用机制,贝伐单抗可以增强 KTP 激光的血管溶解(Zeitels et al.,2009)。在 20 例成人患者中进行的更大的前瞻性研究,证实了贝伐单抗血管生成抑制和 KTP 激光治疗之间的协同效应(Zeitels et al.,2011)。Maturo 和 Hartnick 描述了 3 名儿童患者的最初经验,他们用显微电动吸切器切除了大块的病变,KTP 激光治疗了在前连合和杓间区的病变,以及注射贝伐单抗。所有 3 例儿童的手术时间间隔都有所延长,而 2 例儿童的 Derkay 评分显著降低,儿童嗓音相关的生活质量分数(PVRQOL)评分增加(Maturo et al.,2010)。对 10 名患有严重 RRP 的儿童进行的随访前瞻性研究,观测了 3 次贝伐单抗注射前一年与第 3 次贝伐单抗注射后一年的多项指标。Rogers 等注意到外科手术时间间隔增加,每年手术次数减少,Derkay 分期降低以及所有 PVRQOL 指标改善,提示贝伐单抗作为严重 RRP 患者一种辅助治疗的有效性(Rogers et al.,2013)。

## 第八节　评价和管理建议

我们的首选评估和管理策略如图 8-7 所示。进行性或持续性的发声障碍,尤其是持续时间超过 2 周者,需要询问全面的病史。出生史上的某些发现可能会增加对复发性呼吸道乳头状瘤病的怀疑,包括母亲的年龄、分娩的数量和方式、HPV 感染史。进一步评估药物、手术和插管病史可能会提示其他诊断。应获得详细的嗓音变化史,包括发病、诱发因素、持续时间、加重/减轻因素和严重程度。此外，有必要评估可能表现为吞咽障碍(如吞咽困难、误吸)或呼吸障碍的症状(如喘鸣)。

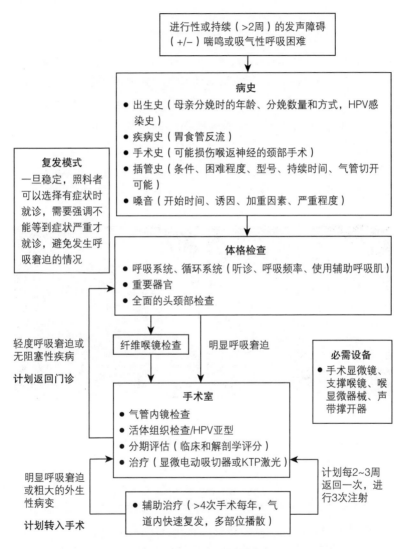

图 8-7　RRP 进行性或持续性发声障碍的评价和管理方法

　　体格检查最重要的部分是对呼吸的评估,包括呼吸速率、使用辅助呼吸肌和听诊。如果出现明显的呼吸窘迫,则应推迟喉镜检查,直到患者能在确定的环境中进行评估,从而提供最好的机会来维持气道管理并治疗疾病,此时最好是在手术室进行。

　　必需的设备包括手术显微镜、支撑喉镜和喉显微器械。我们首选的切除技术包括了显微电动吸切器手术切除粗大、外生性病变和脉冲KTP激光切除室带和声带病变。KTP激光设置为35W脉冲功率,15ms脉冲宽度,每秒3次脉冲的频率。在手术过程中使用喉部扩张器可以改善气道通畅度,利于氧合/通气和切除(图8-8)。在第一个手术中进行标本活体组织检查以确认诊断和确定HPV的亚型。每年应该活体组织检查来评估病变恶性进展的可能。每次手术应进行常规的分期评估,可以与管理决策进行准确的比较,包括考虑辅助治疗的问题。

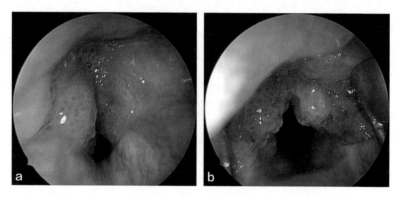

**图8-8　外生性乳头状瘤患者放置喉部扩张器前后**
a.放置前可见粗大的外生性乳头状瘤几乎完全阻塞声门;b.放置后声门扩大,有助于通气和切除病变。

　　根据症状表现的严重程度,可以安排在门诊或手术室进行随访。总之,成功管理的关键是与这些患者及其家属的密切联系。对疾病过程的彻底了解是最重要的,如果症状出现明显进展,评估和治疗要提前安排。

# 第九节　新型治疗方法

虽然有几种辅助治疗方法,如贝伐单抗已经显示出了良好的前景,但目前尚没有一种方法能够长期地根除复发性呼吸道乳头状瘤病。在 RRP 治疗研究中的局限性之一是以前缺乏合适的细胞培养系统。然而,Yuan 及其同事使用了一种新的细胞培养技术,称为条件重组细胞,他们从一名严重、进展到双肺实质的 RRP 患者的肿瘤样本和正常组织中生成细胞,获得连续细胞培养(Yuan et al.,2012)。这些培养帮助作者发现了 HPV11 的突变,这可能是观察到的侵略性临床行为的一个原因。此外,细胞培养为有限数量药物的临床应用提供了一个机会。伏瑞斯特(组蛋白去乙酰化酶抑制剂,对 HPV 阳性宫颈癌细胞有毒性作用)的中位治疗剂量显示对肿瘤细胞较正常细胞更具选择性,患者应在 12 个月内完成治疗。治疗开始 3 个月后,肺肿瘤大小稳定,并能维持 15 个月(Yuan et al.,2012)。这提供了一个个性化用药的例子,在这个例子中,从一名特定的患者中筛选正常和肿瘤细胞,具有快速识别合理的单一或联合疗法的优点,同时减少了可能无效的临床治疗带来的不良影响的风险。

# 第十节　结论

复发性呼吸道乳头状瘤病是由 HPV 感染引起的,是儿童中最常见的喉部良性肿瘤。尽管如此,长期、广泛的药物和外科治疗常常是控制疾病进程的必要手段。RRP 最常见的临床表现是进行性声音嘶哑。不幸的是,声音的变化可能会被忽略,或者乳头状瘤可能会出现在喉外的部位,以呼吸困难作为最初的症状。主流治疗是使用显微电动吸切器的手术,目前看优于激光治疗。当使用激光治疗时,为了保护黏膜上皮表面,PDL 和 KTP 比 $CO_2$ 更受青睐。根据儿童的年龄、疾病程度、呼吸状况、麻醉经验和可能的治疗方式,可以采用几种不同的麻醉技术。手术治疗的目的是建立一个安全、通畅的气道,改善发声,避免组织损伤,减少疾病播散,减少并发症,减少手术时间,增加手术间隔。当儿童在 12 个月内须要接受 4 次以上的手术治疗或有喉部远端扩散的证据时,应考虑辅助治疗。联合治疗显示了贝伐单抗血管生成与 KTP 激光血管溶解具有协同治疗效果。通过有条件的重组细胞和药物敏感性测试,可以进一步研究发现新的治疗方法,以成功地根除 RRP。

# 参考文献

Abramson AL, Steinberg BM, Winkler B. Laryngeal papillomatosis: clinical, histopathologic and molecular studies. Laryngoscope. 1987;97:678–85.

Abramson AL, DiLorenzo TP, Steinberg BM. Is papillomavirus detectable in the plume of laser-treated laryngeal papilloma? Arch Otolaryngol Head Neck Surg. 1990;116:604–7.

Behar PM, Todd NW. Gender and intra-observer agreement about laryngoscopy of papilloma. Int J Pediatr Otorhinolaryngol. 1999;50:125–31.

Bergler W, Honig M, Gotte K, Petroianu G, Hormann K. Treatment of recurrent respiratory papillomatosis with argon plasma coagulation. J Laryngol Otol. 1997;111:381–4.

Borkowski G, Sommer P, Stark T, Sudhoff H, Luckhaupt H. Recurrent respiratory papillomatosis associated with gastroesophageal reflux disease in children. Eur Arch Otorhinolaryngol. 1999;256:370–2.

Bower CM, Waner M, Flock S, Schaeffer R. Flash pump dye laser treatment of laryngeal papillomas. Ann Otol Rhinol Laryngol. 1998;107:1001–5.

Buchinsky FJ, Donfack J, Derkay CS, et al. Age of child, more than HPV type, is associated with clinical course in recurrent respiratory papillomatosis. PLoS One. 2008;3:e2263.

Burns JA, Zeitels SM, Akst LM, Broadhurst MS, Hillman RE, Anderson R. 532 nm pulsed potassium-titanyl-phosphate laser treatment of laryngeal papillomatosis under general anesthesia. Laryngoscope. 2007;117:1500–4.

Cole RR, Myer CM 3rd, Cotton RT. Tracheotomy in children with recurrent respiratory papillomatosis. Head Neck. 1989;11:226–30.

Derkay CS. Task force on recurrent respiratory papillomas: a preliminary report. Arch Otolaryngol Head Neck Surg. 1995;121:1386–91.

Derkay CS, Faust RA. Recurrent respiratory papillomatosis. In: Lesperance MM, Flint PW, editors. Cummings pediatric otolaryngology. Philadelphia, PA: Elsevier Saunders; 2015. p. 332–47.

Derkay CS, Malis DJ, Zalzal G, Wiatrak BJ, Kashima HK, Coltrera MD. A staging system for assessing severity of disease and response to therapy in recurrent respiratory papillomatosis. Laryngoscope. 1998;108:935–7.

Derkay CS, Hester RP, Burke B, Carron J, Lawson L. Analysis of a staging assessment for prediction of surgical interval in recurrent respiratory papillomatosis. Int J Pediatr Otorhinolaryngol. 2004;68:1493–8.

El-Bitar MA, Zalzal GH. Powered instrumentation in the treatment of recurrent respiratory papillomatosis: an alternative to the carbon dioxide laser. Arch Otolaryngol Head Neck Surg. 2002;128:425–8.

Faust RA. Childhood voice disorders: ambulatory evaluation and operative diagnosis. Clin Pediatr. 2003;42:1–9.

Fouzas S, Priftis KN, Anthracopoulos MB. Pulse oximetry in pediatric practice. Pediatrics. 2011;128:740–52.

Hallden C, Majmudar B. The relationship between juvenile laryngeal papillomatosis and maternal condylomata acuminate. J Reprod Med. 1986;31:804–7.

Hallmo P, Naess O. Laryngeal papillomatosis with human papillomavirus DNA contracted by a laser surgeon. Eur Arch Otorhinolaryngol. 1991;248:425–7.

Hartnick CJ, Boseley ME, Franco RA Jr, Cunningham MJ, Pransky S. Efficacy of treating children with anterior commissure and true vocal fold respiratory papilloma with the 585-nm pulsed-dye laser. Arch Otolaryngol Head Neck Surg. 2007;133:127–30.

Hester RP, Derkay CS, Burke BL, Lawson ML. Reliability of a staging assessment system for recurrent respiratory papillomatosis. J Pediatr Otorhinolaryngol. 2003;67:505–9.

Holland BW, Koufman JA, Postma GN, McGuirt WF Jr. Laryngopharyngeal reflux and laryngeal web formation in patients with pediatric recurrent respiratory papillomas. Laryngoscope. 2002;112:1926–9.

Kashima H, Leventhal B, Mounts P, Papilloma Study Group. Scoring system to assess severity and course in recurrent respiratory papillomatosis. In: Howley PM, Broker TR, editors. Papillomaviruses: molecular and clinical aspects. New York, NY: Alan R Liss, Inc.; 1985. p. 125–35.

Kashima HK, Kessis T, Mounts P, Shah K. Polymerase chain reaction identification of human papillomavirus DNA in $CO_2$ laser plume from recurrent respiratory papillomatosis. Otolaryngol Head Neck Surg. 1991;104:191–5.

Kashima H, Mounts P, Leventhal B, Hruban RH. Sites of predilection in recurrent respiratory papillomatosis. Ann Otol Rhinol Laryngol. 1993;102:580–3.

Kuhar DT. Respiratory protection to prevent potential transmission of human papillomavirus during surgical procedures that generate smoke. 2013. http://c.ymcdn.com/sites/www.cste.org/resource/dynamic/forums/20131112_151658_22377.pdf. Accessed 15 Jun 2016.

Lusk RP, McCabe BF, Mixon JH. Three-year experience of treating recurrent respiratory papillomatosis. Ann Otol Rhinol Laryngol. 1987;96:158–62.

Maturo S, Hartnick CJ. Use of 532-nm pulsed potassium titanyl phosphate laser and adjuvant intralesional bevacizumab for aggressive respiratory papillomatosis in children: initial experience. Arch Otolaryngol Head Neck Surg. 2010;136:561–5.

Maturo S, Hartnick CJ. Juvenile-onset recurrent respiratory papillomatosis. Adv Otorhinolaryngol. 2012;73:105–8.

McMillan K, Shapshay SM, McGilligan JA, Wang Z, Rebeiz EE. A 585-nanometer pulsed dye laser treatment of laryngeal papillomas: preliminary report. Laryngoscope. 1998;108:968–72.

Mounts P, Kashima H. Association of human papillomavirus subtype and clinical course in respiratory papillomatosis. Laryngoscope. 1984;94:28–33.

Myer CM III, Willging JP, McMurray S, Cotton RT. Use of a laryngeal micro resector system. Laryngoscope. 1999;109:1165–6.

Padayachee A, Prescott CA. Relationship between the clinical course and HPV typing of recurrent laryngeal papillomatosis. The red cross war memorial Children's hospital experience 1982–1988. Int J Pediatr Otorhinolaryngol. 1993;26:141–7.

Pasquale K, Wiatrak B, Woolley A, Lewis L. Microdebrider versus CO2 laser removal of recurrent respiratory papillomas: a prospective analysis. Laryngoscope. 2003;113:139–43.

Patel N, Rowe M, Tunkel D. Treatment of recurrent respiratory papillomatosis in children with the microdebrider. Ann Otol Rhinol Laryngol. 2003;112:7–10.

Quick CA, Watts SL, Krzyzek RA, Faras AJ. Relationship between condylomata and laryngeal papillomata: clinical and molecular virological evidence. Ann Otol Rhinol Laryngol. 1980;89:467–71.

Rabah R, Lancaster WD, Thomas R, Gregoire L. Human papillomavirus-11-associated recurrent respiratory papillomatosis is more aggressive than human papillomavirus-6-associated disease. Pediatr Dev Pathol. 2001;4:68–72.

Ribatti D. The discovery of antiangiogenic molecules: a historical review. Curr Pharm Des.

2009;15:345–52.

Rimell FL, Shoemaker DL, Pou AM, et al. Pediatric respiratory papillomatosis: prognostic role of viral typing and cofactors. Laryngoscope. 1997;107:915–8.

Rogers DJ, Ojha S, Maurer R, Hartnick CJ. Use of adjuvant intralesional bevacizumab for aggressive respiratory papillomatosis in children. JAMA Otolaryngol Head Neck Surg. 2013;139:496–501.

Schraff S, Derkay CS, Burke B, Lawson L. American Society of Pediatric Otolaryngology members' experience with recurrent respiratory papillomatosis and the use of adjuvant therapy. Arch Otolaryngol Head Neck Surg. 2004;130:1039–42.

Shah KV, Stern WF, Shah FK, Bishai D, Kashima HK. Risk factors for juvenile onset recurrent respiratory papillomatosis. Pediatr Infect Dis J. 1998;17:372–6.

Shapiro AM, Rimell FL, Shoemaker D, Pou A, Stool SE. Tracheotomy in children with juvenile-onset recurrent respiratory papillomatosis: the Children's Hospital of Pittsburgh experience. Ann Otol Rhinol Laryngol. 1996;105:1–5.

Soldatski IL, Onufrieva EK, Steklov AM, Schepin NV. Tracheal, bronchial, and pulmonary papillomatosis in children. Laryngoscope. 2005;115:1848–54.

Swanson VC, Taneja PA, Gries H, Koh J. Anesthesia in pediatric otolaryngology. In: Lesperance MM, Flint PW, editors. Cummings pediatric otolaryngology. Philadelphia, PA: Elsevier Saunders; 2015. p. 21–38.

Todd NW. Observer agreement about laryngoscopic assessment of papilloma. Int J Pediatr Otorhinolaryngol. 1997;41:37–46.

Uloza V. The course of laryngeal papillomatosis treated by endolaryngeal microsurgery. Eur Arch Otorhinolaryngol. 2000;257:498–501.

Valdez TA, McMillan K, Shapshay SM. A new laser treatment for vocal cord papilloma—585-nm pulsed dye. Otolaryngol Head Neck Surg. 2001;124:421–5.

Wiatrak BJ, Wiatrak DW, Broker TR, Lewis L. Recurrent respiratory papillomatosis: a longitudinal study comparing severity associated with human papilloma viral types 6 and 11 and other risk factors in a large pediatric population. Laryngoscope. 2004;114:1–23.

Yuan H, Myers S, Wang J, et al. Use of reprogrammed cells to identify therapy for respiratory papillomatosis. N Engl J Med. 2012;367:1220–7.

Zeitels SM, Sataloff RT. Phonomicrosurgical resection of glottal papillomatosis. J Voice. 1999;13:123–7.

Zeitels SM, Franco RA Jr, Dailey SH, Burns JA, Hillman RE, Anderson RR. Office-based treatment of glottal dysplasia and papillomatosis with the 585-nm pulse dye laser and local anesthesia. Ann Otol Rhinol Laryngol. 2004;113:265–76.

Zeitels SM, Akst LM, Burns JA, et al. Office-based 532-nm pulsed KTP laser treatment of glottal papillomatosis and dysplasia. Ann Otol Rhinol Laryngol. 2006;115:679–85.

Zeitels SM, Lopez-Guerra G, Burns JA, Lutch M, Friedman AM, Hillman RE. Microlaryngoscopic and office-based injection of bevacizumab (Avastin) to enhance 532-nm pulsed KTP laser treatment of glottal papillomatosis. Ann Otol Rhinol Laryngol Suppl. 2009;201:1–13.

Zeitels SM, Barbu AM, Landau-Zemer T, et al. Local injection of bevacizumab (Avastin) and angiolytic KTP laser treatment of recurrent respiratory papillomatosis of the vocal folds: a prospective study. Ann Otol Rhinol Laryngol. 2011;120:627–34.

# 第九章

# 西多福韦的争议

Griffin D. Santarelli，Craig S. Derkay

## 第一节　背景

西多福韦是一种抗病毒药物，在 1996 年 6 月由美国食品药品监督管理局（FDA）批准使用。西多福韦（商品名称 Vistide）最初被用于艾滋病相关的巨细胞病毒导致的视网膜炎的静脉注射治疗（FDA，1996）。西多福韦由 Gilead Sciences 开发，其作用机制是选择性抑制病毒 DNA 的合成（Gilead Sciences n.d.）。西多福韦的活性代谢物是西多福韦磷酸，可以选择性抑制病毒 DNA 聚合酶。随着这种药物被植入病毒 DNA 链中，它会导致病毒 DNA 合成速率的降低。该药物已被批准用于静脉注射。

FDA 对西多福韦用于特定患者人群发出了警告：那些既往有肾功能损伤、血液病、低眼压和代谢性酸中毒的患者应慎用。由于肾毒性，Gilead Sciences 推荐使用西多福韦时静脉注射生理盐水和口服丙磺舒，以促进肾脏排泄，延缓肾小管损伤。Gilead Science 还建议在输液治疗期间监测中性粒细胞计数和测量眼压，因为西多福韦可能导致中性粒细胞减少和对视力有影响。这些风险和建议特别针对的是接受静脉注射西多福韦的巨细胞病毒导致的视网膜炎患者。本章后面还进一步详细讨论西多福韦的并发症和风险。

随着时间的推移，西多福韦的使用范围不断扩大，现包括进行性多灶性白质脑病（Segarra-Newnham et al.，2001）、肾移植患者中抗 BK

病毒活性（Vats et al., 2003），也被用作 HPV 导致的 RRP 的辅助治疗。西多福韦于 1995 年首次被应用于仅用外科手术治疗难以治愈的严重 RRP 的辅助治疗（Van Cutsem et al., 1995）。

## FDA 批准／说明书范围之外使用西多福韦

在 RRP 患者人群中使用西多福韦是说明书范围之外的，并没有被美国食品药品监督管理局（FDA）批准用于病灶内注射。正如前面所描述的，它只在艾滋病人群中被批准用于巨细胞病毒导致的视网膜炎。在 FDA 规定的药物治疗中，如能对患者产生最佳效益，可以在没有监管批准的情况下使用（FDA 监管信息，2016）。然而，对于采用重复方案的研究用途时，必须有机构审查委员会（institutional review board, IRB）批准。在我们的机构，对于剂量和间隔，目前有一个系统性的方案。说明书范围之外适应证用药时，必须与患者就风险、益处以及药物的不确定性进行开诚布公地对话。如可对患者产生最佳效益，任何说明书范围之外的药物都可以被应用。对任何药物说明书范围外的使用的正式同意也符合医生和患者的最大利益。在这一章中，你将看到我们的机构中怎样使用西多福韦。

## 第二节　西多福韦在临床试验中的益处

自 1995 年西多福韦首次作为严重 RRP 中的辅助治疗以来（Van Cutsem et al., 1995），多项研究已经强调了它在减轻肿瘤负担方面的作用。在 1995 年 Van Cutsem 等的研究中，一名 69 岁的妇女在病灶内注射了西多福韦，用于 HPV16、HPV18 阳性的下咽和食管处难以手术切除的乳头状瘤的治疗。她曾 7 次接受注射。病灶在整个治疗过程中变得越来越小，直到完全消失。

第一篇文献发表于 1999 年，5 名患有严重呼吸性乳头状瘤的患儿在一家三级儿童医院接受了西多福韦的病灶内注射（Pransky et al., 1999）。5 名患儿中，1 名治愈，3 名疗效较明显，1 名患者疗效不明显。

继西多福韦在一项小的队列研究中显示出临床效果后，在2000年发表的10例前瞻性病例系列中首次发表了西多福韦的长程疗效（Pransky et al.，2000）。10例重度RRP患者在重复$CO_2$激光治疗及手术器械切除失败后，接受了西多福韦病灶内注射治疗。在研究中应用了两种不同的治疗方案，结果是有效的，对大多数都有明显的改善。所有患者在整个治疗过程中均健康，没有临床或实验室证据显示副作用。此外，对病变恶变进行了密切关注，组织学检查没有发现癌变。

虽然Pransky等进行的10例前瞻性病例系列的初始结果是有希望的，但随访时间仅为1年左右。2003年，Pransky等进行了一项随访研究，评估了10名使用西多福韦治疗的患者在6年观察期内的情况（Pransky et al.，2003）。在这项研究中，所有10名患儿均完成了治疗，5名患儿在52个月的平均随访时间内无病，其余的5名患儿的RRP严重程度评分从18下降到4，不再需要进一步注射。在6年的随访中，没有患儿出现临床或实验室异常的不良反应，所有的活组织检查均未显示任何恶变。

在2008年，展开了一项前瞻性、双盲、安慰剂对照、纵向辅助治疗研究，以评估西多福韦治疗严重RRP的效果（McMurray et al.，2008）。包括成人和儿童在内的19名患者，接受了西多福韦或安慰剂治疗，分别在随访2个月、12个月时对病灶的变化和嗓音改善程度进行评估。在两次评估中，治疗组的Derkay严重性评分和嗓音障碍指数均有明显的改善（$P<0.05$），然而，同样的改善也出现在安慰剂组中，两组之间没有差异。疾病的自然进展呈现非线性的趋势，手术频率随时间推移而降低（Hawkes et al.，2008），但进一步的随机对照试验可以阐明辅助疗法对疾病的严重程度和手术间隔的影响。

2010年Cochrane数据库发表了一项西多福韦在RRP辅助治疗中作用的研究（Chadha et al.，2010），主要集中在前面提到的研究（McMurray et al.，2008）。该结论与2008年的研究结果一致，即需要进行进一步的研究，以确定西多福韦与安慰剂的纵向疗效，但病灶内注射确实起到了有益的作用。

最近,发表了一项 2014 年关于评估西多福韦在成年人群中的作用的研究(Grasso et al.,2014)。对 31 例难以手术的严重 RRP 成人患者进行西多福韦治疗,73% 的患者接受 1~4 次治疗,并显示有效。在 31 例接受治疗的患者中,26 例患者(84%)在结果发表时完全有效。所有患者均未出现肾毒性或中性粒细胞减少。6 例患者治疗后组织学检查显示有不典型增生,但未见恶性变。

西多福韦的益处不仅在治疗难以手术解决的严重乳头状瘤样病变上效果明显,而且有可能抑制接受日间手术患者的乳头状瘤生长(Chhetri et al.,2002)。5 例单纯手术治疗失败的患者,声带及前连合的喉乳头状瘤采用经皮注射西多福韦治疗。治疗方式为喉内注射。所有接受治疗患者的乳头状瘤病的体积都能减少。在注射过程中没有出现并发症。对于有严重疾病的不适合手术室中反复接受麻醉的成年患者。如果乳头状瘤的生长部位易于经皮注射治疗,可在门诊接受注射治疗。

纵观文献,西多福韦在作为 HPV 导致的难治性严重乳头状瘤样病变的辅助治疗方法,起到了良好的作用。但还需要进一步的研究(包括盲法、随机试验、安慰剂对照试验)证实。然而,在过去的 20 年里,它为控制疾病病程减缓带来了希望。

## 西多福韦在耳鼻咽喉科以外的应用

西多福韦在乳头状瘤中的应用并不局限于耳鼻咽喉科。最近在妇科肿瘤学文献上发表的文章评估了西多福韦在外阴肿瘤治疗反应的疗效(Lawrie et al.,2016)。当比较寻常型外阴上皮内瘤变(uVIN)的药物和手术干预疗效时,咪喹莫特或西多福韦作为局部治疗似乎对大约一半的女性患者有效。虽然结果并没有在药物治疗和手术之间形成标准,但 6 项随机对照试验评估西多福韦在控制上皮病变方面的作用是显著的。uVIN 是由 HPV 导致的疾病,在病毒传播中与 RRP 相似。因此,对 RRP 和外阴/宫颈上皮内病变的研究有很好的相通性。

# 第三节　西多福韦使用的风险

与任何正在发展的新疗法一样,西多福韦在治疗中需权衡产生的不良反应、并发症和益处。病灶内使用西多福韦治疗严重的 RRP 并不是没有潜在的并发症,自从 1995 年开始使用以来,就有并发症的报道。最令人担忧的及已报道的并发症是由良性的乳头状瘤恶变为癌。

对病灶的癌变的关注,最早来源于突出潜在致癌性的病例报道(Wemer et al.,2005)。在 1998 年比利时的一项研究中,对西多福韦治疗严重的 RRP 的作用进行了评估,并在整个治疗过程中进行了活体组织检查,并进行了组织病理学染色。17 例患者中有 2 例因病理性检查发现癌变而引起关注。然而,回顾患者最初的病理检查后,确定开始治疗前的患者已患疣状癌。因此,西多福韦并不是恶变的刺激因子。

病例报道此后继续关注西多福韦的潜在致癌性(Wemer et al.,2005)。一名 28 岁的女性接受了为期 27 个月的西多福韦病灶内注射治疗。她最初的活体组织检查结果证实患有良性乳头状瘤伴轻度不典型增生,治疗过程中其细胞结构进展为严重不典型增生。然而,没有发现原位癌或恶性肿瘤。之前的一项研究观察了成人 RRP 患者的自然进程,他们在没有辅助治疗的情况下进行了多次手术,这说明了疾病可潜在自然发展(Hall et al.,2011)。该研究观察了 54 例有不典型增生的手术治疗患者的预后。在 30 例接受过多次手术的患者中,有 9 例(30%)在治疗过程中进展为更高程度的不典型增生。在这 9 例中,只有 1 例出现鳞状细胞癌。如果最初为良性或轻度不典型增生,则病变进展的可能性较小,但无论如何治疗,病变都需要定期进行监测。此外,最近的研究集中在影响不典型增生进展的决定因素上。在 2016 年初对 10 年回顾性图表综述中,疾病的发病年龄在成人和儿童 RRP 人群中均为病变向不典型增生转化的最强的预测因子

（Karatayli-Ozgursoy et al., 2016）。然而,回顾性分析并没有特别提到将HPV 亚型作为一个影响因素。

更明显的是,恶变的驱动力更取决于患者所感染的 HPV 的特殊亚型。HPV6 和 HPV11 被归为低风险的人乳头状瘤病毒亚型,并与大约 90% RRP 相关的喉部感染有关（Snoeck et al., 1998）。HPV16 和HPV18 是内在恶性潜在转换相关的亚型,但发生在喉部 RRP 病例所占不到 1%（Dickens, 1991a）。HPV 感染有一种恶变的潜力,1%~4%的 RRP 患者可出现乳头状瘤转化成鳞状细胞癌（Gron, 2011）。因此,即使没有在治疗中使用西多福韦,也存在着由病毒引起的乳头状瘤恶性的风险。与判断不典型增生同样重要的是,在今后的组织病理学研究中,确定乳头状瘤病灶中 HPV 毒株的亚型,他们是判断病变预后的重要因素。

除了在人类研究中发现的恶变之外,动物试验中也发现了西多福韦的致癌潜力（Wutzler et al., 2001）。在一项毒理学研究中,大鼠接受了 26 周的静脉注射西多福韦,其剂量为人体推荐使用量的 1.1 倍。试验中的大鼠乳腺腺癌和皮脂腺癌的发病率有明显的增加。然而,该研究侧重于西多福韦持续治疗一段时间的反应,并没有特别侧重于乳头状瘤的治疗。因此,西多福韦在大鼠模型中应该被认为是致癌物,在人体内被认为潜在致癌物。

虽然西多福韦已被证明可以限制乳头状瘤的再生长,但在停用后仍有潜在的"反弹现象"（Snoeck et al., 1998）。2003 年的一项 4 名患者前瞻性观察研究指出,在停止治疗后,有 3 名患者复发。研究包括在手术切除术后 6~8 周内的注射 6 次。在治疗期间,所有患者都有效果;然而,在试验完成后,肿瘤又恢复了增长,但没有记录时间间隔。3 名复发患者中,有 2 名病情更严重,其病变累及声门之外,包括声门下和气管。病变范围广的病变,尤其是累及喉外,通常需要多种形式的治疗,包括免疫调节因子,如干扰素。

除了监测长期使用西多福韦的后遗症,黏膜下注射异体材料引起的喉组织学改变也有内在的风险。1 项动物模型研究关注了向声带注射包括西多福韦的免疫调合剂引起的组织学改变（Connor et al.，2014）。注射西多福韦后猪的组织学效应表现为轻微炎症、水肿和异型性。在对病理结果的盲审中，18 头猪在 2 周和 4 个月时均没有明显的组织学变化。本研究说明在短期内使用局部注射，对声带组织学损伤很小。

## 人体试验的长期安全性研究

2009 年，一篇病例报道强调了鳞状细胞癌（SCC）和西多福韦的相关性（Jeong et al.，2009）。一名 14 岁的患者从 4 岁开始接受治疗，其气管隆嵴乳头状瘤被证实是鳞状细胞癌。在治疗期间，她接受了激光内镜切除、干扰素治疗、吲哚 -3- 甲醇和西多福韦治疗。她总共接受了 13 次西多福韦治疗。多年以后，当她其气管隆嵴处有阻塞性疾病的时候，发现了有鳞状细胞癌，她的西多福韦治疗被认为和癌变有关。然而该患者不仅病变累及气管支气管，而且患者还接受了多种免疫调节药物的治疗。因此，西多福韦在恶变中的作用不能明确作为致病因素。

更多的长期研究已经证实了西多福韦病灶内注射的安全性。2005 年的一项研究对 99 篇使用西多福韦治疗成人和儿童的严重 RRP 文章的 MEDLINE 综述（Shehab et al.，2005）。他们的综述没有发现任何证据证明肿瘤改变与使用西多福韦有关。使用西多福韦仅有的并发症是病灶内注射导致的皮疹、头痛和心前区疼痛。

2008 年的一项研究特别提到与西多福韦病灶内注射相关的组织学变化（Lindsay et al.，2008）。两名病理学家采用盲法对 96 例患者标本进行了回顾性分析，结果显示使用西多福韦治疗后，没有出现不典型增生的病例。最常见的表现是在 8.4% 的病例中发现核浆比增加。

对 635 名患者进行的一项国际回顾性综述对西多福韦作为严重 RRP 的辅助治疗进行了评估（Tjon Pian et al.，2013）。11 个国家的 16 家医院通过问卷调查和回顾性图表评估，评估了使用西多福韦的益处和并发症。他们的研究结论是,是否使用西多福韦在中性粒细胞减少或肾功能障碍的发生率上没有统计学差异。同样地,在西多福韦治疗组和对照组之间上气道和气管恶性肿瘤的发生率也没有显著差别。这是关于西多福韦效应的最大的回顾性病例研究。虽然各机构间的剂量和治疗方法存在差异,但该研究是同类研究中最大的评估西多福韦安全性的研究,说明了西多福韦发生并发症的概率较低。

## 第四节　西多福韦目前在耳鼻咽喉科的使用情况

2013 年对成人和儿童喉外科医师进行的 21 个问题调查中,82 位外科医师治疗了 3 042 名乳头状瘤患者,他们对其在 RRP 中病灶内注射使用西多福韦的情况进行了评论(Derkay et al.,2013)。西多福韦辅助治疗的单一适应证包括每年 6 次或更多的手术、手术频率的增加以及儿童的喉外扩散。外科医师对成人和儿童患者的使用剂量之间差别很大,大多数成人患者所用剂量为 20~40mg(<4mL),而大多数儿童患者所用剂量 <20mg(<2mL)。

### RRP 工作组共识

Derkay 等在 2013 年针对西多福韦调查的一部分,RRP 工作组通过了 18 项西多福韦的使用共识(Derkay et al.,2013):

1. 病灶内注射西多福韦通常可用于每年需 6 次或以上手术的患者,或手术时间间隔逐渐缩短的患者,或喉外或乳头状瘤病变过大的患儿。

2. 作为辅助治疗,以下情况可以考虑开始病灶内注射西多福韦:患者每年需要 4 次或以上手术;前连合、后连合持续性病变;现行的手术方案失败。

3. 较少使用西多福韦情况如下:其他辅助治疗效果不佳,或由患

者 / 家长主动请求使用西多福韦者,以及(儿童)3 岁之前发病。

4. 目前,通常不建议常规对所有 RRP 患者(或所有新患者)进行病灶内西多福韦注射治疗。

5. 病灶内注射西多福韦治疗 RRP 的推荐浓度为 2.5~7.5mg/mL。根据文献报道,总剂量不应超过 3mg/kg。

6. 成人和青少年,喉内注射液体量通常常规小于 4mL;儿童应小于或等于 2mL,以免阻塞气道。

7. 成人中,西多福韦常规剂量不超过 40mg,绝大多数医师控制量在 30mg 以内。对于低龄儿童中,多数外科医师西多福韦的剂量控制在 20mg 以内。高达 25% 的儿童给予剂量为 30~40mg,建议体重保持在 3mg/kg 以下。

8. 大多数外科医师实行西多福韦的定期给药,这对儿童更为常见。无论患者是成人还是儿童,医师应严格按疗程,采用周期为 2~6 周的给药方式。

9. 根据调查,笔者认为需要辅助治疗的 RRP 患儿应严格遵守其预定的方案。尽管超过半数的喉外科医师坚持对患有 RRP 的成人采用预定的方案,但目前并未就推荐用于所有成人的常规方案达成共识。

10. 病灶内西多福韦注射辅助治疗通常进行 5 次。

11. 通常不建议西多福韦无限期持续使用。

12. 共识尚未明确西多福韦部分起效时的最佳使用方案。

13. 如经西多福韦辅助治疗后病变完全缓解,应停止继续使用。但通常需要再进行一次检查以确认无复发。

14. RRP 具有恶性转变风险,成人患者每次在手术室行直接喉镜检查时应常规行活体组织检查(门诊检查如有条件也需行活体组织检查)。

15. 建议在儿童患者中也采用类似活体组织检查方法。至少,在疾病开始和进展时进行活体组织检查。

16. 病灶内注射西多福韦只要没超过建议的最高剂量,即 3mg/kg,

就不需要常规检查血生化、肌酐、转氨酶和全血细胞计数。

17. 知情同意书中应包括儿童急性肾损伤风险。不良事件包括不典型增生和癌变。虽然存在不良事件发生可能性,但发生概率与未使用西多福韦的患者相似。

18. 使用西多福韦的知情同意书,应包括该疗法详细的风险和受益,并声明其使用为超说明书应用。虽然笔者发现大多数并未使用这种特定的知情同意书,但笔者仍鼓励使用这种特殊的同意书。因为它可以帮助传递重要信息,并有助于对同意过程进行特殊记录。

## 第五节    未来的考虑

目前,RRP 特别工作组一直在讨论多项措施,以减少更具侵袭性的疾病,在治疗方案的早期启动多模态治疗,并根据患者特定的病理特征定制治疗方案。还致力于通过 CDC 最新推荐的 Gardasil-9 九价疫苗预防疾病传播。疫苗阻止了 9 种最常见的 HPV 亚型的传播,包括造成 RRP 中约 90% 的喉部感染的亚型 HPV6 和 HPV11(Dickens,1991b)。然而,疫苗的适应性受到限制,2014 年 13~17 岁的美国女性青少年中只有 39% 接受了全部 3 剂 Gardasil。男性的 HPV 疫苗接种率低于女性接种率,2014 年仅为 21.6%(CDC,2015)。

尽管 HPV 疫苗已证实可预防疾病传播,但为了更好地管理 RRP 患者,仍需要新的治疗选择。未来干预的目标是限制外科手术的数量并改善嗓音。提倡在儿童中早期辅助治疗干预,因为青少年发病的 RRP 往往有更严重的乳头状瘤传播和扩散,由于其喉部小而易迅速累及喉的多个亚结构(Hyung-Tae et al.,2016)。因此,尽早开始辅助治疗可能会限制疾病的传播,也会减少手术的总数。

另一个未来的考虑是开发一种针对患者特定乳头状瘤特征的个性化医疗方法。针对患者特定基因特征的靶向药物治疗已被用于肿瘤学和炎症性疾病(Ginsburg et al.,2009)。个性化药物涉及纳入患者独特的临床、遗传、基因组和环境信息，以明确识别最适合其疾病基因型的疗法。包括基因组信息的综合方法可以鉴定对特定治疗方式更敏感的生物标志物和分子事件。药物基因组学也可以通过在实验室环境中培养患者的乳头状瘤并根据其独特的疾病状态测试各种药物来指导。可以在体外环境中测试多种药物疗法对抗乳头状瘤，希望结果转化为更好的体内控制。

最后，评估西多福韦疗效的大多数研究集中在病灶内注射。未来的研究可以包括使用静脉注射西多福韦治疗更严重或全身性疾病。有限的病例报道已经发表评估对静脉注射西多福韦治疗乳头状瘤的疗效。静脉注射西多福韦治疗伴肺动脉瓣扩大的 RRP 患者的 4 个病例报道已经发表（Broekema et al., 2008）。患者接受类似于静脉注射西多福韦控制巨细胞病毒性视网膜炎的方案。结果多变，但依赖于长时间的给药。未来的研究可以更好地突出全身性疾病对静脉注射的反应以及并发症。也有报道说，在一名 4 月龄的气管支气管受累的播散性 RRP 患儿，传统治疗失败后，使用了吸入西多福韦的方法（Ksiazek et al., 2011）。患者对吸入治疗有反应。然而，没有进一步的病例报道或治疗方法的比较来收集广泛的细节。

# 第六节 结论

复发性呼吸道乳头状瘤病是一种发病率较高的破坏性疾病，因为其可导致上下气道受累。虽然手术一直是主流治疗方法，但采用辅助治疗来更好地控制疾病传播这一趋势正在不断增加。病灶内注射西多福韦治疗效果良好，并发症少。西多福韦在治疗方案中的应用改善了患者嗓音功能的结局和手术间隔。由于此为药物说明书范围之外的使用，在开始治疗之前，风险和益处应适当地告知给患者。但是，它不应该阻挡耳鼻咽喉科医师在 RRP 治疗方案中的使用（表9-1）。

表 9-1　2000—2017 年期间用于治疗复发性呼吸道乳头状瘤病的辅助治疗(不包括西多福韦)的临床研究总结(由 P. Campisi 编写)

| 研究 | 设计 | 群体 | 结果 |
|------|------|------|------|
| 贝伐单抗 | | | |
| Mohr et al. (2014) | 静脉注射:最初 2~3 周,每次剂量为 5~15mg/kg,然后增加间隔时间 | N=5 (成人4名,1名8岁儿童) | 疗效反应 患者部分缓解或部分反应非常好 |
| Sidell et al. (2014) | 病灶内注射:5~45mg 剂量 ×5 次,4~6 周,使用波长 532nm KTP 激光消融 | N=9 (中位年龄8岁,年龄范围为 3~21 岁) | Derkay 评分中位数提高58% 手术间隔时间中位数为 2.05 倍 |
| Rogers et al.(2013) | 病灶内注射:2.5mg/ mL×3 次,2~3 周,532nm KTP 激光消融 | N=10 (年龄范围18 月龄~18 岁) | 具有统计学意义的结果: • 手术间隔中位数为 5.9 周 • 每年手术次数中位数减少 4 次 • Derkay 评分 6 分 • PVRQOL 总分中位数为 25.5:情绪 PVRQOL 评分中位数为 11.3,身体 PVRQOL 评分中位数为 14.3 |
| Zeitels et al.(2011) | 前瞻性开放式试验病变内注射:7.5~12.5mg,4 次,连续 6 周注射到病变严重的声带内,对侧声带对照组注射生理盐水,根据需要,±532nm KTP 激光 | N=20 (成人,双侧声带均有病灶) | • 3/20:双侧声带均无病灶 • 16/20:声带有少许病灶 • 1/20:声带有较多的病灶 20/20:改善声带功能、声音的声学和空气动力学测量指标、VRQOL 评分 |

续表

| 研究 | 设计 | 群体 | 结果 |
|------|------|------|------|
| 干扰素 | | | |
| Suter-Montano et al.(2013) | Peg-IFNα-2a 每周 180mcg×6 个月,第 3 个月,+GM-CSF 每周 400mcg,2 个月 | N=11 (成人) | 3 例患者行气管切开术 中等改善 VRQOL 评分 ↓需要手术干预的次数 |
| Nodarse-Cuni et al.(2004) | 肌注 IFNα-2b 诱导: 儿童 $10^5$IU/kg,成人 $6×10^6$IU。 维持(最长 2 年):儿童 $5×10^4$IU/kg,成人 $3×10^6$IU/kg。 | N=169 (成人 84 名,儿童 85 名) | • 复发率:儿童 74%,成人 79% <br> • 首次就诊患者的完全缓解率:儿童 45%,成人 88% <br> • 研究完成时:58% 的儿童处于缓解期,82% 的成人处于缓解期 |
| 干扰素和 BCG | | | |
| Avramov et al.(2014) | 3 个平行对照病例 | (未提及患者是如何分配的) | |
| | 系列 1:$CO_2$ 激光 + BCG 透皮应用 6~12 次 | N=16 (成人) | 2/16 有复发(随访 36 个月) |
| | 系列 2:$CO_2$ 激光 + α-干扰素 300 万 IU 每周 5 次,持续 1 个月,然后 300 万 IU, 每周 3 次,持续 1 个月,然后 300 万 IU, 每周 1 次 | N=11 (成人) | 3/11 有复发(随访 45 个月) |
| | 系列 3:仅手术 | N=16 (成人) | 6/16 有复发(随访 48 个月) |

续表

| 研究 | 设计 | 群体 | 结果 |
|---|---|---|---|
| **干扰素和西多福韦** | | | |
| Armbruster et al.(2001) | 干扰素 α-2b：$5 \times 10^6$ 单位，每周 3 次，6 个月。联合西多福韦，每周 5mg/kg×2 周，然后 5mg/kg×2 周，共 6 个月 | $N$=1 成人 | 喉和肺内的病灶的消退 |
| **吲哚 3 甲醇** | | | |
| Rosen 和 Bryson (2004) | 前瞻性开放式试验 I3C 200mg 口服，每日 2 次 | $N$=33（成人 24 人，儿童 9 人） | 平均随访 4.8 年 所有患者：33% 环境，30% 手术的需要，36% 没有反应。儿童：1/9 完全有效，3/9 部分有效，5/9 无效 |
| **阿昔洛韦** | | | |
| Chaturvedi et al.(2014) | 手术后口服阿昔洛韦 800mg，每天 5 次，5 天 | $N$=3（成人） | 1 年随访结束时，2/3 缓解 |
| **疫苗和免疫治疗** | | | |
| Meacham 和 Thompson (2017) | 4 个平行对照病例： | $N$=15（儿童，年龄范围 1~16 岁） | 在所需治疗的次数和频率或缓解率方面，各序列之间没有显著差异 |
| | 序列 1：清创和西多福韦 | $N$=5 | |
| | 序列 2：清创和 MMR | $N$=6 | |
| | 序列 3：暴露于西多福韦和 MMR | $N$=3 | |
| | 序列 4：只清创 | $N$=1 | |

续表

| 研究 | 设计 | 群体 | 结果 |
|---|---|---|---|
| Beaumanis 和 Elmaraghy (2016) | 四价 HPV 疫苗 | N=1 (儿童,4岁) | 改善临床病程 |
| Hermann et al.(2016) | 3 剂四价 HPV 疫苗 | N=9 (儿童,年龄范围为 9~17 岁) | 术后 1 年的临床病程、解剖评分、手术间隔或手术次数无显著差异 |
| Young et al. (2015) | 四价 HPV 疫苗 | N=20 | 手术间隔显著增加 8/20 完全缓解,5/20—部分缓解 |
| Chirila 和 Bolboaca (2014) | 四价 HPV 疫苗 | N=13 (西多福韦治疗失败后复发的患者) | 85% 在 1 年的随访中没有复发 |
| Lei et al. (2012) | 随机前瞻性试验 组 1:切除病变部位局部注射 MMR 疫苗 组 2:仅切除 | N=26 (儿童) | MMR 缓解期较长,但差异不显著 |
| Derkay et al.(2005) | 开放式单臂干预研究手术后,每月皮下注射 HspE7 500mcg × 3 剂 | N=27 (年龄范围为2~18岁) | 在 60 周的随访中:女性的中位手术间隔增加了 93%,治疗效果更好 |

# 参考文献

Armbruster C, Kreuzer A, Vorbach H, Huber M, Armbruster C. Successful treatment of severe respiratory papillomatosis with intravenous cidofovir and interferon α-2b. Eur Respir J. 2001;17:830–1.

Avramov T, Vetckova E, Nikolova M, Valev D, Manolova A, Tafradgiiska M, Kostadinov D, Tchalacov I. Therapeutic approaches to the treatment of recurrent respiratory papillomatosis of the aerodigestive tract (a clinical study). Biotechnol Biotechnol Equip. 2014;28(4):668–73.

Beaumanis MM, Elmaraghy CA. Intersurgical interval increased with use of quadrivalent human papillomavirus vaccine (Gardasil) in a pediatric patient with recurrent respiratory papillomatosis: a case report. Int J Pediatr Otorhinolaryngol. 2016;91:166–9.

Broekema F, Dikkers F. Side-effects of cidofovir in the treatment of recurrent respiratory papillomatosis. Eur Arch Otorhinolaryngol. 2008;265(8):871–9.

CDC. National, regional, state, and selected local area vaccination coverage among adolescents aged 13–17 years—United States, 2014. 2015.

Chadha NK, James A. Adjuvant antiviral therapy for recurrent respiratory papillomatosis [review]. Cochrane Database Syst Rev. 2010;1:cd005053.

Chaturvedi J, Sreenivas V, Hemanth V, Nandakumar R. Management of adult recurrent respiratory papillomatosis with oral acyclovir following micro laryngeal surgery: a case series. Indian J Otolaryngol Head Neck Surg. 2014;66(Suppl 1):S359–63.

Chhetri DK, Blumin JH, Shapiro NL, Berke GS. Office based treatment of laryngeal papillomatosis with percutaneous injection of cidofovir. Otolaryngol Head Neck Surg. 2002;26:642–8.

Chirila M, Bolboaca SD. Cllinical efficiency of quadrivalent HPV (types 6/11/16/18) vaccine in patients with recurrent respiratory papillomatosis. Eur Arch Otorhinolaryngol. 2014;271(5):1135–42.

Connor MP, et al. Effect of vocal fold injection of cidofovir and bevacizumab in a porcine model. JAMA Otolaryngol Head Neck Surg. 2014;140(2):155–9.

Derkay CS, Smith RJ, McClay J, van Burik JA, Wiatrak BJ, Arnold J, Berger B, Neefe JR. HspE7 treatment of pediatric respiratory papillomatosis: final results of an open-label trial. Ann Otol Rhinol Laryngol. 2005;114(9):730–7.

Derkay C, Volsky P, Rosen C. Current use of intralesional cidofovir for recurrent respiratory papillomatosis. Laryngoscope. 2013;123:705–12.

Dickens P. Human papillomavirus 6, 11, and 16 in laryngeal Papillomas. J Pathol. 1991a;165:243–6.

Dickens P. Human papillomavirus 6, 11, and 16 in laryngeal Papillomas. J Pathol. 1991b;165:243–6.

FDA Regulatory Information. "Off-label" and investigational use of marketed drugs, biologics, and medical devices - information sheet, 25 Jan 2016, http://www.fda.gov/RegulatoryInformation/Guidances/ucm126486.htm.

Food and Drug Administration. FDA Approves Cidofovir for AIDS-Related Retinitis, 1996., https://aidsinfo.nih.gov/news/276/fda-approves-cidofovir-for-aids-related-retinitis.

Gilead Sciences. Cidofovir Injection Safety Data Sheet, n.d.., http://www.gilead.com/~/media/files/pdfs/medicines/other/vistide/vistide.pdf.

Ginsburg G, Willard H. Genomic and personalized medicine: foundations and applications. Transl Res. 2009;154(6):277–87.

Grasso M, Remacle M, Bachy V, Van Der Vorst S, Lawson G. Use of cidofovir in HPV patients with recurrent respiratory papillomatosis. Eur Arch Otorhinolaryngol. 2014;271:2983–90.

Gron AL. Malignant degeneration in laryngeal Papillomatosis. Ugeskr Laeger. 2011;173:5067.

Hall J, Chen K, Yoo M, et al. Natural progression of dysplasia in adult recurrent respiratory papillomatosis. Otolaryngol Head Neck Surg. 2011;144(2):252–6.

Hawkes M, Campisi P, Zafar R, et al. Time course of juvenile onset recurrent respiratory papillomatosis caused by human papillomavirus. Pediatr Infect Dis J. 2008;27:149–54.

Hermann JS, Weckx LY, Monteiro Nurmberger J, Santos Junior GF, Campos Pignatari AC, Nagata Pignatari SS. Effectiveness of the human papillomavirus (types 6, 11, 16, and 18) vaccine in the treatment of children with recurrent respiratory papillomatosis. Int J Pediatr Otorhinolaryngol.

2016;83:94–8.

Hyung-Tae K, Baizhumanova A. Is recurrent respiratory Papillomatosis a manageable or curable disease? Laryngoscope. 2016 Jun;126(6):1359–64.

Jeong WJ, Park SW, Shin M. Presence of HPV type 6 in dysplasia and carcinoma arising from recurrent respiratory Papillomatosis. Head Neck. 2009;31:1095–101.

Karatayli-Ozgursoy S, Bishop J, Hillel A, Akst L, Best S. Risk factors for dysplasia in recurrent respiratory Papillomatosis in an adult and pediatric population, annals of otology. Rhinol Laryngol. 2016;125(3):235–41.

Ksiazek J, Prager J, Sun G, Wood R, Arjmand E. Inhaled cidofovir as an adjuvant therapy for recurrent respiratory papillomatosis. Otolaryngol Head Neck Surg. 2011;144(4):639–41.

Lawrie TA, Nordin A, Chakrabarti M, Bryant A, Kaushik S, Pepas L. Medical and surgical interventions for the treatment of usual-type vulval intraepithelial neoplasia. Cochrane Database Syst Rev. 2016;1 doi:10.1002/14651858.CD011837.pub2.

Lei J, Yu W, Yuexin L, Qi C, Xiumin S, Tianyu Z. Topical measles-mumps-rubella vaccine in the treatment of recurrent respiratory papillomatosis: results of a preliminary randomized, controlled trial. Ear Nose Throat J. 2012;91(4):174–5.

Lindsay F, Bloom D, Pransky S, et al. Histologic review of Cidofovir-treated recurrent respiratory papillomatosis. Ann Otol Rhinol Laryngol. 2008;117:113–7.

McMurray J, Connor N, Ford C. Cidofovir efficacy in recurrent respiratory Papillomatosis: a randomized, double-blind, placebo-controlled study. Ann Otol Rhinol Laryngol. 2008;117(7):477–83.

Meacham RK, Thompson JW. Comparison of cidofovir and the measles, mumps, and rubella vaccine in the treatment of recurrent respiratory papillomatosis. Ear Nose Throat J. 2017;96(2):69–74.

Mohr M, Schliemann C, Biermann C, Schmidt L, Kessler T, Schmidt J, Wiebe K, Muller K, Hoffmann TK, Groll AH, Werner C, Kessler C, Wiewrodt R, Rudack C, Berdel WE. Rapid response to systemic bevacizumab therapy in recurrent respiratory papillomatosis. Oncol Lett. 2014;8:1912–8.

Nodarse-Cuni H, Iznaga-Marin N, Viera-Alvarez D, Rodriguez-Gomez H, Fernandez-Fernandez H, Blanco-Lopez Y, Viada-Gonzalez C, Lopez-Saura P. Cuban Group for the Study of Interferon in Recurrent Respiratory Papillomatosis. Interferon alpha-2b as adjuvant treatment of recurrent respiratory papillomatosis in Cuba: National Programme (1994–1999 report). J Laryngol Otol. 2004;118(9):681–7.

Pransky SM, Albright JT, Magit AE. Long-term follow-up of pediatric recurrent respiratory papillomatosis managed with intralesional cidofovir. Laryngoscope. 2003;113:1583–7.

Pransky SM, Brewster DF, Magit AE, Kearns DB. Clinical update on 10 children treated with intralesional cidofovir injections for severe recurrent respiratory papillomatosis. Arch Otolaryngol Head Neck Surg. 2000;126:1239–43.

Pransky SM, Magit AE, Kearns DB, Kang DR, Duncan NO. Intralesional cidofovir for recurrent respiratory papillomatosis in children. Arch Otolaryngol Head Neck Surg. 1999;125:1143–8.

Rogers DJ, Ojha S, Maurer R, Hartnick CJ. Use of adjuvant intralesional bevacizumab for aggressive respiratory papillomatosis in children. JAMA Otolaryngol Head Neck Surg. 2013;139(5):496–501.

Rosen CA, Bryson PC. Indole-3-carbinol for recurrent respiratory papillomatosis: long-term results. J Voice. 2004;18(2):248–53.

Segarra-Newnham M, Vodolo KM. Use of cidofovir in progressive multifocal leukoencephalopathy. Ann Pharmacother. 2001;35(6):741–4.

Shehab N, Burgunda VS, Hogikyan ND. Cidofovir for the treatment of recurrent respiratory papillomatosis: a review of the literature. Pharmacotherapy. 2005;25:977–89.

Sidell DR, Nassar M, Cotton RT, Zeitels SM, de Alarcon A. High-dose sublesional bevacizumab (avastin) for pediatric recurrent respiratory papillomatosis. Ann Otol Rhinol Laryngol. 2014;123(3):214–21.

Snoeck R, Wellens W, Desloovere C, et al. Treatment of severe laryngeal papillomatosis with intralesional injections of cidofovir [(S)-1 -(3-hydroxy-2-phosphonylmethoxypropyl)cytosine]. J Med Virol. 1998;54:219–25.

Suter-Montano T, Montano E, Martinez C, Plascencia T, Sepulveda MT, Rodriguez M. Adult recurrent respiratory papillomatosis: a new therapeutic approach with pegylated interferon alpha 2a (Peg-IFNα-2a) and GM-CSF. Otolaryngol Head Neck Surg. 2013;148(2):253–60.

Tjon Pian R, et al. Safety of intralesional cidofovir in patients with recurrent respiratory papillomatosis: an international retrospective study on 635 RRP patients. Eur Arch Otorhinolaryngol. 2013;270:1679–87.

Van Cutsem E, Snoeck R, Van Ranst M, et al. Successful treatment of a squamous papilloma of the hypopharynx-esophagus by local injections of (S)-1-(3-hydroxy-2-phosphonylmethoxypropyl) cytosine. J Med Virol. 1995;45:230–5.

Vats A, Shapiro R, Singh R. Quantitative viral load monitoring and cidofovir therapy for the management of BK virus-associated nephropathy in children and adults. Transplantation. 2003;75:105–12.

Wemer RD, Lee JH, Hoffman HT, Robinson RA, Smith RJ. Case of progressive dysplasia concomitant with intralesional cidofovir administration for recurrent respiratory papillomatosis. Ann Otol Rhinol Laryngol. 2005;114:836–9.

Wutzler P, Thust R. Genetic risks of antiviral nucleoside analogues — a survey. Antivir Res. 2001;49:55–74.

Young DL, Moore MM, Halstead LA. The use of the quadrivalent human papillomavirus vaccine (Gardasil) as adjuvant therapy in the treatment of recurrent respiratory papilloma. J Voice. 2015;29(2):223–9.

Zeitels SM, Barbu AM, Landau-Zemer T, Lopez-Guerra G, Burns JA, Friedman AD, Freeman MW, Halvorsen YD, Hillman RE. Local injection of bevacizumab (Avastin) and angiolytic KTP laser treatment of recurrent respiratory papillomatosis of the vocal folds: a prospective study. Ann Otol Rhinol Laryngol. 2011;120(10):627–34.

# 第十章
# 远端气道并发症与恶变

Eleanor P. Kiell，Steven E. Sobol

## 第一节　概述

低风险的人乳头状瘤病毒（HPV）被公认为是复发性呼吸道乳头状瘤病（RRP）的主要病因。该病毒可诱导呼吸消化道内的良性鳞状乳头状瘤扩散，从而引起声音嘶哑，甚至危及生命的气道阻塞和呼吸衰竭等多种症状。这种典型的良性疾病发展到引起破坏性后果的可能性并不能完全被预测，但是其在整个呼吸消化道中复发和扩散、且具有恶变的可能性已经被研究证明（Steinberg et al.，1996）。

复发性呼吸道乳头状瘤病的诊断年龄呈双峰分布。通常将患者分类为幼年型及成人型。儿童型指在儿童早期或青春期时被诊断，而成人型通常是在三四十岁时被诊断。儿童型 RRP 通常被认为更具攻击性，因为在儿童患者中复发性呼吸道乳头状瘤病容易引起气管支气管的各种严重并发症，但很少恶变。在儿童型和成人型 RRP 患者中都有恶变的可能，但他们遵循不同的自然病史。由于大多数 RRP 是由 HPV 低风险病毒亚型导致，而在高风险病毒亚型的 HPV 中从不典型增生到浸润癌的线性进展尚未得到很好的描述。本章旨在探讨 RRP 向气管支气管扩散的诊断和治疗以及 RRP 恶变的危险因素的自然史。

# 第二节　远端气道并发症

复发性呼吸道乳头状瘤病最常见的影响部位是喉。该病毒好发于上皮转化区即鳞状上皮和纤毛上皮交界部位。声带最常受到影响,其次是会厌和室带(Kashima et al., 1993)。虽然喉是上呼吸消化道中最常受影响的区域,据报道,15%~30%的患者出现了喉外扩散,常见部位有口腔和鼻腔(Schraff et al., 2004)。只有5%的患者累及气管支气管树(Derkay, 1995)。如前所述,疾病进展至喉外的患者发病率和死亡率的风险均显著提高。

## 一、气管支气管受累部位

疑似复发性呼吸道乳头状瘤病的诊断基于许多临床症状,并通过喉镜检查和乳头状病变的活体组织检查证实。如果怀疑RRP患者存在气管支气管受累,必须再次通过内镜检查和活体组织检查进行确认。如果存在气管支气管受累,临床医师应通过肺部计算机断层扫描(CT)全面评估肺部疾病。

由于RRP好发于鳞状上皮和柱状上皮交界,最常见的气管支气管发病部位为:

1. 气管造口处皮肤黏膜交界处(如有)。

2. 气管中部,在气管切开导管的远端(图10-1)。

3. 隆突。

有研究指出,右侧近端支气管受到的影响比左侧更严重(Blackledge et al., 2000)。当发现患有气管受累时,必须调查肺实质受累情况。

## 二、气管支气管受累的危险因素

已经确定的是,诸如在气管切开术中,HPV11感染和JORRP远端气道扩散和恶变的风险增加。

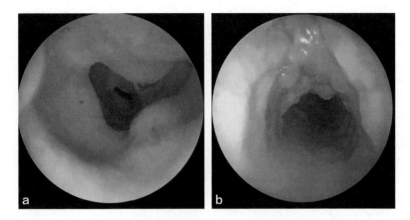

图 10-1 留置气管造口管末端的气管乳头状瘤

## (一) 气管切开术

气管切开与喉远端 RRP 之间的关系十分明确。当患者出现气道阻塞时,进行气管切开术。气道阻塞可能是乳头状瘤体积过大的直接结果,但也可能是与乳头状瘤手术治疗有关的瘢痕形成的结果。有人认为,那些需要气管切开的患者实际上可能从一开始疾病就更具有侵袭性(Blackledge et al.,2000;Shapiro et al.,1996)。或者,气管切开术已被认为可激活或以某种方式促使乳头状瘤进入下呼吸道。95% 的已报道病例气管支气管受累与既往气管切开术有关(Blackledge et al.,2000;Cole et al.,1989;Soldatski et al.,2005;Weiss et al.,1983)。首次气管切开术时发现气管或支气管乳头状瘤者罕见。

大多数照顾 RRP 患者的人认为避免气管切开术是最佳的方案。患者行气管切开术的适应证是"稳定气道"或继发于既往手术干预导致的声门狭窄(Blackledge et al.,2000)。在需要气管切开的患者中,我们都会尽一切努力尽快安全拔除套管。据报道,在气管切开术后 7 周内就会出现乳头状瘤气管内扩散(Cole et al.,1989),但在气管切开术的患者中这种情况并不是普遍的。

既往的气管切开术与乳头状瘤的远端扩散之间存在明确的相关

性。这种相关性的主要理论是气管切开术由于破坏了气管黏膜以放置人工气道,产生医源性上皮转化区(Kashima et al.,1993)。受损的黏膜是病毒复制的入口或完美环境,并导致细胞增殖和乳头状瘤。由于受伤的黏膜是切入点,因此有人假设以任何方式导致的气管黏膜的损伤都可能增加乳头状瘤发展或扩散的风险。虽然乳头状瘤的扩散似乎是发生在气管切开后套管远端的气道,似乎没有任何证据表明需要长期气管插管的新生儿的风险增加。其他的气道开放式也并没有表现出相同的风险增加。例如,Boston 等证实,一组严重声门下狭窄的 RRP 患儿成功接受了喉气管重建(Boston et al.,2006)。

### (二) HPV11

研究早已表明 HPV11 比 HPV6 更具侵袭性。许多研究已经证实在感染 HPV11 的患者中其远端并发症更严重,恶变也更常见。虽然最初在文献中有一些关于特定亚型是否更有可能发展气管内扩散的争论,但大多数人都是同意扩散理论的。这种论点最初是由 Mounts 和 Kashima 提出的,他们发现了被标记的 HPV 亚型 HPV6C(后来被认定为亚型 HPV11)与更多的阻塞性病程的发生发展有关(Mounts et al.,1984)。其他研究表明,所感染的 HPV 亚型对临床结局影响不大(Rimell et al.,1992)。最终,使用聚合酶链反应的研究成功地将 HPV11 与显著更具侵袭性的疾病过程相关联(Rimell et al.,1997)。人们普遍认为 HPV11 在气管支气管扩散和转化为恶性肿瘤方面具有更强的致病作用。

### (三) JORRP

RRP 可能在儿童时期甚至在新生儿期或成年时发病(Derkay,1995)。一般来说,那些在儿童时期发病的患者疾病更具侵袭性,而在成人中疾病通常侵袭性较小。已知该疾病发病的年龄是预测疾病侵袭性的重要危险因素。在新生儿时期发病,有较高概率行气管切开术,且死亡率较高(Reeves et al.,2003;Ruparelia et al.,2003)。3 岁之前诊断与 3 岁之后诊断相比,每年需要 4 次以上的外科手术的可能性要高 3.6 倍,有 2 个或更多的解剖位点受累的可能性要高出 2 倍

（Derkay，1995）。此外，有疾病进展的儿童较那些相对稳定或已治愈的儿童通常在更小的年龄发病（Wiatrak et al.，2004）。

外科手术是主要的治疗方式，侵袭性病变的诊断标准之一是患者需要手术治疗的频率。是否考虑辅助治疗根据患者在 12 个月的时间内是否超过 4 次手术。根据 RRP 儿童国家登记处的资料，包括 22 名儿童耳鼻咽喉科执业者的患者，有 RRP 的儿童每年平均接受 4.4 次手术（Derkay，1995；Armstrong et al.，1999），从而得出结论，大多数儿童都可以接受辅助治疗。

喉外的 RRP 也常在被诊断为 JORRP 患者和接受气管切开术的患者中出现。正如 Kashima 等所指出的，这些群体中可能存在共性，即 15% 的 JORRP 患者需要气管切开术治疗气道并发症（Kashima et al.，1993）。

## 三、RRP 的肺部并发症

有气管支气管 RRP 的患者，有必要对其肺部并发症进行评估。CT 是最合适的影像学手段。

肺部并发症可分为由支气管阻塞引起的感染性并发症和与肺实质乳头状瘤相关的并发症。据报道，气管、支气管受累的 RRP 的患者可出现肺炎、气管狭窄、肺脓肿、肺膨出和脓胸。

肺乳头状瘤病变开始表现为无症状、无钙化的周围结节（Kramer et al.，1985）。病变扩大，形成中央腔内坏死，并可见于气液平面（图 10-2）。这些是典型的肺乳头状瘤病表现，必须与相似但不同的肺膨出并发症相鉴别。

肺膨出是支气管肺组织坏死后囊性空腔扩张的结果。在近端支气管阻塞的情况下，囊性空腔内产生的呼气压力升高，然后在胸部成像中可见（Dines，1968）。肺膨出易受感染，导致肺囊肿，需要使用抗生素进行治疗，也可能需要手术引流。除了肺囊肿，也有可能发展为单纯肺脓肿。这种感染的单一微生物通常是厌氧菌，需要先静脉注射抗生素，然后长期口服抗生素治疗。从历史上看，只有 10% 的肺部

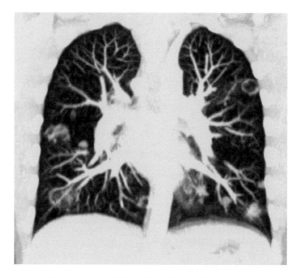

图10-2　双侧肺部乳头状瘤病的CT表现

病变需要手术干预（Bartlett et al.，1975）。

　　不幸的是，随着肺实质组织的破坏，肺功能会下降。此时，没有任何干预措施、药物或外科手术，可以彻底阻止或逆转肺RRP的进展。肺RRP病变的自然病程各不相同，随着肺部受累的不断发展，最终很可能会发展为呼吸衰竭（Derkay et al.，2008）。

## 四、气管支气管RRP的治疗

### （一）外科手术

　　外科手术仍然是治疗所有可通过内镜切除的呼吸消化道乳头状瘤的主要手段。外科手术最初使用冷器械手术切除。二氧化碳（$CO_2$）激光取代了冷器械成为去除喉、咽、气管上段及鼻腔和口腔RRP的主要方法（Schraff et al.，2004）。随着激光传输的改进，通过操作显微镜和纤维传送系统可以使用显微操作器，可以使RRP病灶"气化"，其出血最少，精度最高。$CO_2$激光的缺点有三点，这与患者和护理人员的安全有关。首先是激光有伤害手术团队或患者的危险，包括在富氧环境中可能引燃气管插管(如果保护不当),导致气道着火。其次,激光产生的"烟雾"已被证实含有活性病毒 DNA,这是潜在的感染源(Hallmo et al.,1991;Kashima et al.,1991;Sawchuk et al.,1989)。最后,激光产生的热量会对更深的喉气管组织造成损伤,导致瘢痕,病毒颗粒传播到以前未受累的组织,并延迟局部组织愈合。其他的激光,如磷酸氧钛钾(KTP)、585nm 脉冲染料激光,或氩激光,也用于治疗RRP。远端气管病变的治疗受益于技术的进步。特别是通过纤维传送的激光也可以与带通道的柔性支气管镜结合,从而提高了更远端病变切除的成功率。最近,有几个小组,使用了内镜下显微电动吸切器手术,取得了良好的效果(Pasquale et al.,2003;El-Bitar et al.,2002)。由于暴露的空间限制和仪器的尺寸 / 长度的限制,显微电动吸切器仅限于声门下和近端气管受累的病变。采用任何手术方法均须记住,几乎所有的患者都需要多次手术干预,而过度切除后瘢痕形成的风险是不值得的。在可能的情况下,外科治疗远端气道乳头状瘤是为了维持或重建气道通畅。然而,远端传播也被认为是需要辅助治疗的适应证。

### (二) 辅助治疗

有气管支气管受累的患者应考虑进行辅助治疗。没有任何一种单一的辅助治疗对所有患者或疾病过程有效。这些治疗方法包括:局部或全身的抗病毒药物(干扰素、利巴韦林、阿昔洛韦、西多福韦)、光动力疗法、膳食补充剂(吲哚 -3- 甲醇)、塞来昔布、维生素 A、疫苗(腮腺炎和 HPV),以及积极的抗反流治疗(Derkay et al.,2008)。也可使用放射治疗。每一种治疗方法的选择都是为了使患者有所获益,但也都有一些副作用。大部分严重的患者都经历了其中一种或多种治疗方法。干扰素历来是最常用的辅助治疗方法。HPV 疫苗接种带来了一个新契机,其副作用非常低。部分患者反应很好,增加了手术治疗间隔,甚至缓解了病变(Hallmo et al.,1991)。最近,有报道示贝伐珠单抗病灶内注射有良好的治疗反应(Rogers et al.,2013)和少数全身使用贝伐珠单抗的患者获得非常理想的结果(Mohr et al.,2014;Zur et al.，2016）。

　　尽管有许多小型研究显示局部和全身使用西多福韦前景广阔，但 McMurray 等唯一的盲法随机对照研究显示，尽管使用了低剂量的西多福韦，结局并无显著改善（McMurray et al.，2008）。此外，对于接受西多福韦治疗的患者中有 RRP 病变恶变的可能性也得到了关注（Wemer et al.，2005）。

# 第三节　恶变

　　复发性呼吸道乳头状瘤病（RRP）通常被认为是病毒导致的良性疾病。由 HPV6 和 HPV11 所引起的 RRP，长期以来被认为是与高危亚型 HPV16 和 HPV18 的感染不同的自然病程。不幸的是，RRP 可以发生不典型增生和癌变，在成人和儿童中均可发生。成人型 RRP 的发生率为 13%~55%，幼年型为 0%~10%（Karatayli-Ozgursoy et al.，2016）。发生率范围宽很可能反映了疾病的罕见性，对病理变化的不同定义，做出诊断的病理学家之间的评分差异（Fleskens et al.，2011），与高危亚型的混合感染（Sanchez et al.，2013），其他混杂行为或环境因素。

　　在 RRP 患者中，不典型增生是不常见的。更少见但更难治疗的是浸润癌。高危型 HPV（HPV16 和 HPV18）导致宫颈和口咽上皮细胞从不典型增生发展到浸润癌的进展都有很好的描述（Doorbar et al.，2012）。由于复发性呼吸道乳头状瘤病患者的恶性程度不同，目前尚不清楚 RRP 患者出现恶性转化是否也遵循高危 HPV 的致癌机制。

## 一、恶变的病理生理学

　　人乳头状瘤病毒最初通过轻微的创伤感染上皮基底层。在 JORRP 中，HPV 通过垂直传播（Sajan et al.，2010；Lee et al.，2005；Venkatesan et al.，2012；Byrne et al.，1987；Gerein et al.，2007），在成人型 RRP 中，HPV 通过黏液 - 黏膜接触或潜伏性感染病毒的再活化（Sajan et al.，

2010；Lee et al.，2005；Venkatesan et al.，2012）。

在鳞状上皮细胞的表层，病毒产生并通过正常的脱落过程释放，引起炎症反应。该病毒产生 E6 和 E7 蛋白，这些蛋白被认为是癌基因蛋白。这些蛋白能灭活干扰素调节因子，使 HPV 感染无症状持续存在。病毒基因组可以通过游离或结合的方式进行复制。当病毒基因组在染色体上复制时，大多数就像 HPV6 和 HPV11 亚型一样，*E6* 和 *E7* 基因低水平表达。大多数 *E6* 和 *E7* 水平较低的情况下，感染由有效的免疫系统自行解决。然而，当病毒 DNA 进入宿主基因组时，在大多数情况下，它常常表现出 *E6* 和 *E7* 基因的强表达。在这些情况下，致癌转化进展迅速。E7 蛋白通过结合 pRb 促进细胞分裂，而病毒蛋白 E6 结合并抑制 p53 蛋白，在 DNA 损伤的情况下抑制细胞周期。这导致了细胞凋亡受阻和细胞周期功能障碍（Mirghani et al.，2014；Lele et al.，2002）。这种肿瘤蛋白 E6 和 E7 的高表达可能发生在 RRP 到癌转化的进程中。这可能有两种机制：①在游离基因复制的上游调控区，活跃 HPV，导致 E6、E7 的表达增加（DiLorenzo et al.，1992）；②上游调控区的突变或整合 HPV 进入宿主细胞基因组，导致 E6、E7 癌蛋白的表达增加（Kitasato et al.，1994）。

病毒癌蛋白 E6 和 E7 降低了转化能力，但仍具有促进细胞增殖的生物功能。对 E6 或 E7 调节的变化，其复制机制或其影响 p53、pRb 和 p21 蛋白调控的特定能力，均可导致恶变。很少有研究通过恶性谱实际关注同一患者病变中 HPV 类型、癌蛋白或肿瘤抑制基因。有一项研究证实了 HPV11 在所有病灶中的存在，包括 RRP 进展到癌的形态谱（Lele et al.，2002）。

## 二、恶变的流行病学和危险因素

在成人患者中，恶变率为 2%~4%（Lee et al.，2008），但直到最近才对 JORRP 有了很好的描述。通过对 159 名成人和儿童患者的研究，Karatayli-Ozgursoy 等描述了成人型 RRP（AORRP）与幼年型 RRP（JORRP）之间不典型增生和浸润癌的发生率有显著差异。在 AORRP

患者中,10% 被诊断为不典型增生或原位癌,5% 被诊断为侵袭性癌前乳头状瘤病。在那些 JORRP 患者中,没有出现不典型增生或原位癌的病理诊断,有 5% 的患者被诊断为肺侵袭性癌前乳头状瘤病。

与良性乳头状瘤患者相比,成人起病的 RRP 患者同时被诊断为不典型增生或浸润性癌的患者更有可能是男性,接受的手术明显较少,AORRP 患者的诊断年龄明显大于良性乳头状瘤患者。在这些特征中,只有诊断时的年龄具有统计学意义。性别和手术次数没有统计学差异。在 JORRP 患者中,浸润癌患者通常在较小时被诊断为 RRP。此外,本系列病例中所有诊断为癌前乳头状瘤病的患者均累及气管和肺(Karatayli - Ozgursoy et al.,2016)。

在有侵袭性喉部病变或气管支气管播散的患者,使用辅助治疗尤其是西多福韦,已证明是最有希望的治疗方法之一。西多福韦是一种无环核苷酸磷酸的抗病毒药物,该药物被 FDA 批准用于治疗人类免疫缺陷病毒(HIV)患者的巨细胞病毒性视网膜炎。这种药物,既用于局部注射,也用于全身注射,用于治疗局部未充分治愈的疾病。不幸的是,西多福韦是一种已知的致癌物(Inglis,2005),并且有病例报道说,在接受西多福韦病灶内注射治疗的患者,发生了恶变(Wemer et al.,2005)。

呼吸消化道恶性肿瘤发生的典型的危险因素并不一定适用于恶性变的 RRP 患者。具体来说,烟草的使用并没有成为 RRP 恶变的独立危险因素。这可能并不令人吃惊,因为与 HPV 相关的口咽癌患者并没有这一危险因素(Ang et al.,2010)。

## 三、恶性肿瘤的诊断和治疗

在 RRP 患者中,浸润癌的罕见性使其难以系统地进行研究。在文献中,有不到 100 份关于复发性呼吸道乳头状瘤病转化为癌的报道。在尸检中,仅在呼吸消化道组织病理学检查(尤其是肺)中发现了许多这类疾病(Cook et al.,2000)。诊断不典型增生或侵袭性恶性肿瘤是基于活体组织检查和病理诊断。肺乳头状瘤病的病理诊断需要在肺泡内识别鳞状上皮细胞及其下方的鳞状细胞巢,并通过肺泡间隔的完整性、低等级细胞学、被推动的边界以及无结缔组织,来鉴别癌性鳞状上皮细胞。相比之下,浸润癌则由不规则的、有侵袭性的角化鳞状上皮细胞组成,伴有中度至重度的细胞异型性,周围有促结缔组织增生性反应和周围肺泡实质的浸润破坏(Cook et al.,2000)。

在喉部中出现的不典型增生甚至是癌,在成年型 RRP 患者中最常见,可与非 RRP 相关的喉鳞状细胞癌进行类似的治疗。对许多患者来说,这最终需要进行挽救性喉切除术(Karatayli-Ozgursoy et al.,2016)。

在幼年型 RRP 患者中,没有发现不典型增生,浸润癌几乎只出现在肺实质受累的患者(Karatayli-Ozgursoy et al.,2016;Cook et al.,2000)。对于这些患者,没有明显有效的治疗策略。目前没有一种治疗方法能有效地治疗由肺部乳头状瘤病形成的鳞状细胞癌。特别是由于这些患者除了恶性肿瘤外,往往还会有广泛的肺实质性病变。全身性应用贝伐珠单抗治疗良性肺乳头状瘤病,可能预示其在肺癌患者中有希望应用。此外,似乎有希望通过 HPV 疫苗预防接种降低相关并发症的总发生率。

# 第四节　结论

虽然众所周知,大多数复发性呼吸道乳头状瘤病是由低危的人乳头状瘤病毒亚型感染引起的,但对于这种疾病发生更严重并发症的机制却没有共识。很明显,幼年型 RRP 在气管支气管和肺播散方面更明显,但在幼年型和成人型都可能发生恶变。需要气管切开的患者更有可能出现远端播散,并且有关于这种情况的病理学假说,然而,因果关系并没有得到证实。HPV11 几乎被认为是唯一与恶性进展相关的低风险类型。推测导致恶变的其他因素包括病毒或宿主免疫系统的突变、环境因素,或高危病毒亚型的共同感染。即使有气管支气管内播散或恶变,手术仍是治疗 RRP 的主要手段。在这些复杂的情况下,需要考虑辅助治疗;然而,在哪些治疗方法对哪些患者有益的问题上,几乎没有一致性意见。从经验上看,主要是在 SCCA 中增加病灶内或全身使用西多福韦、全身使用 α- 干扰素和标准化疗。全身应用或病灶内注射通过抑制血管内皮生长因子抑制血管生成的单克隆抗体贝伐珠单抗大有希望。HPV 疫苗的作用有望在未来十年中实现。不难想象,由于罕见性,使得这些并发症的研究只会逐步增加。

　　这些并发症的罕见性和患者间的变异性很难得出关于危险因素、病理生理学或治疗这些并发症的决定性结论。毕竟,我们知道接触 HPV 的人数远远超过了被诊断为喉 RRP 的患者的数量;而存活的 RRP 患者的数量远远超过了患有气管支气管受累或恶变的危及生命的并发症的患者。如果我们想要改善这些患者的长期预后,就必须对这些并发症进行持续的调查。

## 参考文献

Ang KK, Harris J, Wheeler R, et al. Human papillomavirus and survival of patients with oropharyngeal cancer. N Engl J Med. 2010;363:24–35.

Armstrong LR, Derkay CS, Reeves WC. Initial results from the national registry for juvenile-onset recurrent respiratory papillomatosis. RRP Task Force Arch Otolaryngol Head Neck Surg. 1999;125:743–8.

Bartlett JG, Gorbach SL. Treatment of aspiration pneumonia and primary lung abscesses. JAMA. 1975;234:935–7.

Blackledge FA, Anand VK. Tracheobronchial extension of recurrent respiratory Papillomatosis. AnnOtol Rhinol Laryngol. 2000;109:812–8.

Boston M, Riter M, Myer C, Cotton R. Airway reconstruction in children with recurrent respiratory papillomatosis. Intl J Pediatr Otorhinolaryngol. 2006;70:1097–101.

Byrne JC, Tsao MS, Fraser RS, et al. Human papillomavirus-11 DNA in a patient with chronic laryngotracheobronchial papillomatosis and metastatic squamous-cell carcinoma of the lung. N Engl J Med. 1987;317:873–8.

Cole RR, Myer CM, Cotton RT. Tracheotomy in children with recurrent respiratory papillomatosis. Head Neck. 1989;11:226–30.

Cook JR, Hill A, Humphrey PA, Pfeifer JD, El-Mofty SK. Squamous cell carcinoma arising in recurrent respiratory papillomatosis with pulmonary involvement: emerging common pattern of clinical features and human papillomavirus serotype association. Mod Pathol. 2000;13:914–8.

Derkay C. Task force on recurrent respiratory Papillomas. A preliminary report. Arch Otolaryngol Head Neck Surg. 1995;121:1386–91.

Derkay CS, Wiatrak B. Recurrent respiratory papillomatosis: a review. Laryngoscope. 2008;118:

1236–47.

DiLorenzo TP, Tamsen A, Abramson AL, Steinberg BM. Human papillomavirus type 6a DNA in lung carcinoma of a patient with recurrent laryngeal papillomatosis is characterized by partial duplication. J Gen Virol. 1992;73:423–8.

Dines DE. Diagnostic significance of pneumatocele of the lung. JAMA. 1968;204:1169–72.

Doorbar J, Quint W, Banks L, et al. The biology and life cycle of human papillomaviruses. Vaccine. 2012;30(Suppl 5):F55–70.

El-Bitar MA, Zalzal GH. Powered instrumentation in the treatment of recurrent respiratory papillomatosis: an alternative to the CO2 laser. Arch Otolaryngol Head Neck Surg. 2002;128:425–8.

Fleskens SA, Bergshoeff VE, Voogd AC, et al. Interobserver variability of laryngeal mucosal premalignant lesions: a histopathological evaluation. Mod Pathol. 2011;24:892–8.

Gerein V, Schmandt S, Babkina N, et al. Human papilloma virus (HPV)-associated gynecological alteration in mothers of children with recurrent respiratory papillomatosis during long-term observation. Cancer Detect Prev. 2007;31:276–81.

Hallmo P, Naess O. Laryngeal papillomatosis with human papillomavirus DNA contracted by a laser surgeon. Eur Arch Otolarynolaryngol. 1991;248:425–7.

Inglis AF Jr. Cidofovir and the black box warning. Ann Otol Rhinol Laryngol. 2005;114:834–5.

Karatayli-Ozgursoy S, Bishop JA, Hillel A, Akst L, Best S. Risk factors for dysplasia in recurrent respiratory Papillomatosis in an adult and pediatric population. Ann Otol Rhinol Laryngol. 2016;125:235–41.

Kashima HK, Kessis T, Mounts P, Shah K. Polymerase chain reaction identification of human papillomavirus DNA in CO2 laser plume from recurrent respiratory papillomatosis. Otolaryngol Head Neck Surg. 1991;104:191–5.

Kashima H, Mounts P, Leventhal B, Hruban R. Sites of predilection in recurrent respiratory Papillomatosis. Ann Otol Rhil Laryngol. 1993;102:580–3.

Kitasato H, Delius H, zur Hausen H, Sorger K, Rosl F, de Villiers EM. Sequence rearrangements in the upstream regulatory region of human papillomavirus type 6: are those involved in malignant transition? J Gen Virol. 1994;75:1157–62.

Kramer SS, Wehunt WD, Stocker JT, Kashima H. Pulmonary manifestations of juvenile laryngotracheal papillomatosis. AJR. 1985;144:687–94.

Lee JH, Smith RJ. Recurrent respiratory papillomatosis: pathogenesis to treatment. Curr Opin Otolarngol Head Neck Surg. 2005;13:354–9.

Lee LA, Cheng AJ, Fang TJ, et al. High incidence of malignant transformation of laryngeal papilloma in Taiwan. Laryngoscope. 2008;118:50–5.

Lele SM, Pou AM, Ventura K, Gatalica Z, Payne D. Molecular events in the progression of recurrent respiratory papillomatosis to carcinoma. Arch Pathol Lab Med. 2002;126:1184–8.

McMurray JS, Connor N, Ford C. Cidofovir efficacy in recurrent respiratory papillomatosis: a prospective blinded placebo-controlled study. Ann Otol Rhinol Laryngol. 2008;117:477–83.

Mirghani H, Amen F, Moreau F, et al. Human papilloma virus testing in oropharyngeal squamous cell carcinoma: what the clinician should know. Oral Oncol. 2014;50(1):1–9.

Mohr M, Schliemann C, Biermann C, et al. Rapid response to systemic Bevacizumab therapy in recurrent respiratory papillomatosis. Oncol Lett. 2014;8:1912–8.

Mounts P, Kashima H. Association of human papillomavirus subtype and clinical course in recurrent respiratory papillomatosis. Laryngoscope. 1984;94:28–33.

Pasquale K, Wiatrak B, Woolley A, Lewis L. Microdebrider versus CO2 laser removal of recurrent respiratory papillomas: a prospective analysis. Laryngoscope. 2003;113:139–43.

Patel N, Rowe M, Tunkel D. Treatment of recurrent respiratory papillomatosis in children with the microdebrider. Ann Otol Rhinol Laryngol. 2003;112:7–10.

Reeves WC, Ruparelia SS, Swanson KI, Derkay CS, Marcus A, Unger ER. National registry for juvenile-onset recurrent respiratory papillomatosis. Arch Otolaryngol Head Neck Surg. 2003;129:976–82.

Rimell F, Maisel R, Dayton V. In situ hybridization and laryngeal papillomas. Ann Otol Rhinol Laryngol. 1992;101:119–26.

Rimell F, Shoemaker DL, Pou AM, Jordan JA, Post PC, Ehrlich GD. Pediatric respiratory papilllomatosis: prognostic role of viral typing and cofactors. Laryngoscope. 1997;107:915–8.

Rogers DJ, Ojha S, Maurer R, Hartnick CJ. Use of adjuvant intralesional bevacizumab for aggressive respiratory papillomatosis in children. JAMA Otolaryngol Head Neck Surg. 2013;139:496–501.

Ruparelia S, Unger ER, Nisenbaum R, et al. Predictors of remission in juvenile-onset recurrent respiratory papillomatosis. Arch Otolaryngol Head Neck Surg. 2003;129:1275–8.

Sajan JA, Kerschner JE, Merati AL, et al. Prevalence of dysplasia in juvenile-onset recurrent respiratory papillomatosis. JAMA Otolaryngol Head Neck Surg. 2010;136:7–11.

Sanchez GI, Jaramillo R, Cuello G, et al. Human papillomavirus genotype detection in recurrent respiratory papillomatosis (RRP) in Colombia. Head Neck. 2013;35:229–34.

Sawchuk WS, Weber PJ, Lowy DR, Dzubow LM. Infectious papillomavirus in the vapor of warts treated with carbon dioxide laser or electrocoagulation: detection and protection. J Am Acad Dermatol. 1989;21:41–9.

Schraff S, Derkay CS, Burke B, Lawson L. American Society of Pediatric Otolaryngology members' experience with recurrent respiratory papillomatosis and the use of adjuvant therapy. Arch Otolaryngol Head Neck Surg. 2004;130:1039–42.

Shapiro AM, Rimmell FL, Shoemaker D, Pou A, Stool SE. Tracheotomy in children with juvenile-onset recurrent respiratory papillomatosis: the Children's Hospital of Pittsburgh experience. Ann Otol Rhinol Laryngol. 1996;105:1–5.

Soldatski IL, Onufrieva EK, Steklov AM, et al. Tracheal, bronchial, and pulmonary papillomatosis in children. Laryngoscope. 2005;115:1848–54.

Steinberg BM, DiLorenzo TP. A possible role for human papillomaviruses in head and neck cancer. Cancer Metastasis Rev. 1996;15:91–112.

Venkatesan NN, Pine HS, Underbrink MP. Recurrent respiratory papillomatosis. Otolaryng Clin N Am. 2012;45:671–94.

Weiss MD, Kashima HK. Tracheal involvement in laryngeal papillomatosis. Laryngoscope. 1983;93:45–8.

Wemer RD, Lee JH, Hoffman HT, et al. Case of progressive dysplasia concomitant with intralesional cidofovir administration for recurrent respiratory papillomatosis. Ann Otol Rhinol Laryngol. 2005;114:836–9.

Wiatrak BJ, Wiatrak DW, Broker TR, Lewis L. Recurrent respiratory papillomatosis: a longitudinal study comparing severity associated with human papilloma viral types 6 and 11 and other risk factors in a large pediatric population. Laryngoscope. 2004;114:1–23.

Zur K, Fox E. Bevacizumab chemotherapy for management of pulmonary and laryngotracheal papillomatosis in a child. Laryngoscope. 2016;127:1538–2. doi:10.1002/lary.26450.

# 第十一章
# 人乳头状瘤病毒与头颈癌

Shao Hui Huang，Patrick Gullane，Brian O'Sullivan

## 第一节　人乳头状瘤病毒与头颈黏膜鳞状
## 细胞癌的病因学作用

　　吸烟和饮酒是传统的头颈部鳞状细胞癌（HNSCC）的主要病因。另外，经常咀嚼槟榔和不注意口腔卫生与口咽癌的发病相关，同时 EB 病毒感染是鼻咽癌发病的主要原因（Chua et al.，2016）。在最近几十年，高风险 HPV 感染已经被认为是导致 HNSCC 发病率增高的病因之一（Gillison et al.，2000）。

　　关于高风险 HPV 感染在 HNSCC 发生发展中作用的研究最早可追溯至 1983 年（Syrjanen et al.，1983）。在 1989 年，Brandsm 和 Abramson 首先证实了扁桃体鳞状细胞癌组织中存在 HPV16 的 DNA（Brandsma et al.，1989）。1 年后，Ishibashi 报道了在扁桃体鳞状细胞癌和 2 个淋巴结转移瘤中都检测到 HPV16 的 DNA（Ishibashi et al.，1990），提示 HPV16 与鳞状细胞癌的发生发展有直接关系。在 2000 年，Gillison 等通过流行病学和分子学研究证实了 HPV 与口咽鳞状细胞癌的一个亚型亦相关（Gillison et al.，2000）。在 2007 年，世界卫生组织首次证实了 HPV 在口咽及口腔中的致癌性（World Health Organization，2007）。

　　HPV 感染是北美最常见的性传播疾病。口腔 HPV 感染率比生殖器感染率低，男性感染率比女性高（Gillison et al.，2012）。口 - 生殖器接触被认为是 HPV 传播的主要途径(D'Souza et al.,2007),母婴传播也是其可能途径(D'Souza et al.,2007)。事实上,在阴道分娩过程中母婴之间垂直传播被认为是儿童罹患复发性呼吸道乳头状瘤病的主要途径(Larson et al.,2010)。HPV 是否可以通过口 - 口(接吻)传播是有争议的(Touyz,2014;Pickard et al.,2012;D'Souza et al.,2009;Antonsson et al.,2014)。性伴侣数量增多、口交和吸食大麻使 HPV 传播的风险增大,但吸烟、饮酒和不注意口腔卫生的行为则不会(Gillison et al.,2008)。流行病学研究表明,HPV 相关的 HNSCC 患者与高危性行为(性伴侣较多、口交频率较高)和吸食大麻有关,但与吸烟无关(D'Souza et al.,2007;D'Souza et al.,2010)。有趣的是,HPV 相关的 HNSCC 患者主要是具有较高的社会经济地位且吸烟较少的男性(D'Souza et al.,2007;D'Souza et al.,2010)。主要为男性的原因是其性伴侣总数较高,且男性每个性伴侣的口腔 HPV 流行率较女性高(Nyitray et al.,2014)。此外,与阴茎黏膜相比,宫颈黏膜的病毒载量较高,且男性对 HPV 感染的免疫反应较弱,这是造成男性 HPV 相关的口咽癌高发病率的潜在因素(Beachler et al.,2016)。

　　虽然口腔 HPV 感染较常见,但大多数感染可以在 1 年内清除(Kreimer et al.,2013a)。持续性高危 HPV 感染可致癌。高危 HPV 在 HNSCC 中的致癌作用在图 11-1 中描述。持续感染高危 HPV 使得病毒将其 DNA 片段插入宿主细胞基因组中,随后过表达 *E6* 和 *E7* 癌基因。*E6* 癌基因可破坏 *p53* 肿瘤抑制基因通路,*E7* 癌基因可破坏视网膜母细胞瘤基因(*pRb*)通路,导致不可控制的细胞增殖,最终致癌。抑制 *pRb* 通路可导致下游 *p16* 的过表达,这与吸烟相关的 HNSCC 中的 *p16* 缺失形成对比。因此,*p16* 的过表达可以方便地作为 HPV 相关的口咽癌的替代标记物。

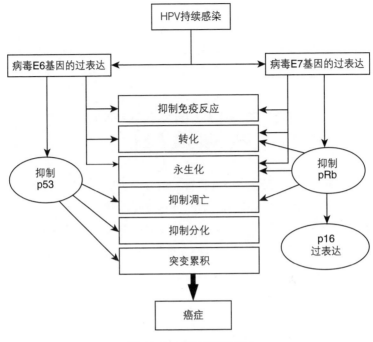

图 11-1 HPV 致癌过程

## 第二节 HPV 相关头颈部鳞状细胞癌
所带来的负担

根据 GLOBOCAN 在 2012 年的统计（Ferlay et al.,2015），在 2012 年，全球 1 410 万例新发癌症病例中，头颈癌症占 4.8%，比 2008 的 5% 略有下降，这与戒烟计划有关。然而，最近的流行病学数据表明，口咽癌（OPC）在许多西方国家发病率急剧上升，而其他 HNSCC 有减少的趋势（Gillison et al.,2014；Chaturvedi,2012）。口咽癌的迅速增多是由于 HPV 相关 OPC 的出现。2012 年口咽癌全球新发病例为 85 000 例，其中伴发 HPV 感染占 26%（22 100 例）。在全球范围内，发达国家（例如北美、日本、澳大利亚）的 HPV 阳性率较高（50%）（Gillison et al.,2014;Giuliano et al.,2015)。事实上,在北美,HPV 相关的口咽癌占 HNSCC 的绝大部分。如果目前的趋势继续下去,预计到 2020 年,HPV 相关的口咽癌的发病率将超过 HPV 相关的宫颈癌(Chaturvedi et al.,2011)。

## 第三节 HPV 相关头颈部鳞状 细胞癌的发生部位

虽然 WHO 最初将口腔和口咽同时作为 HPV 诱发 HNSCC 的潜在位点,但更确切的证据表明 HPV 相关的 HNSCC 主要发生在口咽部(主要在扁桃体和舌根),而 HPV 引发的口腔鳞状细胞癌和其他非口咽部位的患病率比以前报道的要低很多(Castellsague et al.,2016;Zafereo et al.,2016)。对已发表的文献进行系统的综述,报道称在非口咽部位(口腔、喉、鼻腔、鼻咽、鼻窦鳞状细胞癌)中,用 PCR 技术检测到 HPV 的发生率超过 20%。然而,一个明显的事实是,基于 PCR 的HPV 检测使 HPV 感染在肿瘤发展中的作用被高估了。实际上,高危HPV 在肿瘤中的存在并不一定表明 HPV 是肿瘤的一种启动因素,也有可能是在肿瘤检测的同时发生了 HPV 感染。通过对 HNSCC 活体组织检查标本进行 HPV DNA(应用 PCR 技术)和 *p16* 表达的检测所得到的大量研究数据表明,与 HPV 感染相关的口腔癌、喉癌和下咽癌的发病率,比与其感染相关的口咽癌发病率至少低至 1/5(Combes et al.,2014)。最近对 3 680 名 HNSCC 患者中 HPV 生物标志物综合分析(Castellsague et al.,2016),采用更为健全的 HPV 检测方法来区分由HPV 导致的肿瘤与共存 HPV 感染的肿瘤,已证明在口腔、喉、下咽和鼻咽部,HPV 导致的肿瘤的发病率小于 5%。HPV 被认为在一小部分的鼻腔鼻窦肿瘤的发病中也有作用,但需要进一步研究确定(Bishop et al.,2013;Syrjanen et al.,2013)。

此外,头颈部的一些良性病变也与 HPV 感染有关。例如,复发性呼吸道乳头状瘤病(RRP)已确认在儿童和成人中的发病均与低危型

HPV6 和 HPV11 感染有关。携带 HPV11 的小部分 RRP 患者可能发生恶变（Larson et al.，2010；Can et al.，2015）。另一种潜在的 HPV 相关的良性头颈部病变是鼻腔鼻窦内翻性乳头状瘤（rhinosinusal inverted papilloma，SNIP），一种在鼻黏膜出现的局部侵袭性肿瘤（Lisan et al.，2016）。越来越多的分子流行病学研究表明 HPV 感染和 SNIP 相关。在 SNIP 中已经检测到低危和高危型 HPV 的亚型，但 HPV 的存在是一个"发起者"还是"共存者"尚未完全阐明（Lisan et al.，2016；Strojan et al.，2012；Thavaraj，2016）。有研究将低危型和 / 或高危型 HPV 感染与 SNIP 联系起来，并报道称约 5% 的 SNIP 可转化为侵袭性 SCC，尤其是感染高危 HPV 亚型者（Buchwald et al.，1995；Hasegawa et al.，2012；Lin et al.，2016；Zhao et al.，2016；Mendenhall et al.，2007）。

总之，在口咽癌中，高危型 HPV 是其确定的致癌因素，也可能是一小部分发生于口咽之外部位（口腔、喉、下咽、鼻咽、鼻窦黏膜）的鳞状细胞癌的致癌因素。低危型 HPV 感染与头颈部良性病变（包括喉乳头状瘤病、鼻腔鼻窦黏膜乳头状瘤）有相关性。后者的一小部分可能会恶变，特别是那些感染 HPV11 或几种高危 HPV 亚型的患者。

## 第四节 HPV 亚型和头颈部鳞状细胞癌

HPV 是乳头状瘤病毒家族的一种可感染人类的无包膜双链 DNA 病毒。HPV 亚型通常分为两类，皮肤型或黏膜型，这取决于预测组织的类型。迄今已发现 170 多种不同 HPV 亚型，其中超过 40 种是黏膜型（de Villiers，2013）。根据其致癌能力，可将其分为低危型（亚型 6、11、42、43、44、45）和高危型（亚型 16、18、31、33、35、39、45、51、52、56、58、59、66、68）和未确定的亚型（Kumar et al.，2015）。HPV 基因分型分析显示，超过 90% 的 HPV 相关的口咽癌是由 HPV16 亚型引起的，其余的是由其他 HPV 亚型引起的，如 HPV18、33 和 35（Gillison et al.，2014；Castellsague et al.，2016；Kreimer et al.，2005），详见第 1 章。高危 HPV 亚型更具多样性（如 31、33、35、49），存在于非口咽黏膜。基

因分型不同可能与疾病的预后有关。最近的研究表明,HPV 相关的
HNSCC 中,由 HPV16 引起的与非 HPV16 引起的相比,可能其预后更
好(Bratman et al.,2016;Goodman et al.,2015)。这可能部分解释为什
么与 HPV16 相关的口咽癌相比,非 HPV16 相关的口咽癌的转归会更
差(Chung et al.,2014)。

　　喉乳头状瘤病主要是由于感染 HPV6 和 HPV11 引起,很少由
HPV16 或 HPV18 引起(Larson et al.,2010)。其恶变的可能性较小。
最近对 35 例成人 RRP 患者的病情分析显示,HPV 存在于所有患者
中,其中 80%HPV6 阳性,8%HPV11 阳性,1%HPV16 阳性。另一项
关于 RRP 的研究显示,95% 的患者 HPV 阳性,其中 69% HPV6 阳
性,27% HPV11 阳性,8% HPV16 阳性。HPV11 相关的 RRP 表现似
乎比 HPV6 相关的 RRP 更具侵袭性。低危型(HPV6、HPV11)、高危
型(HPV16、HPV18、HPV33、HPV57 等)HPV 都在 SNIP 中被检测出来
(Zhao et al.,2016)。HPV16 和 HPV18 与恶性 SNIP 密切相关(Zhao et
al.,2016)。

## 第五节　HPV 相关口咽癌的筛查与预防

　　由于 HPV 相关的 HNSCC 主要发生在口咽部,而对非口咽部癌
患者的病史和临床表现更少了解。以下的讨论将集中在 OPC 筛查、
诊断、分期和治疗上。

　　与宫颈癌不同的是,HPV 相关的口咽癌常常没有明显的癌前病
变,这给筛查带来了困难(Kreimer,2014)。法国的"分裂"试验表明在
检测 HPV 中,扁桃体刷检与口腔冲洗法相比可靠性较差(Franceschi
et al.,2015;Gillison et al.,2012)。但是这两种方法都不是最好的。最
近研究表明,血清 HPV16 E6 抗体可以在 90% HPV 相关的口咽癌
患者癌症发病前 2~10 年被检测到(Kreimer et al.,2013b)。在 90.6%
的 HPV+OPC 病例、0% 的伴侣和 7.4% 的健康志愿者的血清中检测
到具有至少一种 HPV16 抗体的早期蛋白(E1、E2、E4、E5、E6 或 E7)

(Anderson et al.，2015)。在 HPV 相关的口咽癌患者中检测 E6 抗体血清阳性率非常高(接近 100%)，而在非口咽癌(口腔、喉)和 HPV 感染相关的生殖系统(如宫颈、阴道、外阴和阴茎)癌症中相当低，直肠癌是个例外(Kreimer et al.，2013b)。在健康的个体中也很少被发现(Lang Kuhs et al.，2015)。因此，利用这种生物标志物来作为 HPV 相关的口咽癌和直肠癌的筛查是很有前景的(Brotherton et al.，2016)。然而，由于没有明显的癌前病变筛查，虽然存在重度不典型增生，研究的终点和血清抗体阳性患者的监测是一个难题。双侧扁桃体切除术由于是有创性而且有 50% 的概率漏诊舌根处的 HPV 相关的口咽癌，因此不是 E6 血清阳性患者理想的随访方式。

通过改变性生活方式和 HPV 疫苗接种可能可以预防潜在的 HPV 相关的口咽癌的发生。扁桃体切除术虽然可能降低 HPV 相关的扁桃体癌的发病率，但不能预防 HPV 相关的舌根癌。最近的一项研究显示，既往的扁桃体切除术改变了扁桃体癌和舌根癌症的发病率，可降低患扁桃体癌的概率，但同时增加患舌根癌的概率(Zevallos et al.，2016)。

## 第六节　HPV 相关口咽癌的临床表现和诊断

由于没有用于早期诊断的筛查工具，HPV 相关的口咽癌诊断在很大程度上依赖于传统的临床表现：症状 / 体征促使患者去就诊，活体组织检查确认原发肿瘤位置，HPV 检测证实 HPV 的作用。

由于 HPV 相关的口咽癌临床表现的独特性和 / 或其患者行为的特殊性，确诊 HPV 相关口咽癌具有很大困难。当一个患者忽视症状发生或因为患者认为自己以前是健康的且没有 HNSCC 的典型的高危因素而不接受诊断结果，这些情况下可能导致延误诊断。延误诊断也可能由于临床相关因素而发生，如 HPV 相关口咽癌初始临床表现不典型，导致从家庭医生向耳鼻咽喉科医师的转诊延迟、医师组织活检困难，或耳鼻咽喉科医师误诊(Lee et al.，2015；Truong Lam et al.，

2016；Yu et al.，2008）。许多 HPV 相关的口咽癌患者表现为"不明原发灶"伴颈部淋巴结转移，无明显黏膜病变。无症状颈部肿块（通常在 2 区）是最常见的临床表现，也是约 2/3HPV 相关口咽癌患者转诊的首要原因（Truong Lam et al.，2016；McIlwain et al.，2014）。与 HPV 阴性患者相比，HPV 阳性患者即使存在较大的原发病灶，局部症状（如吞咽困难或吞咽疼痛）也较为少见且轻微（Truong Lam et al.，2016）。HPV 引起的结节肿块通常是囊状的（图 11-2），可能被误诊为是"鳃裂囊肿"（Goldenberg et al.，2008；Morani et al.，2013）。它们在触诊时常常有"海绵状"感觉，可能被误认为是"淋巴瘤"。颈部淋巴结转移发生在 HPV 相关的口咽癌的早期，即使原发灶很小（$T_1$~$T_2$），这可能归因于扁桃体隐窝上皮细胞的解剖结构，其具有不连续的基底膜并包含许多小血管（Lewis et al.，2014）。表 11-1 总结了 HPV 相关的口咽癌的典型临床表现。

　　小原发灶会对隐窝基底细胞层产生"深层"的影响，并伴有少量的黏膜改变，加上局部症状的不明显和囊性淋巴结，对该患者的确诊

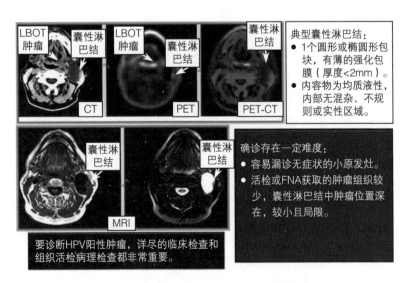

图 11-2　舌根 HPV 阳性，具有典型的囊性淋巴结

表 11-1 HPV 阳性口咽癌的临床表现

| 临床表现 | HPV 阳性 |
| --- | --- |
| 局部 | • 不明显的小原发病灶(主要是 $T_1$~$T_2$),触诊时柔软或橡胶样<br>• 主要在扁桃体或舌根<br>• 缺乏局部症状,即使患者的原发肿瘤较大<br>• 一小部分患者出现多灶原发肿瘤,如对侧扁桃体或口咽外的其他头颈区域 |
| 区域 | • 约 2/3 的患者出现无症状的颈部肿块,但没有明确的口咽原发灶(原发灶不明)<br>• 大淋巴结侵犯很常见,即使是小的原发灶($T_1$~$T_2$)<br>• 通常是患者就诊的第一个症状<br>• 囊性淋巴结见于约 50% 的病例 |
| 转移 | • 约 0.5% 的患者存在转移性病变,主要发生在肺部;也可出现在其他器官,如肝脏、骨等<br>• 对于有单器官转移的患者来说,长期生存是可能的 |

造成了困难。特别是,如果不了解这种疾病的临床表现不同于由吸烟/饮酒引起的"典型"头颈部鳞状细胞癌,更是如此。例如,舌根部小而明显的黏膜改变的一些病例仍然需要重复组织活检以做出可能的诊断,因为最初的活体组织检查可能深度不够。难以早期确诊该病的原因可能是很难在小的 HPV 阳性的原发性肿瘤中获得有代表性的组织。当囊性淋巴结内仅有一个实体瘤的小病灶时,囊性淋巴结的存在对获得阳性的细胞学结果也很困难。

对专科医师而言,一个"不明原发灶"伴有颈部淋巴结转移的患者,特别是当淋巴结触诊时较柔软呈"海绵状"或在 CT 和 MRI 上显示囊性成分时,可高度怀疑是潜在 HPV 阳性扁桃体或舌根来源的恶性肿瘤。由于在细针抽吸标本上行 *p16* 染色的局限性,因此活检组织(如核心淋巴结活体组织检查)的 *p16* 染色会更可靠(Bishop et al., 2015)。p16 阳性将高度提示扁桃体或舌根来源。PET-CT 也可以确诊潜在的早期病变且可在有创检查前进行,以避免活体组织检查伪影引起的假阳性（Huang et al.,2015a）。扁桃体切除术比扁桃体活体组织检查能更成功地鉴别扁桃体原发灶。新的证据表明,经口机器人手术是一种有用的诊断工具,可用来检测由扁桃体或舌根引起的"未知"原发病灶,并且是扁桃体 / 舌根原发灶及颈部病灶均体积较小时的一种很有潜力的治疗手段（Kang et al.,2015；Mehta et al.,2013）。值得注意的是,多个原发灶同时发生可能在一小部分 HPV 阳性的患者中出现（例如,对侧扁桃体或口咽外的其他头颈部区域）（Huang et al.,2012；Joseph et al.,2013；Roeser et al.,2010；Rasband-Lindquist et al.,2016；McGovern et al.,2010）。充分的预处理检查很重要,包括临床、内镜和影像学检查对确定癌症的潜在部位（如对侧扁桃体、舌根）。据报道,一些 HPV 阳性同步头颈部病变在常规 CT、MRI 和纤维光学检查中可能不是很明显,只有在麻醉下检查才可能成功（Huang et al.,2012）。

## 第七节　HPV 相关口咽癌的组织学特征和确诊

　　HPV 相关的口咽癌组织学确诊很重要,因为 HPV 相关的和非 HPV 相关的口咽癌有不同的预后,且分期和治疗也可能有所不同（见下文）。虽然 HPV 阳性的肿瘤是鳞状细胞癌,他们往往是低分化的非角化的和基底细胞样形态。

　　要确定肿瘤是否是 HPV 所致,需要进行特定 HPV 检测（Boscolo-Rizzo et al.,2016）。有许多 HPV 检测方法,包括通过 PCR 或原位杂交来检测 HPV *E6* 和 *E7* DNA 或 mRNA。目前最佳的肿瘤 HPV 检测方法尚未达成共识。表 11-2 总结了可用于检测 HPV 阳性肿瘤的 HPV 检测方法,如果适当评分和解释的话,*p16* 染色是公认的 HPV 相关的口咽癌的一个可靠的替代标志物。强而弥漫的 *p16* 基因免疫组化染色可提示 HPV 相关的口咽癌诊断且不需要进一步的确诊,而斑片状或弱 *p16* 染色需要进一步 HPV 检测（El-Naggar et al.,2012；Thomas et al.,2012；Shi et al.,2009）。

表 11-2　常用 HPV 检测方法

| 肿瘤标本类型 | 肿瘤标志物 | 注释 |
|---|---|---|
| 肿瘤组织（甲醛固定石蜡包埋，或新鲜冷冻） | 用聚合酶链反应（PCR）或原位杂交（ISH）检测 HPV DNA（如病毒 *E6* 和 *E7*） | 高灵敏度的 HPV DNA 在肿瘤中的存在可能并不总是表明肿瘤是由 HPV 引起的 |
|  | 用 PCR 或 ISH 检测 HPV RNA（如病毒 *E6* 和 *E7* mRNA） | 被普遍认为是 HPV 检测的金标准<br>高灵敏度和特异性：病毒整合的确凿证据 |
|  | *p16* 过度表达的免疫组织化学染色 | 常用的替代标记 HPV 导致的 OPC 成本低，容易进行，敏感性高但特异性低，一些罕见的肿瘤组织学类型，如神经内分泌肿瘤也可能导致 *p16* 表达 |
| 细针抽吸（FNA）细胞学 | *p16* 过度表达的免疫组织化学染色 | 需要足够的肿瘤细胞<br>*p16* 染色没有 FFPE 可靠 |

注：*p16* 染色作为替代标志物，最好在 FNA 的组织块上进行。

对于可疑的 *p16* 染色，建议用 PCR 或 ISH 证实。

虽然 *p16* 是 HPV 导致 OPC 的一个可用的替代标志物，但它不是非 OPC 病例的可靠的替代标志物（Zafereo et al.，2016；Chung et al.，2014；Maxwell et al.，2010）。在非 OPC 肿瘤诊断中需要确认存在肿瘤相关 HPV *E6/E7* DNA（Bishop et al.，2015；Young et al.，2015）。

## 第八节　HPV 相关口咽癌的分期

虽然 HPV 相关的口咽癌和 HPV 非相关的口咽癌是两种不同的疾病，但目前仍用同样的 TNM 分期系统进行分类（UICC/AJCC 第 7 版 TNM）。确切的证据表明目前的 TNM 分期系统（第 7 版）不适合

HPV 相关的口咽癌（Dahlstrom et al.，2013；Huang et al.，2015b；Keane et al.，2016；O'Sullivan et al.，2016）。已经提出了一种针对 HPV+OPC 的新的 TNM 分期（Huang et al，2015b），并在多中心进行改进和验证（O'Sullivan et al，2016），新分期方法把原来 $N_1$ 到 $N_{2b}$ 分期整合为 $N_1$ 类，$T_{4a}$ 和 $T_{4b}$ 期整合为 $T_4$ 类。UICC/AJCC 第 8 版提出的关于 HPV 相关 OPC 的 TNM 分类见表 11-3。

表 11-3　UICC/AJCC 第 8 版提出的关于 HPV 相关口咽癌的 TNM 分类

| 分期 | T | N | M |
|---|---|---|---|
| Ⅰ 期 | $T_1$，$T_2$ | $N_0$，$N_1$ | $M_0$ |
| Ⅱ 期 | $T_1$，$T_2$ | $N_2$ | $M_0$ |
| | $T_3$ | $N_0$，$N_1$，$N_2$ | $M_0$ |
| Ⅲ 期 | $T_4$ | 任何 N | $M_0$ |
| | 任何 T | $N_3$ | $M_0$ |
| Ⅳ 期 | 任何 T | 任何 N | $M_1$ |

注：HPV 相关的口咽癌的 TNM 分期淋巴结转移：$N_0$. 无淋巴结转移；$N_1$. 单侧颈部淋巴结直径 <6cm（第 7 版 $N_1$，$N_{2a}$，$N_{2b}$）；$N_2$. 双侧或对侧颈淋巴结直径 <6cm（第 7 版 $N_{2c}$）；$N_3$. 淋巴结直径 >6cm。

## 第九节　HPV 相关口咽癌的治疗

HPV 相关的口咽癌患者与非 HPV 相关的口咽癌患者相比有更好的预后。然而，目前的治疗指南并不能区分 HPV 相关的口咽癌与非 HPV 相关的口咽癌。由于大多数（>90%）的 HPV 相关口咽癌患者存在淋巴结转移，因此通常采用放化疗治疗。虽然对于 HPV 相关的口咽癌患者来说，治疗结局良好，但其代价巨大。患者常常会有头颈部的解剖功能障碍的严重后遗症，此外还有其他潜在的相关副作用，包括肾脏、听力、血液和神经认知障碍。

HPV 相关的口咽癌患者年轻且有较长生存时间，目前对于低风险患者临床上主张去强化治疗,而对于高风险患者则需要新的治疗方法(Bhatia et al.,2015)。这些去强化策略包括减少放射治疗剂量和范围,减少或取消化学治疗,并结合微创手术,如经口机器人手术或经口激光手术作为 $T_1$~$T_2$ 疾病的治疗方法(Nichols et al.,2013;Wierzbicka et al.,2015;Masterson et al.,2014;Mirghani et al.,2015)。对于高风险患者,正在考虑使用新的强化治疗方法,如免疫疗法。

## 第十节　对 HPV 相关口咽癌患者及家属的咨询

HPV 相关的口咽癌是一种发病率快速增长的疾病。由于对此类疾病的不熟悉和理论知识的缺乏,对本病有很多不同看法。当与患者及其家人讨论疾病诊断时,医护人员必须敏感、博学、诚实。Fakhry 等提供了一些常见问题的有用答案(Fakhry et al.,2013)。

当一个患者被诊断为 HPV 相关的口咽癌时,他/她可能会有很大的心理压力并感到焦虑。患者经常感到内疚,担心感染他人,害怕被指责为不忠。让患者知道经口感染 HPV 是常见的,而且往往是多年前获得的,这一点很重要。且口交也不是接触 HPV 感染的唯一途径。虽然经口感染 HPV 是一种性传播疾病(sexually transmitted disease,STD),但由于 HPV 相关的口咽癌患者本身不具有传染性,HPV 相关的口咽癌并不是性传播疾病。这是因为 HPV DNA 整合入宿主细胞经常发生在诊断前的许多年,而且在最初感染后可能需要几十年的时间才能发展成癌症。因此,在肿瘤诊断时,可能不会处于 HPV 感染的活动期。有证据表明,与一般人群相比,HPV 相关的口咽癌患者的伴侣口腔 HPV 感染发生率并不高(D'souza et al.,2014)。当耳鼻咽喉科医师正在检查 HPV 相关的口咽癌患者时,这一观点也可以减轻人们对于职业暴露而增加了 HPV 感染的担忧。

# 参考文献

Anderson KS, et al. Biologic predictors of serologic responses to HPV in oropharyngeal cancer: the HOTSPOT study. Oral Oncol. 2015;51(8):751–8.

Antonsson A, et al. Prevalence and risk factors for oral HPV infection in young Australians. PLoS One. 2014;9(3):e91761.

Beachler DC, et al. Natural acquired immunity against subsequent genital human papillomavirus infection: a systematic review and meta-analysis. J Infect Dis. 2016;213(9):1444–54.

Bhatia A, Burtness B. Human papillomavirus-associated Oropharyngeal cancer: defining risk groups and clinical trials. J Clin Oncol. 2015;33(29):3243–50.

Bishop JA, et al. Human papillomavirus-related carcinomas of the sinonasal tract. Am J Surg Pathol. 2013;37(2):185–92.

Bishop JA, et al. HPV-related squamous cell carcinoma of the head and neck: an update on testing in routine pathology practice. Semin Diagn Pathol. 2015;32(5):344–51.

Boscolo-Rizzo P, Pawlita M, Holzinger D. From HPV-positive towards HPV-driven oropharyngeal squamous cell carcinomas. Cancer Treat Rev. 2016;42:24–9.

Brandsma JL, Abramson AL. Association of papillomavirus with cancers of the head and neck. Arch Otolaryngol Head Neck Surg. 1989;115(5):621–5.

Bratman SV, et al. Human papillomavirus genotype association with survival in head and neck squamous cell carcinoma. JAMA Oncol. 2016;2(6):823–6.

Brotherton JM, et al. Eurogin roadmap 2015: how has HPV knowledge changed our practice: vaccines. Int J Cancer. 2016;139(3):510–7.

Buchwald C, et al. Human papillomavirus (HPV) in sinonasal papillomas: a study of 78 cases using in situ hybridization and polymerase chain reaction. Laryngoscope. 1995;105(1):66–71.

Can NT, Tretiakova MS, Taxy JB. Natural history and malignant transformation in recurrent respiratory papillomatosis: human papillomavirus (HPV), dysplasia and an autopsy review. Fetal Pediatr Pathol. 2015;34(2):80–90.

Castellsague X, et al. HPV involvement in head and neck cancers: comprehensive assessment of biomarkers in 3680 patients. J Natl Cancer Inst. 2016;108(6):djv403.

Chaturvedi AK. Epidemiology and clinical aspects of HPV in head and neck cancers. Head Neck Pathol. 2012;6(Suppl 1):S16–24.

Chaturvedi AK, et al. Human papillomavirus and rising oropharyngeal cancer incidence in the United States. J Clin Oncol. 2011;29(32):4294–301.

Chua ML, et al. Nasopharyngeal carcinoma. Lancet. 2016;387(10022):1012–24.

Chung CH, et al. p16 protein expression and human papillomavirus status as prognostic biomarkers of nonoropharyngeal head and neck squamous cell carcinoma. J Clin Oncol. 2014; 32(35):3930–8.

Combes JD, Franceschi S. Role of human papillomavirus in non-oropharyngeal head and neck cancers. Oral Oncol. 2014;50(5):370–9.

D'Souza G, et al. Case-control study of human papillomavirus and oropharyngeal cancer. N Engl J Med. 2007;356(19):1944–56.

D'Souza G, et al. Oral human papillomavirus (HPV) infection in HPV-positive patients with oropharyngeal cancer and their partners. J Clin Oncol. 2014;32(23):2408–15.

Dahlstrom KR, et al. An evolution in demographics, treatment, and outcomes of oropharyngeal cancer at a major cancer center: a staging system in need of repair. Cancer. 2013;119(1):81–9.

D'Souza G, et al. Oral sexual behaviors associated with prevalent oral human papillomavirus infection. J Infect Dis. 2009;199(9):1263–9.

D'Souza G, et al. Moderate predictive value of demographic and behavioral characteristics for a diagnosis of HPV16-positive and HPV16-negative head and neck cancer. Oral Oncol. 2010; 46(2):100–4.

El-Naggar AK, Westra WH. p16 expression as a surrogate marker for HPV-related oropharyngeal carcinoma: a guide for interpretative relevance and consistency. Head Neck. 2012;34(4):459–61.

Fakhry C, D'Souza G. Discussing the diagnosis of HPV-OSCC: common questions and answers. Oral Oncol. 2013;49(9):863–71.

Ferlay J, et al. Cancer incidence and mortality worldwide: sources, methods and major patterns in GLOBOCAN 2012. Int J Cancer. 2015;136(5):E359–86.

Franceschi S, et al. Deep brush-based cytology in tonsils resected for benign diseases. Int J Cancer. 2015;137(12):2994–9.

Gillison ML, et al. Evidence for a causal association between human papillomavirus and a subset of head and neck cancers. J Natl Cancer Inst. 2000;92(9):709–20.

Gillison ML, et al. Distinct risk factor profiles for human papillomavirus type 16-positive and human papillomavirus type 16-negative head and neck cancers. J Natl Cancer Inst. 2008;100(6): 407–20.

Gillison ML, et al. Prevalence of oral HPV infection in the United States, 2009-2010. JAMA. 2012;307(7):693–703.

Gillison ML, et al. Eurogin roadmap: comparative epidemiology of HPV infection and associated cancers of the head and neck and cervix. Int J Cancer. 2014;134(3):497–507.

Giuliano AR, et al. EUROGIN 2014 roadmap: differences in human papillomavirus infection natural history, transmission and human papillomavirus-related cancer incidence by gender and anatomic site of infection. Int J Cancer. 2015;136(12):2752–60.

Goldenberg D, et al. Cystic lymph node metastasis in patients with head and neck cancer: an HPV-associated phenomenon. Head Neck. 2008;30(7):898–903.

Goodman MT, et al. Human papillomavirus genotype and oropharynx cancer survival in the United States of America. Eur J Cancer. 2015;51(18):2759–67.

Hahn HS, et al. Distribution of maternal and infant human papillomavirus: risk factors associated with vertical transmission. Eur J Obstet Gynecol Reprod Biol. 2013;169(2):202–6.

Hasegawa M, et al. Human papillomavirus load and physical status in sinonasal inverted papilloma and squamous cell carcinoma. Rhinology. 2012;50(1):87–94.

Huang SH, et al. Atypical clinical behavior of p16-confirmed HPV-related oropharyngeal squamous cell carcinoma treated with radical radiotherapy. Int J Radiat Oncol Biol Phys. 2012; 82(1):276–83.

Huang SH, et al. Oropharynx. In: O'Sullivan B, et al., editors. UICC manual of clinical oncology. Chichester: Wiley; 2015a. p. 559–70.

Huang SH, et al. Refining American Joint Committee on Cancer/Union for International Cancer Control TNM stage and prognostic groups for human papillomavirus-related oropharyngeal carcinomas. J Clin Oncol. 2015b;33(8):836–45.

Ishibashi T, et al. Human papillomavirus DNA in squamous cell carcinoma of the upper aerodigestive tract. Arch Otolaryngol Head Neck Surg. 1990;116(3):294–8.

Joseph AW, et al. Molecular etiology of second primary tumors in contralateral tonsils of human papillomavirus-associated index tonsillar carcinomas. Oral Oncol. 2013;49(3):244–8.

Kang SY, et al. Transoral robotic surgery for carcinoma of unknown primary in the head and neck. J Surg Oncol. 2015;112:697–701.

Keane FK, et al. Population-based validation of the recursive partitioning analysis-based staging system for oropharyngeal cancer. Head Neck. 2016;38:1530–8.

Kreimer AR. Prospects for prevention of HPV-driven oropharynx cancer. Oral Oncol. 2014;50(6): 555–9.

Kreimer AR, et al. Human papillomavirus types in head and neck squamous cell carcinomas worldwide: a systematic review. Cancer Epidemiol Biomark Prev. 2005;14(2):467–75.

Kreimer AR, et al. Incidence and clearance of oral human papillomavirus infection in men: the HIM cohort study. Lancet. 2013a;382(9895):877–87.

Kreimer AR, et al. Evaluation of human papillomavirus antibodies and risk of subsequent head and neck cancer. J Clin Oncol. 2013b;31(21):2708–15.

Kumar S, Biswas M, Jose T. HPV vaccine: Current status and future directions. Med J Armed Forces India. 2015;71(2):171–7.

Lang Kuhs KA, et al. Human papillomavirus 16 E6 antibodies in individuals without diagnosed cancer: a pooled analysis. Cancer Epidemiol Biomark Prev. 2015;24(4):683–9.

Larson DA, Derkay CS. Epidemiology of recurrent respiratory papillomatosis. APMIS. 2010; 118(6–7):450–4.

Lee JJ, et al. Investigating patient and physician delays in the diagnosis of head and neck cancers: a Canadian perspective. J Cancer Educ. 2015;31:8–14.

Lewis JS Jr, Chernock RD. Human papillomavirus and Epstein Barr virus in head and neck carcinomas: suggestions for the new WHO classification. Head Neck Pathol. 2014;8(1):50–8.

Lin H, Lin D, Xiong XS. Roles of human papillomavirus infection and stathmin in the pathogenesis of sinonasal inverted papilloma. Head Neck. 2016;38(2):220–4.

Lisan Q, Laccourreye O, Bonfils P. Sinonasal inverted papilloma: From diagnosis to treatment. Eur Ann Otorhinolaryngol Head Neck Dis. 2016;133:337–41.

Masterson L, et al. De-escalation treatment protocols for human papillomavirus-associated oropharyngeal squamous cell carcinoma: a systematic review and meta-analysis of current clinical trials. Eur J Cancer. 2014;50(15):2636–48.

Maxwell JH, et al. HPV-positive/p16-positive/EBV-negative nasopharyngeal carcinoma in white North Americans. Head Neck. 2010;32(5):562–7.

McGovern SL, et al. Three synchronous HPV-associated squamous cell carcinomas of Waldeyer's ring: case report and comparison with Slaughter's model of field cancerization. Head Neck. 2010;32(8):1118–24.

McIlwain WR, et al. Initial symptoms in patients with HPV-positive and HPV-negative oropharyngeal cancer. JAMA Otolaryngol Head Neck Surg. 2014;140(5):441–7.

Mehta V, et al. A new paradigm for the diagnosis and management of unknown primary tumors of the head and neck: a role for transoral robotic surgery. Laryngoscope. 2013;123(1):146–51.

Mendenhall WM, et al. Inverted papilloma of the nasal cavity and paranasal sinuses. Am J Clin Oncol. 2007;30(5):560–3.

Mirghani H, et al. Treatment de-escalation in HPV-positive oropharyngeal carcinoma: ongoing trials, critical issues and perspectives. Int J Cancer. 2015;136(7):1494–503.

Morani AC, et al. Intranodal cystic changes: a potential radiologic signature/biomarker to assess the human papillomavirus status of cases with oropharyngeal malignancies. J Comput Assist Tomogr. 2013;37(3):343–5.

Nichols AC, et al. Early-stage squamous cell carcinoma of the oropharynx: radiotherapy vs. transoral robotic surgery (ORATOR)–study protocol for a randomized phase II trial. BMC Cancer. 2013;13:133.

Nyitray AG, et al. The role of monogamy and duration of heterosexual relationships in human papillomavirus transmission. J Infect Dis. 2014;209(7):1007–15.

O'Sullivan B, et al. Development and validation of a staging system for HPV-related oropharyngeal cancer by the International Collaboration on Oropharyngeal cancer Network for Staging (ICON-S): a multicentre cohort study. Lancet Oncol. 2016;17(4):440–51.

Park H, et al. Rate of vertical transmission of human papillomavirus from mothers to infants: relationship between infection rate and mode of delivery. Virol J. 2012;9:80.

Pickard RK, et al. The prevalence and incidence of oral human papillomavirus infection among young men and women, aged 18-30 years. Sex Transm Dis. 2012;39(7):559–66.

Rasband-Lindquist A, Shnayder Y, O'Neil M. Synchronous bilateral tonsillar squamous cell carcinoma related to human papillomavirus: two case reports and a brief review of the literature. Ear Nose Throat J. 2016;95(4–5):E30–4.

Roeser MM, et al. Synchronous bilateral tonsil squamous cell carcinoma. Laryngoscope. 2010; 120(Suppl 4):S181.

Shi W, et al. Comparative prognostic value of HPV16 E6 mRNA compared with in situ hybridization for human oropharyngeal squamous carcinoma. J Clin Oncol. 2009;27(36):6213–21.

Strojan P, et al. Sinonasal inverted papilloma associated with malignancy: the role of human papillomavirus infection and its implications for radiotherapy. Oral Oncol. 2012;48(3):216–8.

Syrjanen S. Current concepts on human papillomavirus infections in children. APMIS. 2010; 118(6–7):494–509.

Syrjanen K, Syrjanen S. Detection of human papillomavirus in sinonasal carcinoma: systematic review and meta-analysis. Hum Pathol. 2013;44(6):983–91.

Syrjanen K, et al. Morphological and immunohistochemical evidence suggesting human papillomavirus (HPV) involvement in oral squamous cell carcinogenesis. Int J Oral Surg.

1983;12(6):418–24.

Thavaraj S. Human papillomavirus-associated neoplasms of the sinonasal tract and nasopharynx. Semin Diagn Pathol. 2016;33(2):104–11.

Thomas J, Primeaux T. Is p16 immunohistochemistry a more cost-effective method for identification of human papilloma virus-associated head and neck squamous cell carcinoma? Ann Diagn Pathol. 2012;16(2):91–9.

Touyz LZ. Kissing and hpv: honest popular visions, the human papilloma virus, and cancers. Curr Oncol. 2014;21(3):e515–7.

Truong Lam M, et al. Challenges in establishing the diagnosis of human papillomavirus-related oropharyngeal carcinoma. Laryngoscope. 2016;126:2270–5.

de Villiers EM. Cross-roads in the classification of papillomaviruses. Virology. 2013;445(1–2):2–10.

Wierzbicka M, et al. The rationale for HPV-related oropharyngeal cancer de-escalation treatment strategies. Contemp Oncol (Pozn). 2015;19(4):313–22.

World Health Organization. IARC monographs on the evaluation of carcinogenic risks to humans. 2007.

Young RJ, et al. Frequency and prognostic significance of p16(INK4A) protein overexpression and transcriptionally active human papillomavirus infection in laryngeal squamous cell carcinoma. Br J Cancer. 2015;112(6):1098–104.

Yu T, Wood RE, Tenenbaum HC. Delays in diagnosis of head and neck cancers. J Can Dent Assoc. 2008;74(1):61.

Zafereo ME, et al. Squamous cell carcinoma of the oral cavity often overexpresses p16 but is rarely driven by human papillomavirus. Oral Oncol. 2016;56:47–53.

Zevallos JP, et al. Previous tonsillectomy modifies odds of tonsil and base of tongue cancer. Br J Cancer. 2016;114(7):832–8.

Zhao RW, Guo ZQ, Zhang RX. Human papillomavirus infection and the malignant transformation of sinonasal inverted papilloma: a meta-analysis. J Clin Virol. 2016;79:36–43.

# 第十二章
# 对复发性乳头状瘤病的宣传

Bill Stern，Susan Woo

　　"advocate"在词典中定义是"一个为事业或团体工作的人"，"advocacy"的定义是"对一项事业积极的支持。"以下从复发性乳头状瘤病基金会(the Recurrent Respiratory Papillomatosis Foundation，RRPF)宗旨声明中摘录的关键段落提供了一个更集中的定义，因为它涉及复发性呼吸道乳头状瘤病(RRP)："RRPF的设立是为了给患者/家属提供支持和帮助，作为患者和医生的信息资源，提高公众意识，并通过鼓励和参与规范RRP研究，帮助预防、治疗和处理RRP。"自1992年RRPF成立以来，这一声明一直作为RRP宣传的基础。

　　在深入研究具体的宣传工作之前，我们可以很合理地讨论一个RRP宣传组织存在的必要性。与大多数罕见疾病一样，RRP患者本人及其家人大多都经历了许多困难，他们都在试图找到熟悉该疾病护理和治疗的知识丰富的医务人员。呼吸系统症状，是早期诊断幼年型RRP(JORRP)的一个典型症状，而通常不会立即被诊断为RRP，从而延误了诊断(我们从许多RRP家长那里听说过此种情况，当然这是我们的亲身经历)。问题是，RRP罕见，大多数儿科医师从未见过此病例，所以他们会认为呼吸问题是由哮吼、支气管炎或哮喘引起的。最后，在排除了这些可能性之后，儿科医师将病例转诊给耳鼻咽喉科医师，诊断出是由RRP引起呼吸道梗阻。当这个家庭得知他们的儿童患有一种他们从未听说过的疾病且不知道其他人患有这种疾病时，通常会很震惊。对于成人型RRP(AORRP)患者来说，诊断过程有所不同，其声音嘶哑是典型的症状，迅速排除与感冒相关的喉炎可能会使耳鼻咽喉科医师更及时地诊断。然而，当你得知你患有这种罕见的疾病时，你会感到非常震惊。如果得出诊断的耳鼻咽喉科医师与一个有治疗 RRP 经验的大型医疗中心有联系，则情况会好一些，但仍然需要与处理类似情况的人进行交流。他们需要分享疾病经验，即了解 RRP 如何影响其他人的生活，并了解其他患者和家属如何以及在何处接受治疗。正是这种需求促使 RRP 基金会在 1992 年成立。

在 1992 年末，为了联系 RRP 家庭，*RRP Newsletter* 首期的印刷品以普通邮件（互联网和电子邮件刚开始使用，但在当时医学界很少应用）到全国主要医疗中心的耳鼻咽喉科，并要求他们将副本分发给他们的 RRP 患者（Stern et al., 1992）。RRP 基金会最初的宣传工作摘自本期 *RRP Newsletter*，概述如下：

……我们希望了解其他面临类似情况的人的经验，这促使我们发起本快报。我们希望这有助于实现受到这种困难的疾病影响的家庭的互动（即支持网络）。

在第一期有两个主要的目标。首先，要编制一份名单，包括姓名、地址、电话号码、电子邮件地址等，这份名单将只提供给名单上的那些人。第二个目标是了解这种疾病是如何发展的，以及它如何影响患者和家庭的生活。在这方面，我们已经拟定了一份调查问卷。如果你想匿名，只需省略你的姓名和地址。所有与疾病特征和患者姓名有关的信息都将保密，即根据此调查问卷发布的任何信息都不会包含姓名……

这个作为 RRP 家庭的支持网络开始的团体，现已经发展成为一个倡导 RRP 原则和问题的组织。尽管从情感支持角度来讲，与 RRP 患者和家庭"交流"非常重要，但 RRP 基金会意识到为 RRP 社区提供信息支持同样重要。患者和家长有很多的问题。一些最常见的问题是："我（我的孩子）是如何患上这种疾病的？""我（我的孩子）需做多少次手术？""这种疾病会治愈吗？""我（我的孩子）的声音会正常吗？""RRP 治疗最好的地方在哪里？""这种疾病有非手术和自然疗法吗？""我在哪里可以得到与这种疾病相关的一些经济支持？"如果一个人足够幸运，他位于一个主要的医疗中心附近，而这个医疗中心治疗过一些 RRP 患者，他们可能会根据自己的经验来治疗他们的患者。不幸的是，许多 RRP 患者都接受了当地的耳鼻咽喉科医师治疗，这些医师可能在他们的整个职业生涯中只看到了很少的 RRP 患者，且不熟悉这种疾病，无法解答大多数的这些问题。开始这只是一个非常简单的调查来帮助与 RRP 家庭取得联系，并了解他们是如何受到这种疾病影响的，现已经演变成了一份相当全面的问卷，试图详细描述 RRP 的流行病学及其病对生活质量的一些影响。

调查由四个部分组成：

1. 病史及当前疾病状况

2. 手术 / 辅助治疗史

3. 嗓音结局

4. 并发症 / 成本 / 社会 / 经济问题

一些由患者和父母完成的问卷编制的统计数据显示在表 12-1~表 12-5。表 12-1、表 12-2 展示了一些与 RRP 的症状和流行病学表现相关的统计数据。许多 RRP 患者和家长都在询问治疗这种疾病可能的非手术方法，或者减少手术的次数。其中一项调查的统计数据通过询问各种 RRP 辅助治疗前后患者的嗓音质量来评估。在表 12-3 中，展示了两种不同的 RRP 辅助治疗的嗓音质量评价统计数据，但嗓音结果统计数据比较接近。即二吲哚甲烷（diindolylmethane，DIM）和西多福韦治疗在"好"的嗓音变化上有显著相似的百分比增长，在"差"的嗓音变化上也有相似的百分比下降。因此，有了这些信息，RRP 患者能够与他们的治疗医师之间在尝试 DIM 治疗可能性方面有一个理性的交流，DIM 比有效的抗病毒药物西多福韦更温和，更容易管理。由于嗓音障碍是 RRP 最常见的症状，因此可以使用嗓音质量为指标来评估该疾病如何影响患者的生活质量。2012 年，Hartnick 博士和 Rodgers 博士开发了一项关于 RRP 的嗓音生活质量调查（VQOL），该调查最初由 Boseley 等(2006 年)设计,用于更普遍的儿童嗓音障碍。这一 RRP VQOL 的调查被调整为 RRPF 患者问卷的一部分,以了解 RRP 对患者追求"正常"生活的能力有多大影响。表 12-4 和表 12-5 分别对儿童(其父母的回答)和成人 PPRF 患者问卷的 VQOL 部分进行了汇编。值得注意的是,对于大多数 VQOL 问题的结果,在统计上是相似的。然而,对于两个问题的回答分布有明显的不同。成人 RRP 患者中抑郁症比幼年型更多,而且成人患者完成工作似乎比儿童患者完成学业更难。总之,RRPF 的患者问卷有助于了解该疾病是如何从医学、社会、职业和情感角度影响 RRF 患者和家庭的。

表 12-1　疾病症状

| 症状 | 病例数 / 例 | 百分比 |
| --- | --- | --- |
| 声嘶 | 590 | 80.2% |
| 呼吸困难 | 266 | 36.1% |
| 吞咽困难 | 130 | 17.7% |
| 声音异常 | 541 | 73.5% |
| 运动后呼吸异常 | 308 | 41.8% |
| 安静下呼吸异常 | 234 | 31.8% |
| 活动性乳头状瘤生长 | 544 | 73.9% |

表 12-2　发生位置

| 位置 | 病例数 / 例 | 百分比 |
| --- | --- | --- |
| 声带上方 | 295 | 40.1% |
| 声带水平 | 597 | 81.1% |
| 气管 | 136 | 18.5% |
| 支气管 | 59 | 8.0% |
| 肺癌 | 32 | 4.3% |
| 口腔 | 7 | 1.0% |
| 其他头 / 颈部区域 | 2 | 0.3% |

表 12-3  辅助治疗效果 - 音质变化

| 辅助治疗 | 患者数 / 位 | 辅助治疗开始前 0~12 个月 | 辅助治疗开始后 0~12 个月 | 辅助治疗开始后 12~24 个月 |
|---|---|---|---|---|
| DIM | 59 | 59 | 53 | 38 |
| | | 好 10(16.9%) | 好 18(34.0%) | 好 13(34.2%) |
| | | 一般 23(39.0%) | 一般 19(35.8%) | 一般 16(42.1%) |
| | | 不好 26(44.1%) | 不好 16(30.2%) | 不好 9(23.7%) |
| 西多福韦 | 97 | 97 | 86 | 59 |
| | | 好 15(15.5%) | 好 26(31.7%) | 好 22(29.7%) |
| | | 一般 34(35.1%) | 一般 31(37.8%) | 一般 28(37.8%) |
| | | 不好 18(49.5%) | 不好 25(30.5%) | 不好 24(32.4%) |

表 12-4  12 岁以下儿童父母的 VQOL

| 问题 | 1 | 2 | 3 | 4 | 5(最差) |
|---|---|---|---|---|---|
| 我的子女大声说话有困难或在嘈杂的环境中难以被听到 | 4 | 3 | 8 | 12 | 11 |
| 我的子女说话时需要经常换气 | 11 | 11 | 7 | 7 | 2 |
| 我的子女有时不知道当他 / 她开始说话的时候会发生什么 | 13 | 9 | 11 | 3 | 1 |
| 我的子女有时会感到焦虑或沮丧(因为他 / 她的声音) | 8 | 7 | 6 | 10 | 7 |
| 我的子女有时会感到抑郁(因为他 / 她的声音) | 16 | 10 | 5 | 3 | 4 |
| 我的子女使用电话或当面与朋友交谈有困难(因为他 / 她的声音) | 8 | 7 | 10 | 5 | 6 |
| 我的子女在工作或学习上有困难(因为他 / 她的声音) | 17 | 8 | 6 | 4 | 2 |
| 我的子女避免外出交往(因为他 / 她的声音) | 24 | 4 | 5 | 1 | 3 |
| 我的子女说话必须重复才能被理解 | 4 | 5 | 6 | 10 | 13 |
| 我的子女变得内向了(因为他 / 她的声音) | 19 | 6 | 5 | 3 | 4 |

表 12-5 17 岁以上患者 VQOL

| 问题 | 1 | 2 | 3 | 4 | 5(最差) |
|---|---|---|---|---|---|
| 我在大声说话有困难或在嘈杂的环境中难以被听到 | 10 | 9 | 11 | 27 | 29 |
| 我说话时需要经常换气 | 24 | 20 | 17 | 17 | 6 |
| 我有时不知道当我开始说话的时候会发生什么 | 20 | 14 | 19 | 18 | 13 |
| 我有时会感到焦虑或沮丧(因为我的声音) | 12 | 13 | 19 | 19 | 22 |
| 我有时会感到抑郁(因为我的声音) | 20 | 18 | 16 | 16 | 15 |
| 我使用电话或与当面与朋友交谈有困难(因为我的声音) | 18 | 15 | 17 | 20 | 16 |
| 我在工作或学习上有困难(因为我的声音) | 17 | 8 | 6 | 4 | 2 |
| 我避免外出交往(因为我的声音) | 32 | 15 | 14 | 13 | 10 |
| 我说话必须重复才能被理解 | 14 | 17 | 16 | 24 | 15 |
| 我变得内向了(因为我的声音) | 23 | 19 | 13 | 18 | 12 |

所以,如果病情已被控制,即在上呼吸道,乳头状瘤肿瘤仍然存在,那么患者的宣传重点是将 RRP 家庭 / 患者转诊至具有显著 RRP 经验 / 专业知识的耳鼻咽喉科医师,并指导患者选择可能改善疾病管理的替代方法。这些辅助疗法可能有助于提高患者现有的乳头状瘤切除程序标准化治疗。通常 RRP 患者认为这些替代疗法有助于延缓疾病的进展并改善症状(见图 12-1 RRP 基金会主页"RRP 患者链接")。

开发 RRP 医生转诊数据库的一个关键基础是涵盖那些作为 RRP 特别工作组成员的从业人员(Armstrong et al., 1999)。为了给 RRP 家庭提供额外的从业人员联系信息,该数据库已经拥有多个数据来源,包括:

1. RRPF 医学顾问。

2. RRP 医疗人员本人通过 RRPF 网站从业人员调查和电子邮件联系 RRPF。

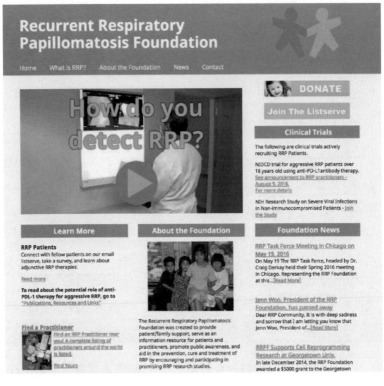

图12-1　RRPF 网站主页

　　3. RRP 患者/家庭通过 RRPF 电子邮件用户清单服务（LISTSERV）
和 RRPF 脸书页面为其他 RRF 患者提供信息。

　　恐惧和沮丧是 RRP 患者和监护人的常见情绪。当患者及其家
人获得这种疾病的知识时，就有情感/心理方面的问题，需要更多关
注。在这方面，前 RRPF 主席 Jennifer Woo 开展了一项特别倡导项目，
以探索 RRP 患者的社会心理影响。2005 年夏天，她花了几个月的时
间走遍美国沿海各地，在家中采访患者和家人，正如 Jennifer Woo 在
2006 年所说的那样"把自己作为一个观察者融入这些人的生活中。"
此外，Jennifer 在她们的医疗机构中会见了一些临床医师和研究人员，
以提供"RRP 患者、研究和护理提供者群体的人种志"。

在各种 RRP 相关的互联网平台上经常出现的一个问题是"我是怎么得病的"或者"我的儿童是怎么得病的"。确实有一些与这种疾病有关的社会耻辱感,有一个羞于启齿但又不能被忽视的因素。由于 HPV 是性传播性的,这种疾病的病因可能影响他人对疾病发病者和他们的主要监护人的看法,包括他们如何向其朋友和家庭解释这种情况,最终可能影响他们如何对待医生所提供的治疗。有一种观点认为,如果 RRP 是少年发病,那么患者是该疾病的无辜受害者或者是感染这种疾病的事故的受害者,而在成人发病的情况下,它可能是通过口交性行为获得的。在讨论性传播疾病时,通常会羞于启齿的。患者和主要监护人在疾病获取方面所扮演的角色,可能在很大程度上影响他们如何主动地寻求更多的关于 RRP 的治疗,并最终做出更好的医疗选择。鉴于对性传播疾病的天生偏见,更重要的是倡导组织宣传这种疾病方面需要更加公开化。最新的观点是应该使公众更清楚地认识到预防的必要性,例如在儿童开始性行为前推广 HPV 疫苗接种。毫无疑问人们对性传播疾病的态度较为消极,在几年前当 HPV 疫苗被开发出来时,人们对将其作为儿童疫苗公开表示反对。尽管存在许多问题,作为一个倡导组织,最重要的是提醒 RRP 家庭,重点应该关注"打败敌人",即 HPV 病毒,其他衍生出的事情都不是必要的。

也许最困难的 RRP 倡导情况之一是为那些下呼吸道感染者提供支持和指导,特别是那些在肺部发现乳头状瘤的患者。对于上呼吸道的 RRP,可通过从呼吸道中去除乳头状瘤来监控病情。然而,一旦病变蔓延至肺部区域,手术切除乳头状瘤就往往不是一个可行的选择,对患者和医生来说都是巨大的挑战。此时,重点就应该从外科手术切除乳头状瘤转变到对疾病的警惕性监控上来,以监测疾病的进一步发展和可能的转化。如果疾病已经转变为癌症,则对疾病进展的持续评估可能需要从一组新的医学专家那里获得更多的医学专业知识,即介入放射科、介入胸科、胸外科或肿瘤科医师。因此,为有肺乳头状瘤的 RRP 患者寻找有经验的医生,且这些医生愿意为其治疗并接受其特殊需求,是一件困难的事情。

2009 年,RRPF(由 Jennifer Woo 带头)发起了一项尝试,旨在改善对这些最严重的 RRP 患者(在 RRP 患者中,肺部受累者占 5%,但至少 95% 的死亡患者是其肺部受累者)的宣传工作。它的目标是解决最大的 RRP 研究困难,即肺 RRP 的新治疗方法(Woo et al.,2009)。这个"肺乳头状瘤研究计划"(pulmonary papilloma research initiative,PPRI)的设计有两个主要目标:

1. 促进肺乳头状瘤病的研究,提供资金给年轻的如肺科、耳鼻咽喉科和胸外科的研究者。

2. 资助一个试点项目,这可能会得到其他授权机构的长期支持。

自 2009 年 PPRI 倡议以来,在 2011 年底获得了一笔重大赠款,用于 RRP 治疗性疫苗的研究,并在 2014 年底为 RRP/HPV 细胞重编程研究提供了额外的资金支持。

图 12-2 描述了 RRP 患者宣传工作的最新概况,即 RRPF 手册

**What's on the Internet?**

Professional Sites
**Recurrent Respiratory Papilloma Foundation at:**

www.rrpf.org

Marlene and Bill Stern
P.O. Box 6643
Lawrenceville, NJ. 08648-5557
(609)530-1443
e-mail: bills@rrpf.org

RRP Sites for Children

www.rrpf.org/kid-zone

This site is designed for children of all ages. Including frequently asked questions and some personal RRP stories.

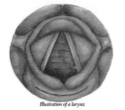

*Illustration of a larynx*

**Support**

The RRPF e-mail Listserve. Which is a private confidential list serve for the exclusive personal, professional and community use of patients, family members, researchers, medical and human service professionals and others who have an interest in RRP.

To subscribe, simply send a blank e-mail to
RRPF-subscribe@yahoogroups.com

An archive of all issues of the RRP Newsletter is available at
www.rrpf.org/newsletter

For Regional Support Network
www.rrpf.org/contact

An educational RRP video is available at
http://www.youtube.com/watch?v=6M0dWH1QJZc

**Recurrent Respiratory Papillomatosis**

What is RRP?
What are the symptoms?
Is there a cure?
What treatments are available?
Is there a support group?
What's on the Internet?

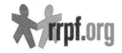

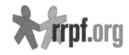

图 12-2　RRPF 手册 RRP 宣传工作概况

的首页。完整的手册可登录网站 http://rrpf.org。该手册列出了一些有关 RRP 的最新信息,包括手术方法、辅助疗法、临床试验、新的 RRP 研究方向和 RRP 教育 / 认知视频。此外,RRPF 电子邮件 LISTSERV 已经成为 RRP 患者和家庭共享疾病信息的一个重要论坛。LISTSERV 还为 RRP 医师和研究人员的网络患者提供服务,因为许多研究 RRP 的专业人员是 LISTSERV 的用户。

倡导者的目标是解决患者的所有需求。作为一个倡导组织,RRPF 已经努力做到这一点。然而,现仍有很多工作要做,特别是对于那些病情严重的患者和有下呼吸道系统疾病的患者。为了更好地为这些(其他)RRP 患者提供更好的治疗方案,RRPF 于 2009 年推出 PPRI,鼓励新的研究工作。此外,RRPF 正在建立一个肺乳头状瘤工作小组,它的任务是"通过在政府、私营企业和非营利组织之间积极地工作,寻找医疗机构并最终治愈肺 RRP,同时为肺 RRP 患者和家庭提供帮助。"其中一些目标是开发和管理在治疗肺 RRP 方面具有丰富经验的医师登记。此外,通过和其他研究头颈和肺乳头状瘤病毒的组织合作,我们可以使公众更清楚 RRP 是另一种与 HPV 相关的疾病。我们希望,随着公众对 RRP 和其他 HPV 相关疾病的认识提高,使儿童接种疫苗预防 HPV 有更好的依从性,最终可能会在未来消灭 RRP。

致谢:我们把这一章献给 RRPF 前任主席 Jennifer Woo 博士,她在 31 岁时因为肺 RRP 去世,作为一名 RRP 患者,她为其他 RRP 患者奉献了自己短暂的生命。

## 参考文献

Armstrong LR, Derkay CS, Reeves WC. Initial results from the national registry for juvenile-onset recurrent respiratory papillomatosis. RRP task force. Arch Otolaryngol Head Neck Surg. 1999;125(7):743–8.

Boseley ME, Cunningham MJ, Volk MS, Hartnick CJ. Validation of the pediatric voice-related quality-of-life survey. Arch Otolaryngol Head Neck Surg. 2006;132(7):717–20.

Stern B, Stern M, editors. RRP Newsletter premier issue; 1992. Available from: http://www.rrpf.org/newsletters/RRP_Newsletter_Winter92.html.

Woo J. Voices unheard: the social experience of illness for patients, families, clinicians and researchers in the recurrent respiratory papillomatosis community. Senior Thesis, Deparment of Anthropology, Harvard University, 2006.

Woo J., Stern B. Recurrent respiratory papillomatosis foundation Pulmonary Papillomatosis Research Initiative (PPRI). RRP Newsletter Spring, 2009, p. 8. http://www.rrpf.org/newsletters/RRP_Newsletter_Spring09.pdf.

52检